L'ART

DE PRÉPARER

LES ALIMENS.

TOME PREMIER.

L'ART

DE PRÉPARER

LES ALIMENS,

Suivants les différens Peuples de la Terre,

Auquel on a joint une notice succincte sur leur salubrité ou insalubrité.

·Par M. BUC'HOZ, *Auteur de différens Ouvrages économiques.*

SECONDE EDITION.

TOME PREMIER.

A PARIS,

Chez l'Auteur, rue de la Harpe, au-dessous du College d'Harcourt.

M. DCC. LXXXVII.
Avec Privilege du Roi.

PRÉFACE.

LA santé eſt ſans contredit le plus grand tréſor que nous puiſſions déſirer ſur la terre ; mais parmi les hommes, combien ne s'en trouve-t-il pas qui négligent, qui ne connoiſſent pas même les moyens de la conſerver ? La principale choſe qui mérite à cet égard notre attention, eſt le choix des alimens ; plus ils ſont doux & propres à s'aſſimiler à notre propre ſubſtance, plus ils nous ſont ſalutaires.

De tous les alimens le plus utile eſt le pain ; on en mange avec toute ſorte de viandes & légumes ; ſans lui, le meilleur mets devient inſipide : il ſert de nourriture aux riches comme aux pauvres ; il eſt la baſe de tous les repas & l'ornement des tables ; c'eſt un aliment d'une néceſſité premiere.

Le pain demande beaucoup de ſujétion pour le faire, ainſi que nous le dirons ciaprès ; ſa bonté dépend de la façon de le pré parer & de le cuire. Le plus estimé est celui qui se paîtrit avec la farine de froment, pourvu néanmoins que le bled qu'on emploie pour cette farine soit jaune, bien mûr, sans aucun goût de pouſſiere , qu'il ne ſoit ni infecté de calendres, ni mêlée avec de l'ivraie, ni niellée, ni frais, ni mouillé : il faut auſſi , pour que le pain ſoit bon, qu'il ſoit fait avec de l'eau pure & bien claire ; qu'il ſoit aſſez levé, ſans l'être trop , & qu'il ſoit cuit à propos. On y ajoute encore quelquefois un peu de ſel : plus le pain eſt léger & poreux , meilleur il eſt. On préfere souvent le pain du jour à celui de la veille : il eſt plus mol & plus agréable ; mais en revanche il charge l'eſtomac & nourrit moins. Rien n'eſt comparable parmi les alimens à un pain qui a toutes ces qualités ; cependant les gens de campagne & les pauvres , qui n'ont pas la facilité d'en pouvoir manger de pareil , ne laiſſent pas de ſe bien porter. L'habitude qu'ils ont contractée dès leur jeuneſſe de ſe nourrir d'un pain le plus groſſier , rend pour eux ce pain auſſi profitable , qu'eſt pour nous le meilleur pain de froment. Rien n'eſt plus commun que de voir à la campagne les villageois ſe nourrir du pain de ſeigle, d'orge & d'avoine, & néanmoins jouir d'un repos tranquille, & même dormir à la belle étoile ſans oreiller ; tandis que les riches raſſaſſiés des alimens les plus exquis, ont ſouvent bien de la peine de jouir d'un quart-d'heure de repos, fur un lit délicat & mollet.

Les viandes & la chair des animaux, quoiqu'inférieures de beaucoup au pain pour leurs qualités, font encore un aliment qui peut nous devenir profitable; mais parmi les viandes, les plus communes font fouvent les meilleures; rien ne l'emporte fur la chair du bœuf, du mouton & du veau : ces chairs méritent la préférence, moins par la modicité de leur prix, que par leur propre falubrité; mais, hélas! à peine les fait-on paroître actuellement fur les tables : on n'y admet même des poulardes, des chapons & des perdrix, qu'autant que leur fauce eft altérée, pour ainfi dire, par les différens mêlanges qu'on fait pour les fervir ; on n'épargne ni épices, ni aromates, ni trufes, ni champignons ; cependant il eft de notoriété que ces fubftances font de vrais poifons lens, quoiqu'agréables au goût.

Mais, dira-t-on peut-être, fi on interdit la plupart des mets & des affaifonnemens qui paroiffent fur les tables, il faut pour fa fanté renoncer à toute compagnie ; ce n'eft pas - là ce que nous entendons : nous n'ignorons pas que la plupart des repas deviennent les liens de la fociété ; mais parmi les mets qu'on y préfente, il s'en trouvera fûrement dans la quantité qui pourront convenir à notre tempérament , par préférence à d'autres ; & quand on peut se dispenser de manger quelques alimens qui ne nous sont pas convenables, du moins on doit en manger en si petite quantité , qu'ils ne puissent nous faire aucun mal. Moins on vit avec somptuosité, mieux on se porte : la frugalité est toujours l'amie de la santé.

Personne n'ignore que les alimens qui sont les plus propres à s'assimiler à notre substance , & qui fournissent un chyle plus doux , sont ceux qui méritent la préférence , ainsi que nous l'avons observé ci-dessus : les œufs frais & le lait sont de cette classe , rien n'est plus propre à réparer nos pertes que ces deux substances ; elles sont même agréables au goût : les malades peuvent en faire usage autant comme médicamens que comme alimens ; elles adoucissent le sang , en ôtant l'acrimonie , répandent une certaine rosée douce & salutaire sur les parois des parties internes du corps, & nourrissent abondamment. Pour l'ordinaire , ceux qui s'en tiennent à ces deux alimens, parviennent à une heureuse vieillesse, sans essuyer aucune maladie : on ne doit pas conclure delà que ces alimens conviennent à tous les tempéramens ; souvent ce qui est profitable à l'un , devient nuisible à l'autre : c'est l'expérience qui doit nous diriger là-dessus.

Les différentes caufes des maladies, ainfi que nous le dirons ci-après, font pour l'ordinaire la pléthore & la cacochymie; mais la pléthore & la cacochymie font fouvent occafionnées par la trop grande quantité ou la mauvaife qualité des alimens que nous prenons; ainfi plus nous nous ménageons fur la quantité des alimens, mieux nous nous portons: cependant, dans le fiecle où nos fommes, dès que quelqu'un jouit du moindre avantage de la fortune il fe fait fouvent fervir les alimens les plus fucculens, & il ofe même foutenir qu'ils lui font néceffaires pour le mettre à même de foutenir la fatigue de fon emploi. Rien, felon lui, ne lui eft plus contraire que le jeûne; l'expérience devroit néanmoins lui prouver le contraire: ordinairement ceux qui parviennent à une belle vieilleffe, font ceux qui vivent des alimens les plus fimples, & qui n'en mangent qu'une petite quantité. Combien d'exemples ne pourrions-nous pas rapporter pour convaincre de cette vérité? Qui a jamais mené une vie plus frugale que Pythagore? Cependant il eft parvenu à l'âge de quatre-vingt-dix ans fans avoir reffenti aucune maladie. Quelle réponfe ne fit pas Polien à Augufte, lorfque cet Empereur lui demanda comment il avoit pu faire pour être parvenu à l'âge de cent ans, avec toute ſa préſence d'eſprit? Je n'ai jamais pris d'autres nourritures, repartit - il, que du miel, & j'ai eu ſouvent ſoin d'oindre mon corps d'huile. Combien ne voyons-nous pas, encore de nos jours, de ſaints Religieux parvenir à une heureuſe vieilleſſe, au milieu des jeûnes les plus auſteres, & d'une abſtinence totale des viandes, ſans en avoir aucune incommodité?

Le poiſſon, animal qui habite les eaux, nous fournit un mets pour le moins auſſi exquis que la chair des autres animaux; lorſqu'on aime le poiſſon on peut en manger avec toute ſécurité; il eſt vrai que cette ſubſtance nourrit peu, mais auſſi en revanche c'eſt un aliment auſſi ſalutaire que la viande : il ſe digere même plus facilement. Le poiſſon eſt encore moins ſujet à la putridité que cette derniere, autre avantage; auſſi convient - il mieux pour la ſanté : rien n'empêche qu'on n'en laiſſe manger, même aux malades; mais parmi les poiſſons il s'en trouve encore de plus ſalutaires les uns que les autres. Les poiſſons d'eau vive ſont les plus ſucculens; ceux d'étang, ou qu'on pêche dans les eaux croupiſſances, troubles & dans les rivieres, qui baignent les villes, ne ſont pas ſi délicats; mais on répare ces défauts par les aſſaiſonnemens. En

vain objectera-t-on, de la part de ces perfonnes carnaffieres, qui font affez communes actuellement, que le poiffon habi-
tant un élément froid, ne peut donner
qu'une très-mauvaife qualité au fang & le
rendre aqueux; mais fi on leur démontroit
que le meilleur fang eft celui qui eft tenu, à demi aqueux, fans aucun goût,
qu'un pareil fang ne peut être mieux ré-
paré que par un chyle doux & gélatineux, & que rien n'eft plus capable de
fournir ce chyle que les alimens de la
nature des poiffons, que pourroient - ils
répondre ?

Ceux qui fe nourriffent uniquement de
fruits & de légumes font encore fûrs de
parvenir à une heureufe vieilleffe. Nos ancêtres, qui ne fe fervoient pas d'autres alimens pour réparer leurs forces, vivoient des
mille ans, ainfi que le rapporte le Texte
facré. Les anciens Anachoretes jouiffoient
de la meilleure fanté en mangeant feulement
des racines. Nos villageois, qui mangent
plus de légumes & d'herbes que de chair,
vivent plus long-tems que nous, qui fommes plus carnaffiers. Le fel n'eft pas moins
utile à la fanté ; il garantit nos corps, foit
vivans, foit morts, de la putridité ; & fi
le corps humain ne renfermoit pas en fa
propre fubftance une efpece de fel, il fe
putréfieroit tout vivant : il eft par confé-

  ## PRÉFACE.

quent de la derniere importance pour notre santé de n'employer qu'un sel pur & bien conditionné : le sel commun ne dégénere jamais de sa qualité, il ne s'altere pas par la digestion, conséquemment il est le meilleur.

Des alimens passons à la boisson, elle ne contribue pas pour peu à la santé : les uns aiment le vin, & se regarderoient languissans & sans force, s'ils n'en faisoient usage ; d'autres préferent l'eau : cette derniere convient mieux pour la digestion : c'est la vraie boisson destinée à l'homme ; elle renferme en elle tout ce qui est propre pour étancher la soif & pour élaborer les alimens. Cependant il ne faut pas interdire le vin à ceux qui y sont accoutumés, l'habitude est une seconde nature : le vin est très-bon, pourvu qu'il soit naturel & du pays, qu'on le mêle avec de l'eau, & qu'on le prenne sobrement.

Rien n'est plus contraire à l'homme que l'ivresse ; ceux qui sont enclins à ce vice meurent souvent fort jeunes, & périssent quelquefois hydropiques ; mais quand on fait user du vin sobrement, rien n'est plus propre à récréer l'esprit, à chasser la mélancolie que cette liqueur des Dieux. Rien n'est aussi plus dangereux à l'homme que les liqueurs spiritueuses ; cependant, plus elles le sont, mieux elles plaisent aux gourmets : ces liqueurs brûlent les entrailles, enflamment le foie, deſſechent les poumons, mettent l'incendie par-tout, & malgré la fleur de la jeuneſſe, nous privent ſouvent des forces & de la vigueur de l'eſprit & du corps.

Le thé, le café, le chocolat ne ſont pas des boiſſons auſſi propres à conſerver la ſanté & à prolonger la vie, que nous nous l'imaginons ; elles nous ſont même ſuperflues : nos ancêtres n'en faiſoient aucun uſage, & vivoient néanmoins fort long-temps ; cependant comme ces boiſſons peuvent mettre les humeurs en mouvement, rétablir les eſprits vitaux, ranimer les forces, elles peuvent être utiles aux vieillards ; mais ils en doivent éviter l'excès. Ces liqueurs ne conviennent pas indiſtinctement à toutes ſortes de perſonnes. Le chocolat eſt propre pour ceux dont l'eſprit & le corps ſont affoiblis par le travail, par l'application à l'étude & aux arts, & par les exercices ; le café eſt ſalutaire dans la vieilleſſe, lorſque les humeurs continuent à s'épaiſſir, & quand elles ne circulent que lentement ; le thé chaſſe les vents, excite l'appétit, rétablit la digeſtion, empêche la ſéchereſſe des vaiſſeaux : il eſt par conſéquent également propre aux vieillards & aux jeunes gens ; cependant nous avons publié dans notre *Nature considérée* la traduction françoise d'un traité fur le thé , compofé en idiôme Anglois , dans lequel on attribue à cette boiffon de très-mauvaifes qualités. Il regne aujourd'hui un abus au fujet de ces boiffons ; rien n'eft plus ordinaire que de voir les jeunes gens de nos jours faire ufage du café & du chocolat ; mais fouvent auffi a leur grand défavantage , tandis que ces boiffons ne conviennent qu'aux vieillards dont les forces font épuifées. L'ufage prématuré du chocolat pour les jeunes gens , eft fouvent la caufe d'une infinité de maladies. Quant au café, ceux qui en devroient faire ufage font uniquement ceux qui menent une vie oifive , qui font enclins au fommeil, qui font d'un tempérament trop humide , & qui mangent des alimens trop épais & trop gélatineux. Rien n'eft plus contraire que le café à ceux qui font d'un tempérament fec , ou qui vivent frugalement ; ceux-là n'en doivent ufer que fort peu , & même feulement lorfqu'ils veulent paffer des veilles pour s'appliquer à l'étude. Si on connoiffoit bien la nature du café & l'effet qu'il produit , on n'en uferoit pas fouvent avec fi peu de modération.

Rien n'eft plus en ufage dans le royaume que le tabac ; dès qu'on y eft une fois habitué , on ne peut s'en départir : on

reſſent tant de plaiſir par les légers cha-
touillemens qu'il occaſionne aux narines,
qu'on le regarde pour lors comme ce
qui nous eſt le plus néceſſaire. On ne
peut diſconvenir que le tabac pris à propos & modérément, ne récrée le cerveau
par ſa douce odeur, ne réſiſte à la ma-
lignité de l'air & à la puanteur, ne
provoque à l'éternument, & ne donne
lieu ſouvent à l'excrétion du *mucus narium.*
Lorſqu'on le fume, il ne purge pas moins
la poitrine que la glande pituitaire ;
mais ſi on s'y habitue, & ſi on en fait un
uſage immodéré, ſoit par le nez, ſoit en
fumant, il n'y a preſqu'aucune partie du
corps qui n'en reſſente quelque déſavan-
tage : il occaſionne des vertiges, des douleurs de tête, la ſtupidité, le défaut de
mémoire. Heureux, mille fois heureux
ceux qui s'abſtiennent de l'uſage du tabac !
ils ont plus d'aiſance pour l'étude, ils ont
la conception plus facile, la mémoire
plus heureuſe, & s'en portent mieux.

Rien ne fortifie plus le corps que le
travail, rien au contraire ne l'engourdit
davantage qu'une vie de molleſſe ; rien
par conſéquent ne convient plus à la
ſanté que l'exercice : après les alimens,
c'eſt ce qu'il y a de plus utile. La vie
conſiſte dans la chaleur, la chaleur dans
le mouvement ; mais le travail & l'exer-

cice ne font autre chofe que le mouvement ; ils font donc abfolument néceffaires. Tout exercice qui n'eft pas fuivi d'un peu de laffitude, n'eft pas fuffifant : on en repofe mieux quand on eft un peu fatigué.

Voyons maintenant ce qui peut réfulter d'une vie oifive ou tumultueufe. Par le repos le corps languit, le ton des fibres s'énerve, la circulation du fang & des humeurs fe rallentit, les fécrétions & les excrétions fe font avec peine. Pour l'ordinaire, la vie oifive eft fuivie d'apoplexie, de goutte, d'hémorroïdes, de conftipation, de vapeurs : dans ceux au contraire qui s'exercent journellement, l'ofcillation des vaiffeaux fe fait plus librement, le fang en circule mieux, la refpiration eft moins gênée, les humeurs deviennent plus fluides, le ventre eft moins conftipé, enfin les fonctions du corps humain fe font avec plus d'aifance ; mais il y a plufieurs façons de s'exercer. Peut-on dire valablement que ceux-là s'exercent qui fe repofent pendant le jour, pour aller paffer la nuit aux jeux de paume, qui apperçoivent à peine le foleil à travers leurs vîtres, qui font fi nonchalans qu'ils ne feroient pas la moindre promenade fans être en voiture, qui ne fe levent fouvent que pour fe mettre à table? Ce sont-là ce qu'on appelle des simulacres d'exercice. De tous les exercices la promenade est le meilleur, elle remue doucement & également le corps, elle donne des forces, elle récrée, elle convient à tout âge, à tout sexe & à tout tempérament; mais, pour que cette promenade puisse nous procurer tout le fruit que nous en pouvons espérer, il ne faut pas se promener dans les portiques, c'est à la campagne qu'il faut aller, l'air y est moins chargé des parties hétérogenes, & par-là plus sain: rien n'est donc meilleur que d'aller souvent en campagne, & de retourner quelquefois dans les villes.

L'équitation est très - convenable aux mélancoliques & aux poitrinaires; le trop de sommeil, ou son défaut, font pareillement des causes qui peuvent nuire à la santé: l'air y contribue aussi beaucoup; un air épais convient aux phthisiques, un air vif est très - sain & très-favorable à ceux qui n'ont point la poitrine délicate. Rarement il regne sur les hauteurs des maladies épidémiques: on doit encore s'attacher, si on veut conserver sa santé, à ce que les sécrétions & les excrétions se fassent librement. L'acte vénérien, pourvu qu'il soit modéré, n'est pas moins utile à la santé:

nous y fommes enclins par la nature. Il faut éviter avec foin la violence des paffions de l'ame, elles influent beaucoup fur le corps & peuvent donner lieu à une infinité de maladies. Nous pourrions ici nous étendre plus au long fur ces différens objets ; mais comme dans ce livre nous nous bornons fimplement aux alimens, & que nous ne voulons pas donner ici un traité complet d'hygiene, nous nous réduifons à expofer quelques principes généraux, que nous allons réfumer en deux mots. Et en effet, fi nous voulons conferver notre fanté & vivre long-tems, il ne faut donner d'alimens à notre corps que ce qui fuffit pour le réparer, non pour l'engraiffer : il faut réprimer nos forces, fans les opprimer ; il faut nous interdire ce qui peut nous être fuperflu, boire auffi-tôt après avoir mangé, éviter une vie oifive, rejetter tout ce qui nous eft contraire, dormir modérément, éviter la colere, la trifteffe, la mélancolie, choifir un climat & un air tempéré, analogue à notre propre conftitution, & n'ufer des plaifirs de l'amour que très - modérément. En gardant un pareil régime, nous pouvons parvenir aux années de Neftor ; ce font là les plus grandes richeffes qu'on puiffe défirer fur la terre : la fortune la plus opulente n'eſt rien en comparaiſon. Ce ſont à - peu - près les mêmes avis que donnoit M. de Saint - Evremond à M. le Comte d'Olonne : ˮ ayez , dit - il, peu de curioſité pour les viandes rares, & beaucoup pour celle qu'on peut avoir commodément ; un potage bien naturel , qui ne ſoit ni trop peu fait , ni trop conſommé , ſe doit préférer pour un or- dinaire , à tous les autres ; du mouton tendre & ſucculent , du veau blanc & délicat , une volaille de bon ſuc , moins engraiſſée que nourrie , ſont les vérita- bles viandes qui pourront faire en toutes ſaiſons les délices de votre table ; que tout mélange & compoſition appellés *ra- goûts* ou *hors-d'œuvre* , paſſe auprès de vous pour des eſpeces de poiſons ; que la nature vous invite à boire & à man- ger par une diſpoſition ſecrete , qui ſe fait légérement ſentir , & ne vous y preſſe pas pour le beſoin. Le moyen de nous tenir toujours dans une diſpoſition agréable , eſt de ne ſouffrir ni vuide , ni réplétion , afin que la nature n'ait jamais à ſe remplir avidement de ce qui lui manque , ni à ſe ſoulager avec empreſſement de ce qui la charge. ˮ Tels ſont les conſeils de M. de Saint-Evremond, que nous ne pouvons aſſez répéter à nos lecteurs , s'ils veulent ſe garantir d'une infinité de maladies.

Après avoir fait précéder toutes ces notions préliminaires & générales, nous allons actuellement entrer dans le détail de ce qui peut concerner les alimens des différens peuples; nous commencerons d'abord par les alimens dont les Européens font usage, & spécialement les François: c'est ce qui fera le sujet du premier chapitre de ce livre, & dans le second, nous traiterons des alimens propres aux différens autres peuples de la terre.

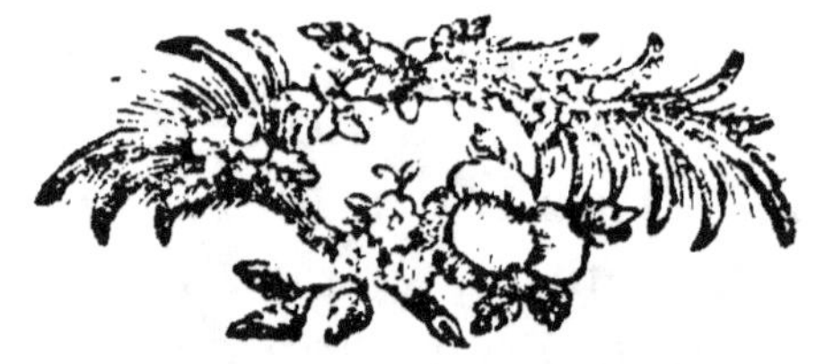

L'AR

L'ART

DE PRÉPARER

LES ALIMENTS,

Suivant les différents Peuples de la terre.

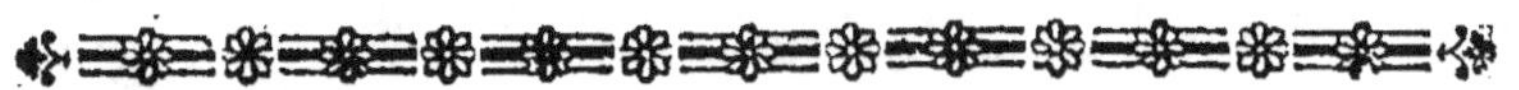

LIVRE PREMIER.

Des aliments des Européens.

LES aliments dont nous faisons usage, pour notre subsistance, se divisent en solides & liquides: les solides sont le pain, les viandes, le poisson, & généralement tout ce qui peut contenter l'appétit & la faim; les liquides sont les boissons, & parmi ces boissons l'eau occupe le premier rang, ensuite le vin, & plusieurs autres que l'industrie humaine a composés: les aliments solides formeront l'objet du premier chapitre, & les aliments liquides celui du second.

Tome I. A

CHAPITRE PREMIER.

Des Aliments solides.

LA base de tous les aliments solides, dont se servent les Européens, est le pain avec différents potages ; les viandes ne sont que secondaires ; la délicatesse & la friandise ont introduit différent[e]s manieres de les apprêter, & en ont fait un art peutêtre plus meurtrier pour le genre-humain, que l'art de la guerre. Le pain, & la plupart de nos potages, sont tirés du regne végétal ; tout le reste est du regne animal ; nous pouvons par conséquent subdiviser ce chapitre en deux paragraphes ; le premier sera destiné aux substances tirées du regne végétal pour nos aliments, & le second a celles tirées du regne animal.

ARTICLE PREMIER

Des Aliments tirés du regne végétal.

LE pain est parmi tous les aliments celui qui est le plus analogue à notre propre constitution ; il convient également aux riches & aux pauvres ; il occupe le premier rang sur nos tables ; sans lui les aliments les plus exquis deviendroient pour nous insipides : on se dégoûte même souvent de ceux-ci ; mais rarement se dégoûte-t-on du pain : le pain le plus simple est le meilleur ; cependant on a cherché à rendre sa préparation plus délicate pour les Grands de la terre ; on en a composé des gâteaux, de la pâtis-

ferie , &c. Mais ces fortes de préparations , font quelquefois très-nuifibles à notre fanté ; cependant , pour
rendre cet article auffi intéreffant qu'il puiffe l'être ,
nous le diviferons en trois fections ; la premiere com-
prendra ce qui concerne la façon la plus fimple de
préparer le pain , c'eft à-dire , l'art de la boulangerie ; la feconde ce qui peut raffiner cet art , je veux
dire l'art de la pâtifferie ; la troifieme , ce qui a
rapport aux fubftances potageres , légumineufes &
fruitieres , dont nous faifons ufage comme aliments.

PARAGRAPHE PREMIER.

Du Pain.

POUR procéder avec ordre dans ce paragraphe ,
nous parlerons d'abord des différentes fubftances ufitées en Europe pour la préparation du pain ; 2° de
celles qui peuvent remplacer ces fubftances , dans les
années de difette ; 3° de la maniere de préparer le
pain , analogue à chacune de ces fubftances ; 4° enfin , des qualités de chacun de ces pains pour notre
fanté.

SECTION PREMIERE.

*Des différentes fubftances ufitées en France pour la
préparation du pain.*

LE froment fournit le meilleur grain pour le pain ;
vient enfuite le feigle , après lequel on place feulement l'orge , l'avoine & le maïs ; ces fubftances different du plus au moins , en ce qu'elles contiennent
plus ou moins de matiere mucilagineufe & nutritive , ainfi que nous l'allons obferver en analyfant chacune d'elles , d'après M. Mayer.

Nous avons examiné , dit M. Mayer , fuivant le

procédé du Pere Beccaria , la farine du froment dont on se sert par préférence pour la préparation du pain ; nous avons pris trois livres de cette farine bien purgée de son ; nous avons versé de l'eau sur cette pâte à plusieurs reprises , jusqu'à ce que l'eau ne prît plus aucune couleur blanche , & par conséquent , jusqu'à ce que toute la farine se trouvât dépouillée de toutes les parties que l'eau en avoit pu emporter ; il ne nous resta plus qu'une livre de substance , fort tenace , de couleur jaunâtre , sans odeur ni saveur , qui ne pouvoit se dissoudre dans la bouche , & qui à peine pouvoit être un peu divisée par le moyen des dents ; elle s'attachoit même fortement aux mains : il n'en fut pas de même de l'eau , que la farine avoit rendue laiteuse ; elle déposa , il est vrai , quelque temps après , au fond du vaisseau où on l'avoit mise , une masse très-blanche ; mais cette masse , quoique retenue quelque temps sous l'eau , ne put jamais acquérir de la fermeté ni de la consistance ; dès qu'on l'agitoit , même très-légérement , elle s'éparpilloit , & quand on la laissoit dessécher , au moyen d'une chaleur douce , tout ce qu'on en pouvoit obtenir , étoit un vrai amidon. Le célebre Beccaria est le premier qui a séparé dans le froment , les deux substances qu'il renferme ; il a donné le nom de substance glutineuse ou mucilagineuse , à celle qui n'est point soluble dans l'eau , & celui d'amidon à l'autre. Nous allons d'abord rapporter , continue M. Mayer , les expériences que nous avons faites sur la substance amidonneuse , & delà nous passerons à la substance mucilagineuse.

Ayant mis en digestion avec de l'eau pure la substance amidonnée , nous observâmes , quelques jours après , qu'il s'en exhaloit une odeur acide , qui dura très-long-temps , sans se changer jamais en une puanteur cadavéreuse ; si on y met des matieres alkalines , il se fait une effervescence ; les sucs bleus des végétaux lui donnent une couleur rouge.

Après avoir tenté cette expérience , nous avons voulu voir enfuite ce que nous pourrions tirer de la même fubftance , par le moyen de la diftillation ; nous avons en conféquence pris une demilivre de la fubftance amidonnée , nous l'avons mife dans une cornue , & y avons adapté le récipient , nous l'avons placé fur un bain de fable , & nous avons augmenté le feu par degrés ; nous avons d'abord obtenu une affez grande quantité de phlegme très-pur ; 2° un efprit manifeftement acide ; 3° un peu d'huile empyreumatique , & il eft refté au fond fix gros & demi de charbon noir , ou terre morte ; & ce charbon ayant été réduit en cendres , a donné par le moyen de la lixiviation , un feul alkali fixe.

Ayant mis enfuite en digeftion dans l'eau , à une chaleur douce , une partie de la fubftance glutineufe , nous avons obfervé , quelques jours après , quelle exhaloit une odeur femblable à celle du fromage vieux ; cette puanteur augmenta infenfiblement , & devint enfin très-confidérable. Pendant tout le temps de la digeftion , nous ne fentîmes aucune odeur acide , & ayant verfé différents acides fur l'eau avec laquelle nous avons fait la digeftion , nous obfervâmes qu'il en réfultoit divers phénomenes.

Après que nous eûmes verfé l'huile de vitriol , non-feulement les deux liqueurs s'unirent avec une très-grande effervefcence , mais l'eau prit encore une couleur rouge très-foncée , & il fe précipita des flocons blancs au fond du vaiffeau ; l'efprit-de-vin a produit auffi une effervefcence , & a donné à l'eau une couleur de rofe , ou d'un rouge tirant fur le violet ; nous avons obfervé encore qu'il s'y formoit des flocons blancs , qui gagnoient infenfiblement le fond du vaiffeau. L'efprit de fel a donné à l'eau une couleur rouge tirant fur le jaune, & il parut auffi des floçons qui fe font précipités de la même maniere ; le vinaigre fait effervefcence avec cette eau , lui donne une couleur un peu jaune, dans l'efpace de quelques jours , & on y remarque des flocons jaunes , mais peu confidérables ; fi l'on verfe dans l'eau où l'on a fait digérer la fubftance glutineufe , les folutions de mercure & d'étain, il fe précipite des chaux de couleur de rofe.

Nous avons auffi voulu voir les produits que donneroit la fubftance glutineufe foumife à la diftillation ; nous avons mis pour cet effet une demi-livre de cette fubftance récente dans une cornue , munie de fon récipient ; après avoir placé celle-ci fur un bain de fable , nous avons donné le feu par degré : il s'eft élevé d'abord un peu de phlegme tirant fur le jaune , enfuite une grande quantité de vapeurs blanches , extrémement élaftiques , qui fe condenfoient en une liqueur jaune tirant fur le rouge , & qui avoient l'odeur des parties animales brûlées ; le feu étant pouffé à un degré plus fort , il montoit une huile très-noire & épaiffe , qui fe dépofoit dans la liqueur ci-deffus , & qui étoit d'une odeur fétide : nous remarquâmes qu'il s'étoit attaché aux parois des vaiffeaux une grande quantité de fel volatil de couleur jaune : il refta au fond de la cornue , trois gros & demi de charbon noir & luifant , fans aucune odeur ni faveur ; l'efprit obtenu par la diftillation du corps glutineux , foumis à différentes expériences , a produit divers phénomenes.

Cet efprit fait une forte effervefcence avec l'huile de vitriol très-limpide , & fe convertit en une liqueur d'un rouge brun , dans laquelle on n'apperçoit aucun flocon ; il en eft de même , lorfqu'on le met avec l'efprit de fel ; l'efprit diftillé du corps glutineux fait effervefcence avec le vinaigre , prend une couleur rouge tirant fur le jaune , ne forme aucun flocon , & fe convertit en un fel neutre un peu amer, fous la forme de petits cryftaux. Nous avons obfervé

que le mercure précipité par cette liqueur, devient
d'une couleur de rose obscure ; le charbon se réduit très-difficilement en cendres ; car, après avoir
éprouvé un feu violent pendant cinq heures, il con-
servoit encore une couleur très-noire & brillante ,
ce qui le fait ressembler au charbon que donne le
fromage.

Voulant pousser plus loin nos recherches sur la
nature du corps glutineux du froment , nous avons
cru qu'il convenoit d'examiner quels seroient ses
rapports avec différents menstrues : voici ce que
nous avons observé à ce sujet : cette substance bouillie dans l'eau ne s'y dissout point, mais elle se convertit en un corps spongieux ; si on l'agite fortement
& pendant long-temps avec l'alkool , & qu'ensuite
on le fasse bouillir , il devient très-dur & très-tena-
ce ; il ne se dissout point dans les huiles, ni par la
trituration, ni par la coction ; mais il se change d'a-
bord en un corps transparent , & il n'est plus soluble dans le vinaigre : si l'on continue la coction , il
perd sa transparence, & se change en un corps friable ; il ne s'unit ni au noyau huileux, ni à la bile ,
ni à la salive , ni aux substances alkalines.

Il n'en est pas de même du jaune d'œuf , si on
les bat ensemble ; il se dissout lorsqu'il est trituré
avec le sucre, & on y peut mêler quelques gouttes
d'eau : je dis quelques gouttes ; car si on en versoit
beaucoup , le mélange ne pourroit se faire ; cette
substance glutineuse du froment ayant été mêlée
avec la crême de tartre, a perdu sa ténacité , est
devenue miscible à l'eau , a rendu celle-ci laiteuse ,
& en l'agitant elle est devenue fort écumeuse , &
s'est fondue à la façon du savon.

Après avoir vu ce phénomene curieux, nous avons
voulu savoir quel étoit le rapport du vinaigre avec
le corps glutineux , & nous avons observé pour lors
qu'il en résultoit les mêmes effets que lorsque nous

avons employé l'acide du tartre ; mais ils n'ont pas eu lieu par les acides minéraux fort concentrés : voilà donc un vrai savon artificiel , au moyen duquel les huiles peuvent être suspendues dans l'eau , de même que cela arrive par le savon ordinaire alkalin ; on conçoit sans doute que le savon acide peut être détruit par les matieres alkalines.

Après avoir cherché l'analogie du corps glutineux du froment avec différents menstrues , nous avons cherché ensuite , par d'autres expériences , quelle en peut être l'origine ; nous avons en conséquence dissous ce corps glutineux dans du vinaigre , après quoi nous l'avons délayé dans de l'eau : nous avons fait épaissir cette liqueur , & nous en avons tiré une substance très-semblable à du mucilage ; ayant réitéré plusieurs fois la même expérience , nous avons remarqué que cette substance mucilagineuse différoit en raison de la qualité du vinaigre & du corps glutineux ; mais ce qui nous a le plus surpris, c'est qu'en faisant sécher cette substance mucilagineuse , préparée selon cette méthode , nous nous sommes apperçus qu'elle s'est changée en une substance amidonneuse : on peut conclure delà que ce corps glutineux du froment doit sa naissance au sel acide essentiel qui lui a été enlevé , & que ce n'est qu'en purgeant la farine de froment de tout acide ou amidon , qu'on peut parvenir à se le procurer. Il est donc aisé de concevoir pourquoi , après avoir ajouté à la farine un acide , il n'a pas été possible d'en tirer le corps glutineux ; mais , dès qu'on mêle de l'alkali avec cette même farine , à l'instant ce corps glutineux paroît , ou pour mieux dire , on obtient cette substance mucilagineuse.

Une conséquence bien évidente de ce que nous avons dit , sur la nature de la partie mucilagineuse du froment , c'est qu'elle a une grande analogie avec le *serum* des animaux , & que plus le froment est de meilleure qualité, plus il nourrit. Ce que nous avons pareillement expofé, fur la maniere d'atténuer la fubftance mucilagineufe du froment, peut fervir à démontrer que parmi tous les médicaments, il n'y en a point de plus efficace que les acides végétaux, pour réfoudre un *ferum* trop épaiffi : c'eft même là le fentiment de Boerhaave, dans fes Eléments de Chimie.

Cependant, comme la farine de froment ne devient notre nourriture qu'après l'avoir employée en pain ou en bouillie, nous avons cru devoir pouffer nos recherches jufques fur les changements qu'éprouve la farine dans ce cas ; nous avons pris pour cet effet du pain, le meilleur que nous avons pu avoir : nous avons procédé fur le pain, ainfi que nous avions fait précédemment fur la farine ; l'opération finie, nous n'avons remarqué aucune apparence de fubftance mucilagineufe, ni amidonnée : & en effet, toute la maffe du pain fe diffolvoit dans l'eau, & lui donnoit une très-légere vifcofité : nous avons réitéré cette même expérience avec d'autres pains, & nous n'avons pas mieux réuffi : nous foupçonnâmes donc pour lors que fi nous ne pouvions pas y parvenir, nous devions l'imputer à l'acide du froment ou levain, dont on fe fert pour la préparation du pain ; nous ajoutâmes en conféquence au pain, de l'alkali, mais nous n'en pûmes obtenir, non plus qu'auparavant, rien de glutineux, ni d'amidonneux ; le froment éprouve donc dans la préparation du pain, de fi grands changements, que les deux fubftances qui le compofent, difparoiffent entiérement, fe changent en une maffe, qui ne peut fe divifer dans l'eau, quoique néanmoins l'eau en devienne tant foit peu vifqueufe.

Enfin, nous avons encore tenté nos expériences fur la pâte fermentée de la farine, & nous avons obfervé que la feule combinaifon de l'acide avec le froment , ne lui enlevoit point totalement sa viscosité , & que celui-ci ne se détruisoit point entièrement , à moins que par la cuisson , l'acide ne se distribue exactement dans toute la masse de la farine ; & en effet , ayant pétri avec de l'eau pure , une grande partie de farine fermentée , avec toutes les précautions possibles , nous apperçûmes , il est vrai , un corps glutineux , mais les parties amidonnées ne pouvoient pour lors s'en séparer que très-difficilement : elles se trouvoient même tellement unies au corps glutineux , obtenu de la farine fermentée , que nous ne pûmes parvenir à détruire leur union par aucun moyen. Nous observâmes pareillement que le corps glutineux , préparé avec la pâte, ne présentoit point , après une légere extension , ce gluten brillant que nous avions remarqué dans nos expériences sur la farine , mais qu'il ressembloit plus ou moins à une croûte de pain. Nous avons ajouté à une autre reprise , un alkali à la farine fermentée , afin qu'en donnant ainsi des entraves à l'acide la formation du corps glutineux , qui se trouvoit empéchée , pût avoir lieu ; mais l'événement ne répondit en aucune façon à notre attente , & nous en fûmes d'autant plus surpris que précédemment la farine , dont la viscosité avoit été diminuée par l'acide , présentoit de nouveau le corps glutineux , en y ajoutant un alkali ; ce phénomene ne put donc avoir d'autre cause que la fermentation , qui pénetre la substance de ce corps glutineux ; l'alkali pêtri avec la farine , ne pouvant point y parvenir , ne peut par conséquent produire aucun effet sur l'acide qu'elle contient.

Nous avons encore observé que la seule cuisson dans le four , de la farine pétrie avec de l'eau , soit qu'on y ajoute un acide , soit que la fermentation s'y établisse , détruit toute sa viscosité , ce qui n'est pas du sentiment de Galien ; & en effet, ayant pris

avec de l'eau, de la fleur de farine de froment, &
en ayant préparé du pain, après y avoir mis du
levain, ou après lui avoir laissé éprouver un commencement de fermentation, nous avons remarqué
que la substance glutineuse s'y trouvoit détruite,
aussi bien que dans celle-ci, qui étoit entiérement
fermentée, & qu'elle s'étoit combinée avec la substance amidonnée; il paroît donc que la chaleur vio-
lente du four développe l'acide, & le fait distribuer
dans toute la masse : nous avons encore observé
que la pure farine, après avoir été assez long-temps
cuite dans l'eau, perd aussi son principe glutineux;
ce phénomene est également dû au développement
de l'acide, par sa chaleur continuée.

De tout ce que nous avons dit jusqu'à présent sur
ces deux substances contenues dans le froment, &
sur lesquelles on ne peut former aucun doute, puisque cela est appuyé sur l'expérience, on en peut
tirer une infinité de corollaires d'une très-grande
utilité pour la médecine; nous nous bornerons seulement à quelques-uns, pour éviter d'être trop dif-
fus. Rien n'est plus aisé que de rendre raison par-
là des accidents que Galien & ses amis ont ressenti,
pour avoir mangé des grains de froment cuits : ces
accidents n'ont pu être occasionnés que par la grande ténacité du mucilage qui se trouve dans le froment ; il n'est pas moins facile de démontrer que
les bouillies faites avec de la farine pure de froment,
délayée dans de l'eau bouillante ou du lait, sont
très-nuisibles aux enfants à la mamelle, quoiqu'on
soit dans l'usage pernicieux de leur en donner : le
proverbe, *gula plures occidit quàm gladius*, ne se
vérifie que trop à l'égard des enfants. On conçoit
encore par-là la raison pour laquelle les anciens
Médecins évitoient de donner à leurs malades, dans
la fievre, des décoctions de froment : au surplus, si
l'on est persuadé que le froment contient une subs-

tance très-analogue au *serum*, il ne sera pas difficile de concevoir pourquoi ce farineux est le plus nourrissant de tous les grains, & pourquoi lui seul peut servir à substenter l'homme.

Un corollaire qu'on peut encore déduire de tout ce que nous avons dit, c'est que la différente proportion qui se trouve entre la partie glutineuse & l'amidonneuse, doit nécessairement donner au pain un goût plus ou moins agréable : un pain excellent est celui qui est préparé avec une farine dans laquelle la partie mucilagineuse se trouve en proportion avec la partie amidonneuse, comme un à deux : nous avons fait usage, pour toute nourriture, d'un pain de cette sorte, pendant une semaine entiere, & nous n'avons ressenti aucune incommodité ; les selles que nous rendions, étoient, à la vérité, peu abondantes ; mais c'est-là la plus grande preuve que la nutrition & la transpiration insensible se font comme il faut ; aussi, ni notre corps, ni notre esprit, ne s'en sont point trouvés affoiblis. (*C'est toujours M. Mayer qui parle ici.*)

C'est donc sans raison que Simon Pauli & Nonnius ont prétendu que les obstructions du foie & de la rate, les douleurs néphrétiques, les calculs & la goutte, chez les grands Seigneurs, & chez ceux doués des faveurs de la fortune, dépendoient spécialement de l'usage du pain fait avec la fleur de farine de froment ; ces Auteurs ont en conséquence recommandé le pain de seigle, cependant, deux autres Auteurs, *Sabinius & Baclerus*, assurent que celui-ci est, de ces deux pains, le plus propre à occasionner des obstructions des visceres, & ils en concluent delà que l'usage en doit être interdit aux Grands. Il est en outre évident, par tout ce que nous avons rapporté, que l'eau dans laquelle on a tenu en digestion du pain de froment, n'en tire sensiblement rien de salin, tandis que cette même eau devient manifeftement acide, quand on y met en digeftion un pain préparé avec tout autre farineux ; le pain de froment doit donc fe préférer à tout autre, dans tous les cas où il fe préfente l'indication d'adoucir les humeurs.

Après toutes nos différentes expériences fur la farine de froment, & fur le pain qu'on en pêtrit, nous avons effayé d'en faire d'autres, même fur les grains entiers de froment : nous avons, pour cet effet, fait cuire une demi-once de froment, de la meilleure qualité, dans l'eau ; cette eau étant devenue mucilagineufe, nous l'avons verfée par inclinaifon, & nous avons ajouté de la nouvelle, jufqu'à ce qu'elle ne fe chargeât plus d'aucun mucilage : pour pouvoir y parvenir, nous avons été obligés de continuer la cuiffon pendant cinq heures ; nous avons enfuite fait épaiffir l'eau mucilagineufe jufqu'à ficcité, & nous en avons obtenu trois gros d'une fubftance blanche, luifante, fans odeur, & d'une faveur douce ; ce qui eft refté, après l'extraction faite, étoit une vraie terre friable & peu liée, qui n'avoit ni odeur ni faveur. Il eft à obferver que l'extrait que nous avons tiré dans cette expérience, eft à peu-près en la pareille quantité que nous nous fommes procurée dans une de nos premieres expériences : ces deux expériences prouvent donc que les principes des froments employés dans l'un & l'autre cas, fe trouvent prefque dans la même proportion, & que conféquemment ils font à peu-près les mêmes par rapport à la nutrition ; ayant enfuite foumis à la diftillation, fur un bain de fable, dans la cornue, l'extrait que nous avions obtenu du froment, il en eft d'abord forti une liqueur, qui, mife fur la langue, ne donnoit aucun figne d'acidité, & qui fe trouvoit mêlée avec une huile empyreumatique ; il eft refté au fond de la cornue un charbon infipide.

2° Après avoir examiné les principes du froment, voyons actuellement ceux du ſeigle : on ne voit guere que les anciens en aient fait uſage ; nous avons pris à cet effet trois livres de la fleur de farine, nous les avons pétries ainſi & de même que nous avons fait de la farine de froment ; quoique nous euſſions employé toutes les précautions poſſibles, nous n'avons pu ſeulement en retirer un grain de ſubſtance glutineuſe ; nous attribuâmes cet effet à la grande quantité d'acide qui pouvoit être contenue dans le ſeigle ; c'eſt ce qui nous a engagé à prendre une nouvelle portion de cette farine, & d'y ajouter de l'alkali ; mais nous ne réuſsimes pas mieux : la couleur blanche ſe changea pour lors en jaune ; l'eau dans laquelle cette farine fut détrempée, ſe chargea d'une quantité aſſez conſidérable de ſubſtance muqueuſe, & il ſe précipita au fond du vaiſſeau une ſubſtance blanche ; cette derniere étant deſſéchée reſſembloit plutôt à de la farine qu'à de l'amidon, cependant elle a fourni par la diſtillation à peu-près les mêmes principes que l'amidon.

Nous avons fait cuire dans l'eau une demi-once de grains de ſeigle ; après une coction de quatre heures nous avons mis de la nouvelle eau ſur le ſeigle cuit ; ce liquide ne s'eſt plus chargé d'aucune viſcoſité ; l'eau dans laquelle nous avons fait cuire le ſeigle, ayant été évaporée, a laiſſé une maſſe blanche, luiſante, muqueuſe, d'une odeur ſuave & ſe fondant dans la bouche ; cette maſſe peſoit trois gros ; nous avons diſtillé cet extrait par la cornue, & nous en avons obtenu une liqueur très-légérement acide, & une petite portion d'huile empyreumatique ; mais nous n'avons jamais remarqué aucune particule ſulphureuſe, qu'on aſſure néanmoins ſe trouver dans le ſeigle.

Par ces différentes expériences nous pouvons donc connoître, *à priori*, quelle différence il ſe trou-

ve, pour le principe nutritif, entre le froment &
le seigle ; celui-ci donne par sa cuisson dans l'eau une
quantité moindre de mucilage que le froment, &
il ne contient point de substance glutineuse, en laquelle néanmoins consiste spécialement la vertu nutritive de celui-là.

Il est très-possible que par la chylification, les
hommes puissent extraire, de ce genre d'aliments,
un suc nourricier, propre à réparer leur substance :
des nations entieres, qui font uniquement avec du
seigle leurs aliments, ne permettent pas même de
mettre cette opération en problême ; il seroit ab-
surde de disputer, *à priori*, une vérité prouvée par
l'expérience.

On peut même très-bien rendre raison de ce que
le seigle a une vertu nutritive ; & en effet, il contient du mucilage : or, le mucilage sert à nourrir
les animaux ; mais il ne nous est pas facile d'expliquer
pourquoi des Auteurs prétendent qu'en ajoutant à la
farine de froment celle de seigle, on rend le pain
meilleur, & pourquoi en mangeant du pain de seigle,
avant le dîner, on a toujours le ventre libre : nous
avons fait, dit M. Mayer, des expériences pour
vérifier ces deux assertions, mais nous n'avons pu
découvrir par aucune, la vérité de l'une & l'autre
de ces propositions ; quant aux autres qualités
qu'on attribue au pain de seigle, elles se ressentent
plutôt du préjugé que de la réalité.

3° Nous avons procédé sur la farine d'orge pure,
comme nous avons fait précédemment sur celle de
bled : nous avons fait nos expériences sur trois livres de cette farine, & nous n'avons pu retirer aucune parcelle de substance glutineuse ; la pâte que
nous avons préparée avec cette farine s'est trouvée
visqueuse, & ce qui s'est précipité au fond du vaisseau pendant la coction, après être desséché, nous
a fourni une farine blanche ; nous avons ensuite sou-

mis à la digestion & à la diſtillation, & nous n'avons remarqué preſqu'aucune différence entre celle-ci & la ſubſtance qu'on obtient du ſeigle par la même méthode ; en conſéquence, nous ne balançons nullement d'avancer que l'orge & le ſeigle ſont compoſés des mêmes principes.

Nous avons fait bouillir dans de l'eau, pendant quatre jours, une demi-once de grains d'orge ; car il faut à-peu-près ce temps pour en extraire tout ce qui peut s'y trouver de viſqueux : l'eau prit d'abord une couleur rouge, & après l'avoir laiſſée évaporer, il reſta environ trois gros d'une ſubſtance de la même couleur, preſque ſans odeur, & d'une ſaveur très-agréable ; cet extrait, ſoumis à la diſtillation, a donné le même produit que celui du ſeigle : cela étant, la partie nourriſſante de ces deux farineux doit être à-peu-près la même ; & quand on nous aura démontré des parties ſulphureuſes dans l'avoine, & qu'on nous aura fait voir que c'eſt par ces parties qu'elle eſt nourriſſante, nous accorderons pour lors que l'avoine nourrit plus que l'orge.

Les Auteurs ſont partagés ſur la quantité de principes nutritifs que renferme l'orge ; les uns font grand cas de ce grain, & les autres le rejettent totalement. Celſe place l'orge parmi les aliments d'un mauvais ſuc, & qui nuiſent à l'eſtomac ; d'autres prétendent que cela ne doit s'entendre que du pain qu'on en pétrit, & non pas des tiſanes & des crêmes qu'on en prépare ; car celles-ci, à ce qu'ils prétendent, ſont très-propres, non-ſeulement pour les perſonnes en ſanté, mais encore pour les malades ; mais, quoi qu'il en ſoit des ſentiments des uns & des autres, il n'en eſt pas moins vrai qu'il ne ſe trouve qu'une petite différence entre le principe nutritif du ſeigle & celui de l'orge, tant par rapport à la quantité qu'à la qualité.

4° Les anciens n'ont pas fait grand cas de l'avoine,

&

& Galien dit que ce grain convient plus aux chevaux
qu'à l'homme ; cependant, comme depuis quelque
temps on l'emploie, tant comme aliment que comme
médicament, nous avons voulu soumettre l'avoine à
nos expériences ; nous en avons fait une pâte à notre
méthode ordinaire, & nous n'en avons pu obtenir
rien de glutineux par la coction. Une demi-once
d'avoine mondée, cuite avec de l'eau, nous a donné
deux gros d'une substance transparente, & d'une saveur douce ; cet extrait ayant été soumis à la distillation, nous en avons obtenu les mêmes produits
que de celui de l'orge. Puisque l'avoine contient une
quantité moindre de mucilage que l'orge, il est clair
que les animaux n'en doivent jamais extraire autant
de suc nourricier que de ce dernier.

5° Rien n'est plus commun que de voir employer
aujourd'hui, tant pour les adultes que pour les enfans, la grosse ou fine farine des grains de mays,
d'autant qu'on regarde ces grains comme très-nour-
rissans ; pour nous en convaincre, nous avons voulu
aussi les soumettre à nos expériences : nous avons pétri avec de l'eau trois livres de cette farine, elle s'y
incorpora très-bien ; nous avons ensuite essayé d'extraire par le moyen de l'eau tout ce que les grains
de mays pouvoient contenir de mucilagineux : nous
avons observé qu'il falloit pour y parvenir une coction de six heures : une demi-once de ces grains nous
a fourni deux gros & demi d'une substance jaune,
tirant sur le blanc, qui, mise sur la langue, y exci-
toit une agréable acidité, suivie d'une acrimonie légere ; après quoi nous avons soumis l'extrait à la
distillation ; & nous en avons tiré une liqueur rouge, qui ne faisoit aucune effervescence, ni avec les
acides, ni avec les alkalis, & une petite quantité
d'huile fétide empyreumatique, & le charbon qui
étoit resté au fond, ou la terre morte, avoit la même
fécondité.

Tome I.   B

Comme l'extrait du mays surpasse en poids celui de l'avoine, il y a tout lieu d'en conclure, du moins nous l'a-t-il paru, que les grains du mays doivent être plus nourriffans que ceux d'avoine; mais comme le principe nutritif porte avec lui une acrimonie bien réelle, nous croyons pouvoir en inférer que la nourriture que peuvent nous fournir ces grains, n'eft guere propre pour notre corps, & qu'elle lui eft même peu profitable; nous ofons même avancer qu'on ne peut demeurer long tems en fanté en faifant uniquement ufage de cette efpece d'aliment.

Le froment doit par conféquent être notre nourriture premiere & principale ; & en effet, c'eft de tous les grains la fubftance qui fournit le plus de nutrition, & qui eft la plus analogue à notre conftitution, & la plus propre à la réparer. Après le froment on peut placer le méteil, qui eft un mélange de froment & de feigle, & qui participe des qualités de l'un & de l'autre; enfuite vient le feigle, qui eft actuellement la nourriture de la plupart des gens de campagne ; & enfin en dernier lieu l'orge, l'avoine & le mays: on ne doit avoir recours à ces trois fubftances, pour faire du pain, que dans les années de difette ; on fait auffi avec la farine d'*Epéautre, triticum fpelta. Linn.*, un pain qui n'eft pas des plus nourriffans, & qui eft même très-aride: l'efcourgeon, l'orge à plufieurs rangs, *hordeum polyticon. Pin.* ne fournit pas pour les pauvres du pain plus nourriffant que l'orge ordinaire; quoiqu'il foit pour eux d'un puiffant fecours dans l'attente de la moiffon.

Le bled-farrafin, le bled noir eft encore d'ufage dans quelques cantons malheureux de la France; mais de tous les pains, celui qu'on fabrique avec la farine de ce bled, eft le pire & le plus mauvais; pour lui ôter de fa mauvaife qualité, on mêle quelquefois fes grains avec ceux de bled, & cependant le pain qu'on en obtient eft toujours noir & malfaifant ; il feroit plus à propos de faire avec la farine de bled - farrafin, des gâteaux & de la bouillie.

On veut introduire en France, depuis quelques tems, l'ufage de pain de pomme de terre, *folanum tuberofum*; mais ce pain, qui vient très-difpendieux par la façon de le faire, eft de beaucoup inférieur à celui fait avec le grain ; nous examinerons ci-après plus fpécialement cette fubftance, pour détourner par-là le public des idées trop avantageufes qu'on lui a données d'un pareil pain.

SECTION II.

Des différentes fubftances végétales, propres à remplacer le bled pour la préparation du pain.

L'arbre aux pois, ou le carogogne de Sibérie, eft un des arbres les plus avantageux que nous connoif- fions pour le profit qu'on en peut tirer, & princi- palement par fes femences qu'on réduit en farine, & avec lefquelles on fait d'excellens gâteaux & même du pain ; auffi lui avons-nous donné le premier rang parmi les fubftances végétales, propres à remplacer le bled ; dans les années de difette, les pauvres font entrer la graine d'efpargoutte, autrement fpergule, dans le pain, & ils ne s'en trouvent pas plus mal ; en Suede rien n'eft fi commun que d'en voir faire dans les campagnes avec les fruits fecs d'aubépine, après les avoir mis auparavant en farine.

L'afphodele eft une de ces plantes dont on peut tirer de grands fecours dans les années de mifere ; on fait tremper & bouillir dans l'eau fa racine pour en enlever l'âcreté ; on mêle enfuite cette racine ou pulpe, ainfi adoucie, avec de la farine de bled ou d'orge ; on y ajoute un peu de fel marin, & on en prépare un pain qu'on cuit au four, & qui n'eft pas des plus mauvais à manger.

Combien de fois n'avons-nous pas oui-dire que dans la Dalécarlie on employoit pour le pain du grain d'averon, autrement fole avoine ; mais il faut pour cela que ce grain foit cueilli un peu vert.

On fait quelquefois, avec la graine de bled de vache, autrement rougerole, un pain, qui à la vérité eft mangeable ; mais il faut avouer qu'il faut être bien preffé par la faim pour en manger ; car il eft extrémement noir, & en même-temps amer. En Guinée on emploie la pulpe de la racine de *cara*, pour du pain : les montagnards vivent pendant tout l'hiver des fruits de châtaignes ; ils les font fécher fur des claies, & ils les font moudre après les avoir pelés pour en faire du pain, qui eft nourriffant, mais néanmoins fort lourd & indigefte. Les habitans du Périgord, du Limoufin, & des montagnes, ne font même ufage d'autres pains que de celui de châtaigne. On fait encore avec la châtaigne de la bouillie, qu'on nomme *la châtigna*. On nous a écrit plufieurs fois qu'on faifoit du pain en Suede avec la châtaigne d'eau ; on en mange beaucoup en Franche-Comté, mais c'eft toujours crue ou cuite à l'eau, & même fous la cendre : en Limoufin on en prépare une excellente bouillie dans les années de ftérilité ; combien de fois n'a-t-on pas fait du pain avec des glands de chêne ? La confommation en fut même très-grande en plufieurs provinces du royaume en 1709 : Linnæus obferve, au fujet des glands, qu'on feroit très-bien de les rôtir avant de les moudre ; le pain, dit-il, en feroit moins lourd. En Efpagne, rien n'eft fi commun que de voir expofer en vente, fur les marchés, des glands de chêne verts ; ceux-ci font d'une faveur douce & agréable : le pain de ces fortes de fruits eft même très en ufage chez les Barbares d'Afrique & d'Amérique.

On peut encore faire du pain avec la racine de chicorée sauvage; les pauvres de la Suede en font même grand cas: qui croiroit que les racines de chiendent pourroient aussi fournir du pain? Cependant rien n'est plus vrai; la misere rend industrieux: les habitans du Nord les font sécher, les réduisent en farine, & en pétrissent du pain; mais il est bien sec & aride.

M. Gleser donne la maniere de faire du pain avec des choux; mais il faut que ce soit de l'espece qu'on nomme choux-navets: on commence, dit-il, par couper les navets de ces choux en petits morceaux; après les avoir bien nétoyés, on les fait sécher dans des cribles,& lorsqu'ils font bien secs,on les fait moudre. Sur une livre de cette farine, on met environ une once & demie de levain & un peu de sel: on fait lever le tout, & on le cuit comme le pain ordinaire; ce pain a la croûte gercée comme celui fait avec de l'orge, mais la mie en est belle, tendre & blanche comme celle du meilleur pain de seigle: il n'a ni l'odeur désagréable, ni le goût mauvais; cependant il est un peu douceâtre, & sent un peu le navet; dans les années de calamité qui ont régné dans les différentes provinces du royaume, on a fait, en plusieurs endroits de l'Alsace, du pain avec des feuilles & tiges de choux, qu'on séchoit bien, & qu'on réduisoit ensuite en farine.

Nous ne détaillerons pas ici les usages de la citrouille; personne n'ignore qu'on en a souvent pétri du pain; dans nos Lettres périodiques de l'année 1768, nous avons publié une dissertation sur le sorbier des oiseleurs, & nous avons fait pour lors mention du pain que les Suédois préparent avec ses fruits séchés & pulvérisés. Aux isles Antilles & dans les Indes, on ne se sert presque d'aucune autre chose, que des semences de courbari, arbre fort commun dans ce pays, pour y pétrir du pain.

Dans le Nord, les pauvres mêlent souvent la farine de la droue , ou fétu , avec celle de quelque bon grain , pour faire un affez mauvais pain ; une pareille nourriture doit néceffairement leur porter quelquefois à la tête. Ces pauvres gens font même du pain avec des fruits fecs d'églantier ; n'eft-ce pas-là une fituation bien malheureufe ? S'ils avoient du moins l'avantage d'avoir de la graine d'épéautre , leur pain ne feroit pas fi mauvais ; il feroit encore meilleur, s'ils pouvoient recueillir de la graine d'efcourgeon , ou d'orge d'hiver : le pain fait avec ce grain eft paffable , & on peut dire qu'il eft d'un grand fecours pour les pauvres , ainfi que nous l'avons déjà obfervé.

On lit dans Dalechamp qu'en Bretagne & en Normandie on faifoit autrefois du pain avec de la fougere. Tournefort dit encore en avoir vu en 1694 , qui avoit été fait en Auvergne : ce pain eft trèsmauvais ; il eft en tout femblable à des mottes à brûler ; mais la néceffité fait fouvent trouver des reffources dans les plus mauvais alimens. A Malabar on fait du pain & de la bouillie avec la moële farineufe des troncs & des rameaux d'un arbre qu'on y nomme *lontaire*.

On pourroit faire en France du pain excellent avec les racines de macuffon ; on en mange cuites fous la cendre en plufieurs provinces : on ne peut affez s'appliquer à multiplier cette plante , qui réellement feroit d'un grand fecours , & qui réunit l'agréable à l'utile : elle eft connue chez les Botaniftes fous le nom de *lathyrus arvenfis repens tuberofus. Pin.* Tous ceux qui ont voyagé dans l'Amérique connoiffent le manioc ; c'eft un arbre dont la racine , fi on la mange crue , eft un poifon mortel ; mais dès quelle eft préparée , on en peut faire du pain , qui , au rapport des Européens , l'emporte même fur celui de froment. La graine de la manne , efpece de chiendent aquatique , qui eft commun en Pologne ,

étant bien mondée, eſt un gruau très-délicat, que
les Polonois préferent au riz, & préparent avec du
lait ; on fait encore en Pologne un gruau avec la
graine d'une autre eſpece de chiendent, qu'ils nomment auſſi *manne*, mais qu'ils diſtinguent de l'autre
par l'épithete de *terreſtre*. M. Guettard, ce ſavant
Académicien, nous a fait connoître ces deux plantes
ſi utiles, & néanmoins ſi négligées parmi nous.

On entend quelquefois parler du *melica*, c'eſt
une eſpece de froment ; les payſans en fabriquent du
pain âpre & groſſier. Quand les Indiens manquent
de bled, ils font du pain avec le fruit d'un arbre
qui croît dans leur pays, & qui ſe nomme *meſ-
quitter*.

En voyageant dans la Touraine, nous y avons vu
du pain fait avec la graine de millet ; & dans le pays
Meſſin, on prépare avec ce grain & le lait une eſpece de bouillie qui eſt très-eſtimée chez les payſans ; il n'y a aucun feſtin parmi ces ſortes de gens,
qu'il ne ſe trouve de cette bouillie comme le mets
le plus exquis. Le millet d'Afrique pourroit auſſi très-
bien s'employer au même uſage, pourquoi n'en pas
faire des eſſais ? Les Abyſſins ont une graine qu'on
appelle *teef*, & que les Botaniſtes nomment *pſoa
Abyſſinia*: ces peuples ſe ſervent de cette graine pour
faire du pain.

Il y a en Iſlande une eſpece de mouſſe dont les
habitants de ce pays ſe nourriſſent ; ils la cuiſent
dans l'eau en conſiſtance de bouillie, ou même dans
du lait ; cette bouillie eſt ſi nourriſſante qu'elle ſup-
plée au pain en Iſlande. Dans les années de diſette,
les habitans du pôle font entrer la graine de nielle
dans leur pain ; l'orobe eſt une plante bien négligée,
& qui néanmoins pourroit devenir très-avantageuſe,
c'eſt l'aſtragale de nos bois ; ſi on fait cuire ſes racines, on en tire un aliment très-bon, & en même-
tems nourriſſant ; on peut encore en préparer du

pain : on en fait auffi, dans les années de difette , avec fa femence ; mais le pain préparé avec ces femences, eft d'un goût très-mauvais , & fournit très-peu de nourriture. Qui empêcheroit encore de faire des effais pour du pain, avec le panis d'Allemagne ? c'eft une efpece de bled, on en prépare même déjà une bouillie avec du lait ; anciennement on a fait du pain avec du panis d'Italie, qui n'eft que très-peu différent du précédent.

Depuis quelques années on recommande beaucoup pour alimens les tubercules de la racine d'une efpece de *folanum*, qui fe nomme chez les Botaniftes *tuberofum*, ce font les pommes de terre ; on peut s'en fervir pour faire des gâteaux & du pain. Dans le reffort de toutes les Intendances , on ne voit que des brochures imprimées fur la confection du pain avec ces racines ; mais un pareil pain eft bien différent pour notre fubfiftance de ce que quelques charlatans en ont débité ; pour le prouver , nous allons rapporter ici les expériences qu'a faites M. Meyer fur ces racines ; elles tendent à prouver que ces fortes de racines ne contiennent rien de glutineux, & que par conféquent elles ne font que très-peu nourriffantes. Nous avons fait bouillir, dit M. Meyer, pendant fept heures , dans une grande quantité d'eau , une demi-once de pommes de terre , nous en avons obtenu un gros d'extrait, qui n'étoit point défagréable , d'une faveur & d'une odeur acide. Cet extrait foumis à la diftillation nous a fourni une liqueur d'une acidité très-marquée, qui teignoit en rouge le firop de violette , & qui faifoit effervefcence avec les folutions alkalines. La pomme de terre , de quelque maniere qu'on la prépare , continue M. Meyer, fournit un aliment qui ne contient que trèspeu de principes nutritifs, & qui n'eft pas d'une qualité excellente : pour préparer la farine de pommes de terre , on s'y prend , fuivant M. Meyer , de la maniere fuivante :

On prend de ces pommes de terre fraîches, on
les lave avec de l'eau pour en détacher la terre qui
s'y trouve, on les réduit ensuite en petites parcelles
par le moyen d'une machine qui reſſemble beaucoup
aux rapes dont on ſe ſert pour le tabac ; on les ſeche enſuite, & on les réduit en poudre farineuſe en
les pilant & les paſſant par un tamis ; on en fait enſuite du pain, ſoit en les employant ſeules, ſoit en
les mêlant avec d'autres farines : nous rapporterons
ci-après la façon de faire le pain des pommes de terre,
ſuivant M. Parmentier.

On a fait autrefois du pain avec la graine de pavot
blanc & noir. Matthiole rapporte même que de ſon
tems, ceux qui habitoient dans la vallée de Trentin,
dans la Styrie & la Haute-Autriche, ſe nourriſſoient
de gâteaux faits avec la graine de ces pavots, & avec
de la farine.

On peut, dans les années de diſette, mêler la
graine de pied-de-lievre, autrement rougeole, avec
de bon grain pour faire du pain ; elle y entre même
quelquefois naturellement, & en aſſez grande quantité pour lui donner une couleur rougeâtre, qui ne
laiſſe pas que d'inquiéter, quoique nullement dange-
reuſe.

On a fait encore du pain dans les années de calamité avec de la racine de pied-de-veau. M. Meſtivier
a découvert dans la graine de cette plante une ſubſtance farineuſe propre auſſi à cet uſage. Dans la Dal-
matie on ne ſe ſert ſouvent que de la ſeconde écorce
de pin ſauvage pour faire du pain ; on la grille pour
cet effet fort légérement.

La renouée traînaſſe n'eſt pas bien rare ; ſa graine,
quoique petite, eſt ſi abondante, qu'on pourroit s'en
ſervir pour remplacer le ſarraſin ; tout le monde ſait
qu'on emploie la graine de celui-ci dans pluſieurs de
nos provinces, en la mélangeant avec le bled : dans
quelques autres pays, on ne fait pas même ce mê-

lange : on s'en sert pour en pêtrir une espece de pain passable, quoique noir ; il est néanmoins meilleur en bouillie, comme on l'emploie en Touraine ; cependant les gâteaux & la bouillie que l'on prépare avec la farine de cette graine, ne donnent pas une nourriture malfaisante.

On cultive dans la Sibérie septentrionale, & en Russie, une autre espece de sarrasin, que Linnæus nomme *helxine Sybirica*. Les naturalistes du pays s'en servent, de même que de l'autre, pour faire du pain, des bouillies & différentes pâtes. Le sarrasin grimpant fournit encore une graine propre aux mêmes usages.

Le riz est universellement reconnu comme un excellent aliment ; on pourroit faire de fort bon pain avec sa farine : il en tient même lieu dans les Indes par les différens mets qu'on en apprête. Le sagou est une pâte végétale ; bien des gens en font usage dans la soupe comme du riz, de l'orge ou du vermicelle. Seba recommande cette pâte comme la premiere nourriture utile aux enfans.

A Java, on seche la moële de *soun*, espece de fruit qui s'y trouve communément, & on le mange en guise de pain. On cultive à Carama & à Banda une espece de *dracunculus* ; on y pêtrit avec sa racine un pain qui l'emporte par le goût sur celui du sagou, lorsqu'il est bien fait : nous avons encore en France une plante qui y croît naturellement, & qui se nomme *terre-noix* ; nos économistes modernes prétendent qu'elle pourroit remplacer le bled dans les années de disette pour faire du pain, on devroit conséquemment s'appliquer à la multiplier.

Si on en croit Linnæus, les racines de trefle aquatique ont fourni quelquefois du pain aux habitans du Nord qui se trouvoient pressés par la faim. Au Pérou on tire de la racine d'yuca, une farine avec laquelle on en fait communément : les Indiens se nourriſſent auſſi quelquefois, dans un tems de diſette, avec la racine de zerumbeth, qu'ils font ſécher, réduiſent en farine, & avec laquelle ils préparent une eſpece de pain.

Reimen prétend que les Egyptiens faiſoient du pain avec le *lotos* ou *nymphæa lotus*; ſi l'on ne fait plus aujourd'hui aucun uſage de cette plante, cela vient de ce que les habitans de ce pays ont une grande abondance de bons grains; mais dans le cas de néceſſité, cette plante & beaucoup d'autres peuvent ſervir à notre nourriture au lieu de pain.

Les batates ou patates, que les Eſpagnols nomment *camotes*, connus en botanique ſous le nom de *convolvulus batatas. Linn.* font très en uſage dans le Breſil; on les fait cuire, on les pile, on les paſſe à travers un crible, & on les mange en bouillie au lieu de riz; on s'en trouve ſi bien dans ce pays, qu'on n'y fait plus aucun uſage de riz, ni de pain.

La racine du *rubeckia laciniata, Linn.* peut ſe manger, ſuivant Lauremberg, ainſi que les racines du liſeron batates; l'*helianthus tuberoſus. Linn.* nous fournit auſſi des racines fort ſaines, douces & agréables à manger: toutes ces racines ſe préparent de même que celles des pommes de terre, *ſolanum tuberoſum.*

Recchio aſſure dans ſon Hiſtoire Naturelle du Mexique, qu'on peut faire du pain avec de la ſemence de la plante qui ſe nomme *helianthus annuus. Linn.* Dans le Mexique, où elle eſt fort commune, on en peut recueillir aſſez pour en tirer de la farine. Ce même Auteur prétend encore que les tiges des feuilles font bonnes à manger après qu'on en a ratiſſé l'écorce; il en a mangé lui-même grillées, avec de l'huile & du ſel.

Le *ſcirpus maximus* de Linnæus, eſt une plante qu'on trouve dans les endroits humides, & ſur les bords de la mer; ſes racines font noueuſes, farineuſes & nourriſſantes; dans les diſettes on pourroit les sécher & les piler pour en faire du pain. Les racines de *cyperus esculentus. Linn.* qui sont également farineuses & nourrissantes, ne méritent pas moins d'occuper une place parmi les substances qui peuvent remplacer le bled. On devroit en prendre plus de soin, & pour la délicatesse & pour l'usage ; on pourroit également tirer parti du *cyperus rotundus. Linn.* En général on pourroit faire usage, dans les années de disette, des racines de toutes les especes de *cyperus, scirpus & carex.*

Le *bromus secalinus* de Linnæus est très-abondant dans les années où le seigle & les autres grains réussissent mal, en sorte que le peuple s'imagine que le seigle est métamorphosé en une plante de cette espece ; sa semence mêlée avec le seigle, ou d'autres grains, fait le pain plus noir ; on prétend même que quand il y en a beaucoup, il produit le même effet que l'ivraie, qui cause des étourdissemens à ceux qui en mangent ; mais elle n'est pas aussi dangereuse qu'on le prétend : au surplus, on peut remédier à cet inconvénient en la mêlant avec d'autres graines, en faisant recuire le pain, ou du moins en le cuisant davantage, & en évitant de le manger chaud.

Il se trouve une espece de plante que Morison nomme *gramen secalinum chalepense, radice tuberosâ.* Cette plante a une petite racine de la forme d'un œuf, elle se multiplie de graine & de bouture ; sa semence est bonne à faire du pain, & la racine, séchée à propos, donnera de la farine, ou elle pourra s'employer d'autre façon. La semence de *zizania aquatica. Linn.* qui croît dans la Jamaïque, est aussi très-bonne pour faire du pain dans les Indes orientales ; on cultive autour des champs de riz le *cynosurus coracanus. Linn.* On prépare avec sa semence de la bouillie ou d'autres ragoûts ; lorsque cette semence est encore fraîche, elle se sépare facilement de la gousse. Il suffit pour cela de la frotter avec les mains, ou de la fouler aux pieds; mais, fi on la laiffe fécher, il faut employer la meule.

Linnæus prétend que, dans un tems de cherté, on pourroit faire du pain avec la femence de *rumex crifpus*, qu'on feroit fécher & piler : elle eft aftringente; mais, en la mêlant avec d'autres grains, on pourroit peut-être la corriger.

La femence du *phalaris canarienfis* , appellée par Tournefort *gramen fpicatum, femine miliaceo, albo & nigro* , eft une des meilleures que l'on puiffe tirer des herbes ; conféquemment elle mérite d'être placée ici.

Les *polygonum convolvulus* & *polygonum mas. Linn.* donnent des grains qui, dans un befoin, pourroient être de la même utilité que ceux du bled–farrafin. La belle-de-nuit, *mirabilis Linn.* , n'eft pas moins utile : elle porte une grande quantité de femence épaiffe & noire en dehors, mais blanche & farineufe en dedans. M. Scheller , dans une differtation publiée à Strasbourg , foutient que cette femence eft bonne pour faire du pain.

Le *pedophyllum. Linn.* eft un arbre des Indes orientales qui donne de la farine comme le fagou ; il eft propre aux mêmes ufages. Il croît aux Indes orientales, & dans les eaux falées, deux plantes , dont l'une fe nomme *rhizophora gymnorhiza. Linn.* , & l'autre *rhizophora candel.* Ces deux efpeces portent une noix , dont l'intérieur eft farineux ; les Indiens en tirent un aliment affez nourriffant qui leur tient lieu de pain.

Les noix de cacao , *theobroma cacao. Linn.* , font très-nourriffantes, fouvent les Américains en mangent au lieu de pain , fur-tout lorfque ce comeftible vient à manquer. Il s'en trouve une efpece auffi groffe que le cacao ordinaire ; l'écorce eft fort mince , intérieurement elle eft très-blanche , & quand on l'ouvre il en fort une pouffiere comme de la farine.

Certains peuples de la Médie faisoient usage, si l'on en croit Strabon, d'un pain fait avec les amandes rôties. C'étoit sans doute l'*amygdalus communis. Linn.*, & cette plante est originaire d'Afrique. Aujourd'hui on ne se sert des amandes que pour de la pâtisserie ; si on vouloit ne faire du pain que d'amandes, & en manger pour l'ordinaire, ce pain deviendroit aussi coûteux qu'indigeste.

Les noisettes peuvent aussi servir à faire du pain & d'autres alimens, pourvu qu'on les grille avant d'en faire usage. Si on mange une grande quantité de noisettes, sans être grillées, on risque d'avoir des vertiges ; ce qui arrive pour tous les fruits huileux & narcotiques. La torréfaction est absolument nécessaire pour détruire les parties huileuses, & pour rendre un fruit poreux, & propre à la fermentation.

Les habitants de la Georgie placent au rang des plantes qui fournissent des fruits nourrissans l'*hamemelis virginica. Linn.* On doit aussi mettre dans cette classe toutes les différentes especes de noix, telles sont les noix noires de la Virginie & du Maryland, les grises de l'Amérique septentrionale, les blanches de la Virginie & les petites à baie de la Jamaïque ; toutes les especes de noix royales, les communes, les fines, les grosses, les doubles, les tardives, les pistaches ; toutes les graines de pin grillées & duement préparées, comme nous avons dit des noisettes, donneront une sorte de pain. En général, comme tous ces fruits ont une substance douce, huileuse & farineuse, elles sont par-là même savoureuses & nourrissantes ; on remarque qu'elles fortifient & qu'elles engraissent.

Quelques Auteurs ont placé parmi les noix bonnes à manger les fruits du *staphilodendrum*, nez coupé ; son goût approche beaucoup de celui de la noisette : mais, si l'on en mange une certaine quantité, c'est un émétique aſſez fort : peut-être parviendroit-on à lui ôter cette propriété par la torréfaction. Les noyaux de pêches, d'abricots & d'autres fruits de cette eſpece, ſont meilleurs & plus utiles ; mais ils ne contiennent pas aſſez de ſubſtance farineuſe pour qu'ils vaillent la peine de les ſécher & de les moudre.

Le *ruellia tuberoſa. Linn.* s'emploie à la Jamaïque, où il croît en abondance, pour aſſaiſonner les mets, comme nous employons ici les truffes. Rudbeck croit qu'on a fait du pain avec la racine de filipendule commune, avant que l'on eût employé le grain ; & depuis on en a ſouvent fait un pain qui n'eſt pas à regréter. Les racines de la ſcorſonere peuvent ſe ſécher & ſe moudre, elles ſont même très-précieuſes, on en fait de fort bon pain ; on peut employer pour la même fin les carottes & les panais : mais Meyer obſerve qu'il n'a pu rien tirer de glutineux des différentes variétés de panais ; une demi-once de ces racines lui a ſeulement donné un demi-gros d'extrait, très-ſemblable, à beaucoup d'égards, à celui que lui ont fourni les raves ; &, par la diſtillation, il a obtenu de l'un & de l'autre extrait une liqueur d'une acidité agréable, qui faiſoit efferveſcence avec les alkalis, & teignoit en rouge le ſyrop de violette.

On pourroit pareillement employer pour faire du pain les racines de *polygonatum* ou *ſigillum ſalomonis*, de même que celles de l'*orobus niger. Linn.* Ray aſſure que les Anglois, enfermés dans une ville où ils manquoient de vivres, ſe nourrirent pendant aſſez long-tems de la racine de cette derniere plante.

Le *cytiſus cujan. Linn.* donne une ſemence farineuſe & de bon goût, que l'on peut manger comme les pois & les haricots ; on peut auſſi le moudre, & en faire du pain. Proſper Alpin croit que les Egyptiens mangeoient de son tems l'*abrus* , *pisum indicum minus* , *coccineum* , comme nous mangeons les pois, & qu'ils en estimoient fort le goût ; les Japonois & les Américains mangent bouilli ou rôti, comme nous préparons les châtaignes, le fruit de l'*arachis hypogaca. Linn.*

Gmellin raconte que les Samoïedes mangent, au lieu de pain avec la viande , la racine de la plante nommée *bistorta alpina media & minor* ; on la dit fort nourrissante & de très-bon goût. Dans le Nord on en trouve beaucoup , & on en fait du pain ; la *bistorta alpina minima* pourroit servir au même usage.

Linnæus croit que , dans un tems de disette, on pourroit manger de bien des façons les oignons de l'*ornithogallum luteum* ; faute d'autre pain , celui qu'on pourroit en faire seroit très-nourrissant : on pourroit encore se servir utilement des racines de l'*ornithogallum album vulgare.*

Cæsalpin & d'autres disent que cette plante porte une semence dont on peut faire de la farine & du pain ; on peut au moins la mêler avec du grain , mais sa racine est sur-tout bonne à manger aussi bien crue que cuite. Ruelle rapporte que , lorsque la charrue a arraché quelques-unes de ces racines , les enfans les ramassent pour les manger crues ou rôties au feu. Comme elles se conservent , le pauvre peuple en profite dans le tems de cherté , & il en mange au lieu de châtaignes & de pain ; le pain en est meilleur , si on mêle la semence à la racine pulvé-risée : on peut employer aux mêmes usages toutes les autres especes d'ornithogales rapportées par Linnæus.

Les oignons de tulipes sauvages sont farineux & nourrisans. Parkinson , Lauremberg & Simon Pauli assurent qu'on en a fait l'essai. Ils sont meilleurs ac-commodés avec du beurre ; si on les prépare de même

que

que les ornithogales, on peut en tirer du pain. Dref-
fius, dans un ouvrage allemand, imprimé à Stockholm,
enseigne comment on peut faire du pain avec des
neffles.

Le micacoulier, le *loto* d'Italie, le *celtis* de Linn.
porte un fruit peut-être autant & plus utile que
celui du nefflier. Théophraste a nommé ce fruit *dios-*
pyron, comme s'il avoit voulu dire grain ou froment
de Jupiter, parce que, dans le premier tems, on
s'en servoit au lieu de pain. Il est probable que
cette espece de *lotus* a servi à nourrir le genre humain dans les anciens tems, plutôt que le *lotus*
Egyptien,

L'*arum Egyptiacum* peut encore s'employer au
même usage. Le hêtre, *fagus sylvatica. Linn.* qui
croît sur nos montagnes, porte des fruits qui font de
très-bonne farine lorsqu'on les seche avec soin ; mais,
avant de pêtrir, il faut faire bouillir la farine dans
de l'eau & la laisser sécher. Cette semence contient
beaucoup d'huile narcotique, qui causeroit des maux
de tête & des étourdissemens à ceux qui mangeroient
de ce pain fait sans cette précaution ; la torréfaction
& la cuisson lui font perdre cette propriété dangereuse. On peut aussi s'en servir comme du café, en
le faisant griller un peu plus fort. Les noix communes *juglans regia Linn.* peuvent aussi tenir lieu de
café. Schwenkfeld dit que l'on tire des fruits du
hêtre une huile dont les paysans de Silesie se
servent au lieu de beurre. Cornelius Alexander
rapporte que les habitans de l'isle de Chio étant
assiégés, & prêts de périr par la famine, ne par-
vinrent à s'en garantir que par le moyen du fruit
du hêtre.

Le lupin, *lupinus varius. Linn.* a un goût fort
amer ; mais il le perd par la macération. A Rome, à
Florence le peuple en fait un aliment, dont il mange
beaucoup pour épargner le pain. Après avoir adouci

le lupin, on pourroit le sécher au four, & le moudre ;
le pain qu'on en tireroit ne seroit point du tout désagréable, sur-tout si on y faisoit entrer de la farine de
quelqu'autre graine.

La fleur de trefle, *trifolium pratense & repens. Linn.*
peut servir à faire du pain fort bon, pourvu qu'on la
fasse sécher & moudre à propos.

Pendant les disettes qu'on a éprouvées il y a quelques
années, les gens de la campagne, dans certaines contrées, ont augmenté leur pain, en y ajoutant des rejettons de vigne & des grains de raisins qu'on avoit soin
de sécher & de piler ; on y a même employé les graines
de genievre & de laurier. Si l'on eût séché exactement
ces différens corps, comme les Lapons font sécher
l'écorce des pins, cet aliment auroit été moins pesant
& moins désagréable.

La gomme de cerisier a les mêmes vertus & propriétés que la gomme arabique. Linnæus assure, sur
le témoignage *d'Hasselquist*, qu'en Egypte plus de
cent personnes, qui se trouvoient enfermées par les
ennemis, avoient vécu plusieurs mois sans rien
prendre, excepté une petite dose de cette gomme
qu'ils faisoient fondre dans leur bouche, & qu'ils ava-
loient ensuite ; elle n'a pas, il est vrai, les propriétés
laiteuses & farineuses que les végétaux doivent avoir
pour servir de nourriture ; mais elle a quelque chose
de glutineux. La gomme de cerisier, plus commune
dans nos climats, ne doit pas différer beaucoup de la
gomme arabique ; elle peut servir aux soldats dans un
siege ; elle peut être utile à des voyageurs égarés : on
pourroit sur-tout la faire entrer dans la composition
d'un pain fait avec des choses peu glutineuses, telles
sont plusieurs racines & portions de plantes indiquées
ci-dessus.

De tout ce que nous venons de dire on peut conclure qu'un agriculteur appliqué & entendu, & en
général tous les habitans de la campagne, pourroient

dans la saison rassembler une telle provision de semences, de racines & de fruits propres à leur servir
de nourriture, qu'ils n'auroient besoin que de très-
peu de grain pour leur entretien & celui de leur famille.
Ils pourroient pour lors vendre la plus grande partie
de leurs légumes, & presque tout le grain qu'ils re-
cueilleroient sur leurs terres ; il n'est pas si difficile
qu'on pense de s'accoutumer à de pareils alimens. On
voit des peuples entiers ne se nourrir durant toute
l'année que de châtaignes & d'autres fruits farineux ;
on en voit qui ne connoissent qu'une sorte de pain qui
seroit fort étrange pour nous, d'autres qui ne mangent
que des racines ou des fruits.

Gonsalve Oviedo, qui a vécu long-tems dans les
Indes orientales, assure que les habitans de la province de *Guacajarima*, dans l'isle *Hispaniola*, ne cul-
tivoient jamais la terre, mais qu'ils se nourrissoient
de racines & de plantes sauvages. On s'imagine assez
généralement que la nourriture des habitans des
Alpes est peu nourrissante & mal-saine ; mais l'expérience prouve le contraire, on voit peu d'hommes
aussi sains & aussi robustes que ceux-là : un très-grand
nombre d'entr'eux parviennent à un âge avancé.

On peut encore conclure de tout ce que nous avons
dit que toute substance qui n'est ni trop dure ni trop
fibreuse, toute substance farineuse & facile à broyer,
toute celle qui, mêlée avec l'eau, peut produire une
espece d'émulsion, celle qui contient quelque chose
de glutineux, pourvu qu'elle n'ait aucune qualité nuisible, peut servir de pain ou en tenir lieu pour la nourriture de l'homme.

Au siege de Paris, en 1590, lorsque le peuple
souffroit une extrême disette, on sait que l'on ramassa
dans les cimetieres les ossemens des morts, que l'on fit
moudre pour en faire du pain, ou pour mêler cette
étrange farine dans le pain dont on se nourrissoit. *Ber-
nardin Mendozze*, Ambassadeur d'Espagne, fut l'inven-

teur de cet étrange aliment ; *magister artis, ingeniique largitor venter. Perf.*

Nous aurions pu encore indiquer d'autres plantes qu'on pourroit substituer à l'usage du pain , telles que sont les racines de la barbe-de-bouc, *tragopogon* ; celles de la bardane, *lappa* ; celles de la dent de lion, *taraxacum* ; du palais de lievre, *sonchus*, & une quantité d'autres : mais ce que nous en avons dit suffit pour démontrer combien on pourroit trouver de ressources dans la France lors des années de disette ; au surplus, le bled , qui passe pour être de nécessité premiere en France , ne sert pas de nourriture à un tiers des habitans de la terre , les deux autres tiers se nourrissant d'autres alimens , & sont même très-robustes. Ne pourrions-nous pas essayer de faire de même ? nous n'aurions pas du moins tant à souffrir dans les années de stérilité.

SECTION III.

De la maniere de préparer le Pain. analogue à chacune des substances dont il est fabriqué.

Le pain le plus connu & le meilleur est celui de froment : nous commencerons cette section par la préparation de ce pain , elle pourra servir de regle pour toutes les autres especes de pain. En général le pain se fait par le moyen d'une pâte, ou d'une masse glutineuse, composée d'eau & de farine pure & bien nétoyée ; il est impossible de faire une pâte avec la simple écorce du grain : plus il se trouve de son dans le pain , moins il est bon & nourrissant.

Si l'homme essayoit de se nourrir de simple pâte qui n'auroit pas été préparée en pain , il n'en tireroit que des sucs grossiers & glutineux ; il s'exposeroit à plusieurs maladies, sur-tout à celle que les Médecins nomment leucophlegmatie. Une pareille nourriture seroit propre à l'engraisser ; mais elle ne lui donneroit aucune force. C'est ce qu'on remarque communément dans les chevaux , si on leur donne à manger beaucoup de farine grossiere ils deviennent fort gras ; mais en même-tems ils deviennent paresseux & sans force. Par le moyen de l'art , on est parvenu à donner à la pâte une qualité digestive , légere & saine ; & , pour cet effet, on a eu recours au pétrissage , à la fermentation & à la cuisson. La fabrique du pain consiste par conséquent en quatre opérations, 1° dans la séparation des différentes parties du grain ; par le moyen de la bluterie on sépare le son de la farine. 2° Dans le mélange des parties qui constituent le pain, c'est-à dire de la farine avec l'eau ; par le moyen des bras, ou de quelques instrumens propres à cet usage, on cherche par-là à mélanger uniformément la farine avec l'eau , & à les unir intimement l'une à l'autre. 3° Dans la fermentation , qui dissipe ce qui se trouve de plus glutineux. 4° Enfin , dans la cuisson , qui fait cesser la fermentation dans le point convenable, & qui rend cet aliment plus digestif, plus sain & de meilleur goût. Examinons actuellement ces quatre opérations les unes après les autres.

1° Pour que le pain soit bon , on doit d'abord séparer les parties étrangeres du froment ; on s'attachera spécialement à ôter les semences des diverses plantes nuisibles, ou celles qui sont au moins de mauvais goût , & qui auroient pu se mêler avec le grain , comme il n'arrive que trop souvent , telles que l'ivraie ; *l'ervum tetrasspermum & hirsutum. Linn.* l'ers , &c.

On se sert du van, du crible, & d'autres instrumens, pour séparer tous ces mauvais grains ; on feroit même encore très-bien de laver le froment avant de le conduire au moulin, & ensuite de le faire sécher, on parviendroit pour lors à enlever la pouſſiere, le mauvais goût, la moiſiſſure, &c. qui peuvent provenir du lieu où il a été dépoſé, & de l'eſpace de tems qu'il y a été renfermé; &, en effet, la mouture mêle avec toute la farine ce qui peut ſe trouver de mauvais. Au moyen d'une précaution auſſi ſimple que facile à prendre, le ſon ſe ſépare facilement ſous la meule d'avec la farine.

Il n'arrive que trop communément que la farine ſe trouve gâtée par des fragmens qui ſe détachent de la meule, ſur-tout lorſqu'elle eſt neuve & nouvellement piquée; ces fragmens une fois confondus avec la farine, ne s'en ſéparent pas comme le ſon, ils reſtent dans le pain, & incommodent par-là autant les dents qu'ils ſont dangereux à la ſanté. Le célebre Linnæus prétend que c'eſt delà que proviennent les maux d'eſtomac, les peſanteurs d'entrailles & les morts ſubites; conſéquemment c'eſt une faute capitale que d'employer pour meule des eſpeces de pierres qui ſe briſent facilement, & qu'on eſt obligé de repiquer ſouvent.

Si ce mélange de gravier avec la farine eſt nuiſible à la ſanté, combien un mélange de cendres & de gyps ne le ſera-t-il pas plus? C'eſt néanmoins une fraude aſſez ordinaire des marchands de farine, qui rendent par-là leur farine plus blanche & plus péſante; on ne peut trop ſévir contre ces ſortes de gens.

2.° Pour travailler ou pêtrir la pâte, c'eſt-à-dire pour mêler parfaitement la farine avec l'eau, on ſe ſert le plus ſouvent de la main, ſur-tout s'il ne ſe trouve qu'une quantité médiocre de pâte, & ſi on veut faire du pain de ménage; mais les Boulangers, & tous ceux qui ont à livrer une grande quantité de pain, pétriſſent quelquefois avec les pieds : ils mettent la grande quantité de farine qu'ils veulent préparer dans un petit appartement propre & chaud, au-deſſus du four, & ils y travaillent leur pâte. C'eſt ainſi que cela ſe pratique dans pluſieurs boulange-ries de Florence. A Bologne, à Veniſe, & preſque dans toute la Lombardie & la Romagne, on ſe ſert, pour faire du pain, d'un inſtrument fait exprès, que l'on nomme dans ces contrées *ſtanga*, *gramola* : le pain qu'on fait de cette maniere differe du pain ordinaire, en ce qu'il eſt plus dur & plus rude.

Le pétriſſage de la pâte eſt de la plus grande néceſ-ſité, ce n'eſt que par ſon moyen que les parties de l'eau & celles de la farine s'uniſſent étroitement en-tr'elles & avec l'eau qu'on y ajoute ; on parvient auſſi, par le moyen de cette opération, à diſtribuer les bulles d'air dans toute la maſſe, pour que la fer-mentation ſe faſſe plus uniformément & plus promp-tement ; s'il n'en étoit pas ainſi, le pain n'auroit pas une conſiſtance toujours égale, il deviendroit trop tôt ſec, il ſeroit rude au palais, & il s'émieroit faci-lement.

Pour avoir de bon pain, il faut ſur-tout employer de la bonne eau ; l'eau de la Seine eſt ſur-tout excel-lente, & dans les autres contrées de la France, malgré toutes les précautions qu'on ait pu prendre, jamais on n'a pu parvenir à faire d'auſſi bon pain que celui qu'on fait à Paris. Chomel prétend que ſi l'on pêtrit avec l'eau dans laquelle on aura fait bouillir du ſon, & ſi on paſſe enſuite cette eau au travers d'un linge, le pain acquiert du corps, & s'augmente de près d'un quart. On pêtrit auſſi avec du lait ; mais cette eſpece de pain n'eſt pas des meilleurs pour la ſanté, ſur-tout ſi on en fait un uſage journalier : cet aliment augmente la viſcoſité des humeurs, peut occaſionner des obſtructions, exciter l'hypocondriacie & la mélan-colie.

Quelques perſonnes ont eſſayé de pêtrir avec l'eau de riz : le pain en foiſonne davantage, & eſt beaucoup plus blanc ; mais, en revanche, il a un petit goût d'aigre, n'est pas aussi agréable, & rassasie trop. Il est beaucoup plus sain lorsqu'on le pêtrit avec de l'eau d'orge ; aussi cet usage se trouve-t-il établi dans quelques pays.

3° Une des choses les plus nécessaires pour se procurer de bon pain, est la fermentation, ainsi que nous l'avons observé ; on l'excite par le moyen du levain, avant de tourner la pâte. Lorsqu'on l'a bien travaillée, & qu'on lui a donné toute la façon nécessaire, elle leve & parvient à sa perfection, pourvu qu'on la laisse bien couverte avec un linge dans un endroit chaud : cette fermentation enleve la viscosité du grain, rend le pain poreux, léger, & conséquemment plus facile à être mâché : il se mêle avec la salive, & se digere plus facilement. Pour exciter la fermentation, on se sert en plusieurs endroits de la levure de biere au lieu de levain, qui n'est autre chose que de la pâte aigre ; le pain fait avec de la levure de biere ou du levain est également bon, poreux, léger & savoureux, lorsqu'on l'a laissé suffisamment fermenter.

Le levain de froment se conserve trois ou quatre mois, pourvu qu'on le place dans un endroit propre, & qu'il soit bien couvert de farine ; la seconde levure de biere, bien séparée de toute l'humidité qui y peut rester, fait un excellent levain. Pline prétend qu'un levain fait avec de la farine de millet & du mout peut se conserver une année entiere ; les anciens faisoient pour l'ordinaire leur levain avec de la farine grossiere de froment & du mout de vin blanc.

Le pain devient compact & pesant, lorsque la fermentation de la pâte est interrompue trop tôt, soit en l'enfournant mal-à-propos, soit en l'exposant à un air trop froid, & le pain devient applati & aigre. Si la fermentation est trop forte, la partie visqueuse se trouve par-là trop atténuée ; ce qui empêche que la pâte ait de la confistance.

4° Enfin, dès que la pâte a fuffifamment fermenté, il faut l'enfourner fur le champ , cela arrête la fermentation , diffipe l'humidité exceffive , & rend le pain léger , digeftif & de bon goût. Le pain qui a été bien cuit , celui qui a été cuit deux fois , tel que le bifcuit , eft de tous les pains le plus fain , tandis que le pain frais , ou le pain mal cuit eft d'une digeftion très-difficile.

Le bifcuit ou le pain dur demande d'être mâché davantage ; & , n'ayant prefque point d'humidité , il s'impregne d'une plus grande quantité de falive , qui fe mêle aux alimens de la maftication , & qui eft le plus efficace de tous les digeft.fs : auffi cette efpece de pain fe digere beaucoup plus facilement , & en bien moins de tems ; il produit conféquemment d'excellens fucs nourriciers. Un pain fec & bien cuit eft fpécialement très-bon à ceux dont l'eftomac eft foible , la digeftion difficile & les forces épuifées.

On cuit le pain dans des fours faits exprès , excepté certains gâteaux , & quelques efpeces particulieres de pain qui demandent d'être préparées différemment.

Il eft à obferver, touchant la chaleur du four , que le pain ne fauroit être cuit comme il faut , lorfqu'elle n'eft pas égale par-tout. Quand la voûte fupérieure du four eft trop chaude , la croûte fupérieure du pain eft trop dure , & fouvent même brûlée ; au contraire , lorfque le foyer , ou la partie inférieure du four eft trop échauffée , la croûte de deffous fe brûle & fe détache de la mie. Enfin , fi le four eft trop chaud par-tout , le pain fe durcit au-delà de ce qui eft néceffaire , il le brûle , il a un goût amer , & il devient mal fain. S'il n'eft pas affez cuit , il n'eft pas moins contraire à la fanté & défagréable au goût ; il fent la farine ou la pâte, & est fort indigeste : la trop grande humidité qu'il a conservée l'empêche de se pénétrer suffisamment de la salive & des sucs gastriques qui servent à la digestion ; le pain blanc de la premiere qualité ne demande point un four aussi chaud qu'un pain ordinaire.

M. Parmentier a publié un gros traité in-8° sur l'art de la boulangerie, & il a donné l'extrait de ce traité dans une petite brochure intitulée : *avis aux bonnes ménageres des villes & des campagnes, sur la meilleure maniere de faire leur pain*. Nous nous contenterons seulement d'exposer ici l'analyse de cet extrait. M. Parmentier a trop écrit sur ce sujet pour ne pas donner au moins une légere idée de son travail.

Le meilleur bled pour faire du pain, dit-il, doit être sec, dur, pesant, ramassé, bien nourri, plus rond qu'ovale, ayant la rainure peu profonde, lisse & clair à sa surface, & d'un blanc jaunâtre dans son intérieur ; il doit sonner lorsqu'on le fait sauter dans la main, & il cede facilement à l'introduction du bras dans le sac qui le renferme : c'est un pareil bled qu'on doit choisir par préférence.

On reconnoît s'il est altéré à son odeur & à son goût ; il suffit de le porter sous le nez, ou de le mâcher pour s'en assurer : d'ailleurs il a presque toujours la surface haute en couleur, & la matiere farineuse qu'il contient offre un blanc terne.

La provision du bled étant faite, il s'agit de le conserver : on choisit de préférence pour le serrer l'endroit de la maison le plus frais, le plus sec, le plus éclairé, le plus propre, les plus éloigné des foyers, des latrines, des écuries & autres lieux habités par des animaux. On en ferme les fenêtres avec des chassis en toile, afin de laisser l'air pénétrer librement ; on en interdit l'entrée aux souris, aux rats & aux chats, à cause du dégât qu'ils peuvent occasionner, & de

l'odeur que le bled peut contracter de leurs émana-
tions ; on se gardera bien d'amonceler le grain en tas
trop épais , pour que la transpiration qui en résulte
puisse s'évaporer ; on renouvellera l'air dans l'intérieur
du tas , & on rafraîchira chaque grain , en le remuant
à la pelle , & en le changeant par ce mouvement de
place.

Quand le grain est trop nouveau , & encore chargé
d'humidité , il ne faut le porter au moulin que lorsqu'on l'aura entièrement dépouillé de cette humidité ;
on l'exposera pour cet effet auparavant à la chaleur du
soleil , du four. C'est ainsi qu'on se garantit souvent
de certaines maladies épidémiques , qui n'ont quelquefois d'autre cause que l'usage du pain fabriqué avec
un bled trop humide. Le bled trop sec a aussi ses inconvéniens ; l'écorce de ce bled s'écrase plus facilement qu'on ne voudroit , une partie se réduit en poudre fine , & passe à travers les bluteaux fins , altere la
blancheur de la farine & la qualité du pain : on resti-
tuera donc à ce bled trop sec la portion d'humidité
que les bleds trop nouveaux ou mouillés ont par surabondance.

Sur un septier de bled trop sec , pesant à-peu-près
deux cens quarante livres , on répand environ dix
pintes d'eau , par le moyen d'un arrosoir. On laisse
ce bled en tas toute une nuit , pour que chaque grain
se pénetre insensiblement de l'humidité qui le recouvre ; mais il ne faut faire cette opération que lorsqu'on est presque assuré de jouir du moulin vingt-
quatre heures après.

On choisira , autant qu'il est possible , le moment
propice pour faire moudre son bled , & on se pré-
cautionnera contre les inondations, les gelées & le
tems calme , qui arrêtent & suspendent le mouvement des moulins à eau & à vent. Nous ne parlerons
pas ici de la façon qu'on emploie pour moudre le
bled, nous nous éloignerions par-là de notre prin-

cipal objet, qui eft feulement la méthode de faire du pain.

On ne répandra pas la farine fur le plancher, dans le grenier, au fortir du moulin, on la tiendra renfermée dans des facs, & on placera ces facs dans un lieu tel que celui indiqué pour la confervation des grains. On ifolera de toutes parts ces facs, on les tiendra ouverts quand il fait chaud ; on y enfoncera le manche d'une pelle jufqu'au fond, pour y former ce qu'on nomme cheminée.

Il eft d'ufage, dans la plupart des moulins, de bluter auffi-tôt que l'on moud, c'eft-à-dire, de féparer le fon de la farine, nous n'en dirons conféquemment rien ; nous obferverons feulement qu'on retire ordinairement d'un même grain plufieurs efpeces de farines, qui varient en blancheur, en fineffe, en pefanteur & en propriété ; par la mouture économique, qui s'eft introduite depuis quelque tems, on en retire cinq fortes, qui ont chacune des propriétés particulieres, & propres à former un bon tout, un pain meilleur, plus fubftantiel, plus nourriffant que celui qui réfulteroit de chaque efpece de farine prife féparément.

Voyons actuellement en quoi confifte la bonté de la farine. La meileure eft celle qui eft d'un jaune citron, feche, grenue, pefante ; elle s'attache aux doigts, & preffée dans la main, elle refte en une efpece de pelotte. Pour juger de fa bonté d'une maniere encore plus exacte, il faut en faire une boulette avec de l'eau ; fi la pâte qui en réfulte, après l'avoir bien maniée, s'affermit promptement à l'air, prend du corps & s'allonge fans fe féparer, c'eft pour lors un figne qu'elle eft bien faite, & que le bled qui la fournit eft de la meilleure qualité ; la farine de moyenne qualité a un œil moins vif, elle fait une pâte qui mollit & tient aux mains ; elle eft courte & fe rompt volontiers lorfqu'on veut l'étendre.

Quant aux farines altérées, elles s'annoncent aſſez par leur odeur, qui eſt pour l'ordinaire aigre ou in-fecte, odeur qui pourroit être maſquée dans le grain, mais que les meules ne manquent pas de développer.

On peut encore connoître la qualité de la farine, en employant le moyen ſuivant : on prend une livre de farine, on en forme une pâte avec une ſuffiſante quantité d'eau ; on manie enſuite cette pâte pendant un demi-quart d'heure, on la tient enſuite entre les mains ſous le robinet d'une fontaine, d'où ſort un filet d'eau, qui en paſſant ſur la pâte, doit traverſer un tamis, afin que s'il ſe détachoit quelque choſe de la pâte on pût l'y incorporer ; dès que l'eau aura entraîné avec elle toute la matiere farineuſe, & qu'elle ceſſera d'être blanche, il reſtera dans les mains une ſubſtance collante, qui en s'étendant, préſente une membrane tranſparente, qui ne s'attache pas aux doigts mouillés. On peſe cette matiere, & s'il s'en trouve entre quatre ou cinq onces, on peut conclure que c'eſt la meilleure farine.

La bonté du pain, ſuivant M. Parmentier, ne dé-pend nullement de la qualité des eaux avec leſquelles on le fabrique, & en cela il eſt contraire au ſenti-ment de tous les Auteurs ; & en effet, le pain étant compoſé du mélange de la farine avec l'eau, pourquoi l'eau ne contribueroit-elle pas autant à ſa bonté que la farine ? une eau marécageuſe donnera ſans contre-dit au pain une odeur de marécage. Quoi qu'il en ſoit, toutes ſortes d'eaux, dit M. Parmentier, pourvu qu'on en puiſſe boire, peuvent ſervir indifféremment à la préparation du levain, au pêtriſſage de la pâte, & à la fabrication du pain ; ainſi l'eau de puits, l'eau de citerne, l'eau de fontaine, l'eau de riviere, & l'eau de pluie, ſont également bonnes, ſelon lui.

On peut établir en général, au ſujet de l'eau qu'on doit employer à la fabrication du pain, 1° qu'elle doit reſter telle qu'elle eſt, quand il fait chaud ;

2° qu'il faut qu'elle soit tiede en hiver ; 3° enfin, qu'elle soit chaude dans les grandes gelées ; le pain à l'eau froide ou tiede, est toujours plus délicat que celui à l'eau chaude.

Plusieurs personnes de la campagne sont dans l'usage de faire bouillir la totalité de l'eau qu'ils veulent employer pour préparer leur pain ; mais il suffit d'en faire bouillir une partie, & de la mêler ensuite toute bouillante, avec l'autre qui est froide, d'où il résulte une eau à la température que l'on désire ; il faut surtout prendre garde de verser sur le levain de l'eau bouillante, même dans le tems où le grand froid rend l'eau chaude nécessaire, dans l'intention de la tiédir aussi-tôt par le mélange de l'eau froide, par ce qu'elle surprendroit la pâte, la rendroit grise, molle, lui ôteroit de sa fermeté & de sa consistance.

Le levain est la partie la plus essentielle, la plus délicate & la plus difficile de la fabrication du pain. Sans le levain, le pain ne seroit autre chose qu'une galette plate, visqueuse, indigeste & sans goût : tel est le pain azyme, que les Juifs mangent pendant leurs Pâques.

Le procédé que l'on suit dans la préparation du levain, la quantité qu'on en introduit dans la farine, l'état de fermentation où il se trouve à l'instant même qu'on veut l'employer ; la nécessité de le veiller & de le conduire dans le pêtrin, sont autant de points d'où dépendent la légéreté, la blancheur, le volume & le bon goût du pain.

La veille où l'on doit cuire, on prendra le levain de la derniere fournée, que l'on délaiera le soir avant de se coucher, dans le tiers de farine destinée à être employée en pain avec l'eau froide ; on formera du tout une pâte ferme, qu'on laissera toute la nuit dans le bout de la huche ou du pêtrin, entourée de farine, qu'on élevera & que l'on foulera, afin qu'elle ait plus de solidité, & qu'elle contienne mieux le levain dans ses limites.

Si on est curieux d'avoir encore un pain plus léger, plus blanc & plus parfait, on pourroit, au lieu
de commencer à faire pêtrir la pâte à six heures du
matin, différer jusqu'à neuf; & on délaiera son levain
de la même maniere que la veille, en tenant cependant sa pâte plus douce, moins ferme.

Dans la fabrication du pain, on ne peut pas établir des regles fixes & invariables; rien n'est plus assujéti aux vicissitudes des saisons que la pâte, qui fermente dans les grands froids; il faut employer pour
le levain, de l'eau un peu chauffée, mettre ce levain
dans une corbeille bien couverte auprès du feu, c'est
pour l'hiver : en été, dans les grandes chaleurs, on
fait le levain avec l'eau froide, que l'on met également dans une corbeille, & que l'on expose ensuite
dans la cave, ou dans un lieu très-frais.

En préparant ainsi le levain, jamais il n'est aigre,
mat, déchiré & coulant : l'état ferme qu'on lui donne,
l'eau froide avec laquelle il est formé, la quantité de
farine qu'on y emploie, l'espece de muraille établie
tout autour, sont tous autant d'obstacles, que M.
Parmentier oppose au travail trop prompt de la fermentation, & à l'apprêt du levain qui en est la suite.

Le levain, quelque vieux qu'il soit, pourvu qu'il
ne soit pas moisi & passé à la putréfaction, peut être
rappellé au meilleur état possible, en y mêlant la farine, l'eau froide, & en la renouvellant encore une
fois, comme fait à-peu-près le Boulanger, pour raccommoder le levain lorsqu'il a perdu son apprêt.

Pour résumer, il ne faut pas se mettre en œuvre
pour pêtrir sa pâte, qu'on n'ait auparavant bien examiné l'état où se trouve le levain qu'on doit employer : s'il n'est pas bien bouffant, crénelé, d'une
odeur vineuse : s'il est au contraire applati, crevassé,
aigre, il faut absolument le renouveller ; il ne faut
que trois heures pour avoir un pain plus blanc, meilleur & plus salubre.

On n'emploie pas par-tout, dans la fabrication du pain, la levure & le fel, il y a même tout lieu de préfumer, dit M. Parmentier, que leur ufage eft rarement utile, & jamais indifpenfable, fur-tout lorfque les grains qu'on emploie font parfaits, & que la faifon qui les a produits eft favorable. M. Parmentier s'attache ici à prouver la fupériorité du levain fur la levure pour la fabrique du pain. Si la levure eft quelquefois néceffaire, ajoute-t-il, ce n'eft que dans les grands froids, où la fermentation a befoin d'être aidée ; pour lors un peu de levure réuffit affez bien : on la délaie à cet effet dans de l'eau tiede, tout en baffinant la pâte.

On met pour l'ordinaire du fel dans le pain, vers le midi de la France ; cependant les bleds de ces contrées font ceux qui en ont le moins befoin ; à l'égard de ceux qui proviennent des pays froids & d'années humides, ils doivent gagner par cette addition, parce que leurs farines ont moins de faveur, & qu'elles donnent une pâte qui n'a point de foutien ; or, le fel remédiera à ces deux inconvéniens, mais il faut en proportionner la dofe ; cette dofe doit être à peu près d'une demi-livre par quintal de farine.

On donne le nom de *pétrin*, de maie, de huche, à une auge de bois, ou à un coffre long, plus étroit dans fa partie inférieure, qu'à fon ouverture, fait du bois le plus doux qu'on puiffe trouver ; mais un pareil pétrin a l'inconvénient de permettre à l'eau de féjourner dans les angles, & de pénétrer enfuite à travers : on a quelquefois vu le levain délayé s'échapper au moment du pêtriffage ; il eft à propos pour y remédier, de garnir les angles de farine entaffée, avant d'y verfer l'eau deftinée à faire la pâte.

Une forme plus commode du pêtrin, & qui doit fe préférer à celle du quarré long, c'eft le pêtrin qui reffemble à peu près à un tonneau, qu'on auroit coupé dans toute fa longueur, la pâte s'y remue plus facilement, s'y trouve plus ramaffée & difpofée à faciliter

ter

ter les bras du pêtrisseur : d'ailleurs on nétoie beaucoup mieux ce meuble.

Le pêtrin doit être plus long que large & profond ,
parce que celui qui travaille la pâte peut la retourner plus aisément , & lui donner les différens mouvemens qui font néceffaires pour qu'elle devienne unie ,
légere & bien longue.

On placera le pêtrin dans un lieu fort clair , qui ne
foit ni trop chaud, ni trop froid , & fitué favorable-
ment pour le pêtrisseur , afin de pouvoir y voir & travailler à l'aife ; s'il eft placé fous une fenêtre, on ou-
vrira cette fenêtre en été , pour tempérer la fermentation ; on la fermera au contraire en hiver, pour
garantir le levain & la pâte des impreffions de l'air ;
il eft en outre néceffaire que le couvercle joigne exactement , & qu'il ne fe trouve pas dans le voifinage du
pêtrin , d'égout , ou de matiere en putréfaction.

Difons actuellement un mot de la conftruction du
four : il eft à propos qu'il foit toujours à couvert &
près de la cheminée, afin d'y maintenir la chaleur ,
& d'y confommer moins de bois ; on détermine fouvent fa forme felon la fituation du lieu où il fe trouve placé ; mais pour l'ordinaire elle eft ovale.

On fait l'âtre du four avec de la terre glaife, ou du
carreau , ou des briques , ou du grès ; ce dernier eft
préférable , en ce qu'il conferve beaucoup plus long-
tems fa chaleur : voici actuellement les dimenfions que
doit avoir un four.

Sur une voûte conftruite folidement en briques ou
en moëlons, on placera l'âtre du four , qui doit être
pavé & très-plane ; on donnera à l'âtre une furface de
cinq pieds environ de longueur , fur quatre pieds dans
fa plus grande largeur ; la plus grande élevation du
dôme ou chapelle au-deffus de l'âtre, fera d'un pied
& demi , environnant de toutes parts le foyer , à l'exception de la partie antérieure , où l'on pratiquera une
ouverture , qui fe nomme la *bouche du four* , affez gran-

de pour laisser introduire le pain ; cette bouche sera garnie d’une porte de fer , comme celle d’un poële, bien adaptée , que l’on pourra ouvrir & fermer à volonté , pourvu que la chaleur ne puisse pas se perdre , & que le pain placé à l’entrée puisse y cuire, comme celui qui occupe le fond.

Si on pratique au-dessus du four une espece de chambre , & si on tient le dessous de la voûte fort propre , on pourra tirer de ces deux endroits un très-grand avantage ; sur le haut on séchera le grain lorsqu’il sera nouveau ou très-humide ; on placera dans le bas, pendant l’hiver, le levain & la pâte , qui s’apprêtent difficilement.

Il ne nous reste plus à extraire , dans l’ouvrage de M. Parmentier , pour faire le pain de froment, que le pêtrissage & la cuisson.

Aussi-tôt que le levain a été déposé au bout du pêtrin, au milieu d’une *fontaine*, ou bien placé dans une corbeille, selon la saison , couverte & auprès du feu, lorsqu’il fait froid, & dans un endroit frais en été , on aura l’attention de ne pas le toucher lorsqu’il aura acquis les caracteres essentiels indiqués , sinon on ne recueilleroit pas le fruit des soins qu’on aura pris à ce sujet.

Si le levain, pendant qu’il parvient à son apprêt, n’étoit pas couvert , s’il étoit exposé aux insultes des enfants, des animaux domestiques, à des mouvemens brusques & violens, à des exhalaisons fétides, la fermentation seroit pour lors bientôt interrompue , ou trop accélérée ; il s’échapperoit de dedans un principe spiritueux , invisible , mais odorant ; le levain s’affaisseroit, se créveroit, passeroit en un clin d’œil à l’aigre , & ne donneroit qu’un pain de mauvaise qualité ; il vaudroit mieux pour lors se déterminer à recommencer son levain , c’est-à-dire , à le rafraîchir avec l’eau froide & de la farine , plutôt que de risquer une fournée entiere.

Voici actuellement l'inftant de faire la pâte ; la fa-rine fe trouve déjà dans le pêtrin avec le levain , il ne s'agit plus que de les mêler enfemble, par le moyen de l'eau froide , tiede ou chaude , & de travailler le tout vivement , fortement & à propos.

Suppofé que le levain foit au point néceffaire pour produire le meilleur effet ; s'il n'a pas été mis en *fon-taine*, on en fait une , & on le met doucement , fans le rompre , fur une partie de l'eau ; on délaie très-promptement & très-exactement le levain ,pour que l'eau s'empare de l'efprit qu'il contient , l'empêche de fe diffiper, & pour qu'il ne refte aucun grumeau ; lorfque le levain eft fuffifamment délayé , on y ajoute le reftant de l'eau, qui doit être froide en été, pour rafraîchir le mélange échauffé par l'action des mains & de l'air ; chaude en hiver , au contraire , pour produire un effet oppofé.

Le levain étant fuffifamment délayé & pour ainfi dire dans l'état liquide, on a attention de rompre la *fontaine* , afin que tout le liquide fe répande & foit arrêté par l'autre partie de farine deftinée à être convertie en pain ; c'eft pour lors que commence le pétriffage.

On ramaffe le tout enfemble , pour qu'il en réfulte une maffe uniforme , que l'on manie bien , en la portant de gauche à droite & de droite à gauche , la foulevant & la découpant , la divifant avec les mains ouvertes , & non en y enfonçant les poings fermés , en pinçant & en arrachant la pâte avec les doigts pliés & les pouces allongés ; c'eft ce qu'on nomme *frafer*.

Cette pâte eft encore molle , un peu groffiere & inégale ; on la travaille de nouveau , & de la même maniere , ayant l'attention chaque fois de ratiffer le pêtrin, d'introduire enfuite dans la maffe, avec un peu d'eau , la pâte qu'on en a détachée ; la pâte eft alors

plus uniforme & plus ferme : cette feconde opération s'appelle *contrefrafer*.

Si l'on veut terminer le pêtriffage d'une maniere
plus complette , il faut faire un enfoncement dans la
pâte ainfi *frafée* & *contrefrafée* , y verfer de l'eau froide
ou tiede : cette eau ajoutée après coup , & incorpo-
rée à force de travail dans la pâte , acheve de divifer
& de confondre les parties les plus groffieres de la farine , & par le mouvement continu , vif & prompt,
former de nouvel air , qui rend la pâte plus tenace,
plus longue , plus égale , plus légere , & il en réfulte
un pain plus favoureux , plus perfillé & plus blanc ;
c'eft ce qu'on nomme le *baffinage* de la pâte. On ne
devroit jamais négliger ce troifieme travail , il coûte
peu de peine & vaut beaucoup.

Pour ajouter encore à la perfection que le baffinage
donne à la pâte , on la bat en la preffant par les bords ,
en la pliant fur elle-même , en la preffant , l'étendant,
la découpant avec les deux mains fermées , en la laiffant tomber avec effort.

La pâte étant travaillée convenablement , on la retire du pêtrin par parties , en la découpant & la battant encore à mefure qu'on la met en maffe fur le
tour , où elle refte une demi-heure , afin qu'elle conferve fa chaleur & entre en levain : il faut la tourner
& la divifer au contraire fur le champ , quand il
fait chaud.

Le pêtriffage fini , & la pâte fur le tour , on ratiffe
le pêtrin , pour faire avec les ratiffures le levain de la
cuiffon prochaine ; on y ajoute le double de farine &
de l'eau froide , pour former une pâte ferme , qu'on
laiffe dans le lieu le plus frais de la maifon. On ne
fauroit trop blâmer la mauvaife habitude dans laquelle
on eft d'abandonner la pâte à elle-même , fans être
contenue dans un vaiffeau quelconque , parce qu'au
lieu de s'élever , elle s'étend plutôt , ce qui fait un apprêt défectueux ; par conféquent il eft à propos de

mettre la pâte dans des paniers ou des corbeilles d'ofier, qu'on faupoudre avec du petit fon ou de la farine, de peur que la pâte ne s'attache au fond ; on expofe ces paniers à l'air libre dans les temps chauds ; on les enveloppe de couvertures & on les tient chaudement lorfqu'il fait froid.

Dans tous les tems, la pâte eft comme le levain, elle exige un certain degré de chaleur intérieurement & extérieurement, pour l'apprêter doucement, lentement & par degrés, de forte qu'il eft effentiel, lorfqu'on eft obligé d'accélérer, ou de tempérer la fermentation, de tâcher que les moyens oppofés qu'on emploie, produifent toujours à-peu-près les mêmes effets, c'eft-à-dire que la pâte demeure le même tems en été & en hiver.

En finiffant ce qui concerne le pêtriffage, nous ne pourrons affez répéter avec M. Parmentier, qu'on doit éviter d'enfoncer les poings dans la pâte & de la fouler à force de bras ; il faut, au contraire, prendre la pâte par portion en l'alongeant, la foulevant, la ferrant dans les mains, en la raffemblant & la battant avec force.

On emploiera auffi de l'eau en fuffifante quantité dans le pêtriffage, pour que le levain foit bien délayé, & que la pâte ne foit pas trop ferme, finon le pain feroit maffif, lourd & peu profitant : l'eau ajoutée à la pâte devient nourriffante.

Après le pêtriffage de la pâte, il eft naturel de paffer à la cuiffon du pain ; lorfque le levain a été pris dans fon vrai point, que le pêtriffage a été bien fait, que la pâte a été tournée, diftribuée dans des paniers de différentes grandeurs, enveloppés de toiles ou de couvertures, il faut fonger à allumer le four, parce que le tems néceffaire pour le chauffer au degré convenable, eft à-peu-près celui que la pâte exige pour fon apprêt.

On fe fervira, pour chauffer le four, de toutes les

matieres combuftibles que le territoire fournit , en évitant d'employer des bois peints, qui pourroient peut-être donner lieu à des fuites fâcheufes ; on ne fera pas non plus ufage de paille , parce que c'eft une perte pour l'engrais des terres.

Le four dans lequel on ne cuit pas tous les jours, demande davantage de bois & plus de tems pour le chauffer ; on y emploie pour l'ordinaire deux heures : ce terme doit être relatif à la quantité du bois dont on fe fert, à la grandeur du four , à la groffeur & à l'efpece de pain que l'on veut cuire.

On ne peut toujours concilier le moment où la pâte fera prête avec celui où le four aura affez de chaleur ; mais il vaut mieux que ce foit le four qui attende après la pâte : il faut le chauffer également & à propos ; s'il l'eft trop, le deffous du pain brûle & le dedans ne cuit point ; lorfqu'il ne l'eft pas fuffifamment, le pain s'applatit plutôt que de lever , il demeure mat, gras & pâteux ; il eft par conféquent important de faifir le point fixe du four.

Chacun a fa maniere de connoître la chaleur du four ; les uns jettent à l'entrée une pincée de farine ; fi elle rouffit fur le champ, la chaleur eft au point convenable ; fi elle noircit, il eft trop chaud : enfin, fi elle conferve fa couleur , le four n'eft pas fuffifamment chauffé ; les autres frottent l'âtre ou la voûte avec un bâton ; s'il en fort des étincelles, c'eft figne que le four eft au point qu'il faut : mais l'habitude en apprend plus que ces moyens ; on connoît bientôt fon four , lorfqu'on le gouverne plufieurs fois.

Lorfqu'on eft affuré que le four eft chaud également par-tout, on ôte les tifons, on arrange la braife à côté de la bouche du four , & on nétoie bien l'intérieur avec l'écouvillon , au bout duquel font attachés plufieurs linges mouillés & torts.

On aura attention de prendre la pâte , comme le

levain, c'eſt-à-dire à ſon point , plutôt moins que
trop : pour peu qu'on ait d'expérience à faire du pain ,
on s'apperçoit bientôt à la vue quand la pâte eſt aſſez
levée , lorſqu'elle a acquis un volume aſſez conſidé-
ble , qu'elle réſiſte aux doigts qui la preſſent , ſans ſe
rompre à ſa ſurface : l'uſage des paniers deviendroit
un indice aſſuré , parce que la pâte parvenue à ſon
apprêt , ſeroit reconnue à une hauteur marquée.

Dès que le four eſt bien nétoyé & que la pâte a at-
teint le degré que l'on ſouhaite , on l'enfourne promptement en renverſant la pâte des paniers ſur la pelle
ſaupoudrée de petit ſon , afin que le deſſous ſe trouve
en-deſſus : on garnit d'abord le fond du four des plus
gros pains , on les arrange avec adreſſe les uns à côté
des autres , ſans qu'ils ſe touchent : quand le tout eſt
enfourné , on ferme la bouche du four , & on la laiſſe
quelquefois ouverte , lorſqu'il eſt trop chaud , afin
que le pain cuiſe ſans brûler.

On laiſſe les pains dans le four proportionnellement
à leur volume & à leur eſpece ; plus le pain eſt blanc ,
moins il eſt long à cuire : il faut environ une heure &
demie pour la pâte la plus ferme , & la moitié pour
celle qui eſt la plus légere : on s'apperçoit qu'un pain
eſt cuit , lorſqu'en frappant deſſus du bout du doigt ,
il raiſonne avec force , & lorſqu'à la baiſure , la mie
preſſée revient comme un reſſort.

En ôtant les pains du four , on les rangera à côté
les uns des autres , & on ne les renfermera que quand
ils ſeront reſſués & parfaitement refroidis ; car depuis
l'inſtant que la pâte eſt miſe au four , juſqu'à ce que
le pain qui en réſulte ſoit parfaitement refroidi ,
elle exhale , ſans diſcontinuer , une partie de l'eau
avec laquelle on l'a pêtrie.

On diſtingue pluſieurs ſortes de pains , la premiere
ſorte eſt le *pain de condition des François*. Les Latins
nommoient ce pain *panis ſiligineus* : ce pain eſt le plus
blanc , il eſt fait avec de la fleur de farine , tirée de la

meilleure efpece de froment , auxquelles les anciens avoient donné le nom de *Siligo* ; on le nomme à Paris pain mollet. Dans le nord , & fur-tout en Lithuanie , cette forte de pain étoit réfervée aux riches & aux grands, au rapport de G. Bauhin ; tous les autres fe contentoient d'un pain très-noir de feigle ou d'orge , dont on ne féparoit pas même le fon. Si cet ufage ne fubfifte plus aujourd'hui parmi eux , du moins plufieurs peuples du nord fe nourriffent encore d'un pain noir & groffier.

La deuxieme forte de pain eft le pain blanc ordinaire , ou le demi-mollet , il fe fait avec de la bonne farine , bien purgée de toute forte de fon , tant fin que groffier ; mais le froment n'eft pas auffi choifi , ni la farine auffi fine que pour la premiere efpece ; cependant le pain eft léger , blanc , de bont goût , de forte qu'il ne fe trouve pas une différence notable entre ce pain & le précédent : il eft inconteftablement le même que le *fimilaceus* des anciens.

La troifieme efpece eft le pain ordinaire , qui fe vend aux marchés ; c'eft le pain que les anciens appelloient *panis vulgaris , cibarius forenfis & fecundarius.* On emploie pour le faire de la farine qui n'eft pas de la premiere fineffe , mais de bonne qualité , & dans laquelle il ne refte point de fon ; ce pain de marché fe nomme à Paris , *pain de Boulanger* ; il eft toujours très-peu cuit , c'eft un artifice & une fraude des Boulangers , pour lui conferver fon poids.

La quatrieme efpece eft le *pain de ménage , le pain de cuiffon ,* le *pain de maîtres & des bourgeois* ; c'eft celui dont M. Parmentier a voulu parler , lorfqu'il a donné la maniere de faire le pain : celui-ci eft une variété de la troifieme efpece ; le pain de ménage differe de celui qui fe vend au marché , en ce qu'il eft intérieurement plus blanc , plus cuit , plus fec , & qu'il a plus de confiftance ; par-là la croûte eft d'une plus belle couleur , il eft plus favoureux que toutes les autres especes, plus sain & plus propre à servir de nourriture ordinaire à l'homme.

La cinquieme espece est le pain que l'on fait de toute substance sans en séparer le son ; ce pain est appellé par les Latins *confusanæus plebeius* , par Aulugelle *impurus* , par Athénée & Dioscoride *syncomyston* , par d'autres *coliphius* , *cælius rhodiginus* , *gregorius* , & par Terence *ater*. On peut rappeller à cette espece de pain celui que font nos paysans avec toute sorte de grains, il est fort noir , sur-tout dessus, parce qu'il est très-cuit & comme calciné au four ; & cela ne peut pas être autrement , à cause de la grosseur des pains, qui sont de quinze à vingt livres la piece, pour qu'ils puissent se garder au moins quinze jours ; le pain que mangent nos paysans ne differe donc de celui dont on n'ôte que le son , que parce qu'on a fait passer la mouture au travers d'un bluteau trèsgrossier , pour en séparer le gros son.

La sixieme espece de pain est le pain de son, *panis furfuraceus* , *furfureus* , *furfurosus* ; le gros son entre rarement dans la composition de ce pain, on y mêle plus ou moins de fin son , suivant l'usage auquel on le destine. On peut indiquer deux ou trois sous-especes de pain de son ; le premier est celui de munition , c'est celui qu'on distribue aux soldats ; il étoit autrefois composé de toute la farine avec le son , sans être bluté ; mais depuis que Louis XVI est monté sur le trône , on a retranché par sac de farine vingt livres de son ; c'est une obligation que les troupes doivent à M. Parmentier , qui avoit remis au Ministre un mémoire sur cet objet ; le deuxieme est celui que l'on fait dans les années de disette, pour assister les pauvres paysans du voisinage , de même que celui que l'on distribue journellement aux pauvres dans certaines maisons religieuses , & sur tout dans les villages : il est d'une qualité inférieure au pain de munition , parce qu'il contient plus de son que de farine ;

on nomme ce pain *panis fordibus cacabaceus & ater*.

Une troifieme forte de pain eft celui que l'on fait pour les chiens ; Pacuve & Feftus le nomment *caninaceus*, il contient beaucoup plus de fon que les deux fous-efpeces précédentes.

On peut encore rappeller à ces différentes fous-efpeces le pain que les Latins appellent *panis armatus*, ou fuivant Marcellus, *acerofus* ; outre le fon, on fait entrer dans ce pain la balle du grain & même de grandes pailles ; quelques peuples du Nord font du pain de cette forte, fur-tout dans les années de difette.

Avant de finir tout ce qui peut concerner le pain de froment, il eft encore à propos d'examiner les différentes fortes de pains qu'on peut préparer avec le grain & qui different chacun entr'eux quant à la maniere de les préparer, de les cuire, de leur donner une forme ; & quant à leur ufage, la premiere efpece de pain, confidérée de la forte, eft ce que nous appellons le pain bien levé ; en grec, *zymites* ; c'eft le pain dont nous faifons le plus communément ufage : ce pain, par le moyen de la fermentation, devient plus poreux, plus léger & par-là même plus facile à mâcher & à digérer.

La deuxieme efpece eft le pain fans levain, *azymos*, *panis non fermentatus* ; ce pain eft beaucoup plus pefant, plus fucré & plus difficile à digérer. Le pain noir, groffier & mêlé que l'on emploie dans les pays méridionaux de l'Europe, eft néceffairement mal levé, parce qu'il a très-peu de parties glutineufes. Pendant les fêtes de Pâques, les Juifs ne mangent que du pain fans levain, ils le nomment *azymelle*.

La troifieme efpece de pain, ainfi confidérée, eft le pain cuit fur du charbon ; Diocles Cariftius nomme ce pain *carbonaceus*, & en grec il s'appelle *anopyros*.

La quatrieme efpece eft le pain de munition, *pa-*

nis militaris. Anciennement les foldats préparoient eux-mêmes leur pain ; ils écrafoient le bled dans un mortier ou dans un petit moulin à bras , & ils avoient coutume de le cuire fous la braife , comme Pitifcus le rapporte.

La cinquieme efpece eft le bifcuit , en latin *panis nauticus* ou *bifcocus* ; en grec *diphyros* , parce qu'on le met deux fois au four pour en diffiper d'autant plus l'humidité , & le rendre plus propre à être confervé pour les voyages de long cours. Communément on prend pour faire du bifcuit des pains fort épais , que l'on partage en deux après la premiere cuiffon , & que l'on remet au four une deuxieme fois. Plaute appelle ce pain *rubidus* : on en fait ufage fur les vaiffeaux , principalement pour des voyages de long cours : il ne fe moifit jamais , & il ne prend aucun mauvais goût , même au paffage de deffous la ligne.

La fixieme efpece eft le petit bifcuit , *panis bucellatus* ou *milifani* ; on fait provifion de ce pain lorfqu'on veut faire fur terre quelque expédition militaire ; les Ruffes s'en fervent particuliérement dans leurs armées & dans leurs voyages ; ce bifcuit eft pour l'ordinaire de meilleure qualité que celui que l'on fait pour les gens de mer.

La feptieme efpece eft le pain dur , *panis ficcatus & ficcus*.

La huitieme eft le pain brûlé , *panis exuftus* ; ce pain eft peu nourriffant, mais fort fain.

La neuvieme eft le pain mal cuit , *panis macidus* ; on peut s'en fervir comme d'un cofmétique.

La dixieme eft le pain plat & mal levé , *panis collapfus* ; ce pain leve très-difficilement , il ne gonfle point comme l'autre ; mais il s'applatit, il s'étend & la croûte s'en fépare fort aifément.

L'onzieme eft le pain cuit fous les cendres chaudes , *panis coctus fub cinere calido* ; au rapport de

Galien, il ne se trouve point de pain aussi mal sain que celui-là ; cependant les Grecs en faisoient un grand usage.

La douzieme espece est le pain cuit sous la cendre & retourné, *panis reversatus ;* on retourne ce pain pour qu'il cuise mieux & qu'il devienne plus dur.

La treizieme espece est le pain cuit sur la braise, *panis focalis* ou *focarius.*

La quatorzieme espece est le pain cuit sur le gril, *panis craticularis.*

La quinzieme espece est le pain des anciens, cuit dans des vases faits exprès, qu'on nommoit *artopta,* d'où est venu à ce pain le nom de *panis artopticus ;* on en usoit avant l'invention & la construction des fours immobiles : la pâte de ces sortes de pains étoit fort claire & pêtrie avec du levain grossier ; mais comme il étoit bien cuit, il avoit une croûte bien luisante & il étoit bon à manger pendant plusieurs jours ; on en faisoit de pareil dans presque toutes les maisons: Plaute & Pline font mention de cette espece de pain.

La seizieme espece est le pain cuit dans des vaisseaux de terre, dont parle Varron, *panis testaceus.*

La dix-septieme espece est le *clibanites ;* c'étoit un pain qui étoit cuit dans des fours portatifs, ou dans des especes de tourtieres, qu'on fit d'abord de terre, ensuite de fer, & enfin de cuivre.

La dix-huitieme espece est le pain cuit dans des fours, *panis fornaceus.*

La dix-neuvieme espece est le *pane gramolato,* de la Lombardie & de la Romagne ; ce pain est assez blanc, fait avec de la fleur de farine, mais moins levé que le nôtre ; on le pêtrit plus ferme, & pour cet effet on se sert d'un instrument de bois qu'on nomme *gramola ;* sa forme est ronde ou cylindrique, avec des élévations de distance en distance : il est de meilleur goût que notre pain de froment le plus délicat , il eſt fort ſec, & on peut le manger ſans aucun autre aliment ; plus un pain eſt ſec, lorſqu'il eſt en pâte, plus il conſerve long-tems ſa qualité ; les Grecs donnoient le nom de *celiſteos* au pain qui avoit une figure allongée ou pyramidale.

La vingtieme eſpece eſt le pain fermenté avec le vinaigre, uſité chez les Grecs, *oxileps.*

La vingt-unieme eſt le pain frais, *panis recens,* c'eſt celui qui a été cuit le jour même ; dès qu'il eſt refroidi, il ſe diſtingue de celui qui vient de ſortir du four, *panis calidus.*

La vingt-deuxieme eſpece eſt le pain qui ſe fabrique en la haute Allemagne & en Suede, ſous la forme de gâteau, de l'épaiſſeur d'un travers de doigt ; ce gâteau ſe conſerve une année entiere lorſqu'il eſt bien cuit, de ſorte qu'on peut l'enviſager comme une eſpece de biſcuit ; il eſt inconteſtable que ce biſcuit qui n'a point été brûlé eſt la meilleure de toutes les nourritures, & qu'il devroit être préféré à tout autre.

La vingt-troiſieme eſpece eſt le pain qu'on nomme *panis ſpatharius, ſpatha,* en Suédois *hwiſpebrod ;* il étoit autrefois fort commun en Suede ; on arroſoit ce pain d'eau avec une eſpece de doroir, immédiatement en ſortant du four, après quoi on le tournoit pour mettre ſur du charbon ardent ; cela faiſoit lever pluſieurs bulles ſur la croûte & donnoit au pain une figure particuliere.

La vingt-quatrieme eſpece eſt ce qu'on nomme *galettes,* ou gâteaux de pain ; en latin *panis placentatus, placenta ;* on en fait uſage dans les familles ; on mange ces gâteaux frais à déjeûner, on les cuit au four avec le pain ; mais comme ils n'ont environ que trois doigts d'épaiſſeur, on les tire plutôt que les autres.

La vingt-cinquieme eſpece eſt le pain cuit à la hâte, *panis ſpeuſticus ;* dans quelques villes du Curdiſtan, il ne faut qu'un moment pour faire du pain. Pierre Duval rapporte qu'on étend pour cet effet de la pâte fur une plaque de fer, qui fe porte fur des pieds & que l'on place à la bouche du four. En campagne, lorfque l'on cuit au four, on fait une efpece de gâteau, nommé en Italien *Guaccini* ; c'eft le régal des gens du peuple, qui en donnent à leurs enfans ; ils coupent un morceau de pâte, lorfqu'elle eft prête à enfourner, & après lui avoir donné la forme qu'ils veulent, ils la font cuire fur des charbons, fur des cendres chaudes, & même fur le foyer : ces petits gâteaux font de fort bon goût, on les mange à déjeûner, avant que l'autre pain forte du four ; mais ils ne valent pas le pain levé & cuit à propos.

La vingt-fixieme efpece eft le pain de nos payfans, *panis craffior* ; il eft plus gros & a une figure ronde & élevée ; on lui donne la forme d'un quarré long ou d'un ovale.

La vingt-feptieme efpece eft le *panis tondo* des Italiens ; ce font de petits pains ronds, plus blancs & meilleurs que les autres, d'autant qu'ils font faits de fleur de farine.

La vingt-huitieme efpece eft le pain quarré ; il eft connu en divers pays, fpécialement en Hollande, & dans quelques provinces du royaume.

La vingt-neuvieme efpece eft le pain fait en forme d'anneaux, le pain de Lorraine, *panis fpiratus* ; ce pain a une ouverture au milieu, comme une bague, au travers de laquelle on peut paffer la main & même le bras. On fait de ces fortes de pains en France, en Lorraine, & même actuellement à Florence : celui qu'on fait dans cette derniere ville eft très-fin, & plus blanc que le pain blanc ordinaire ; il a plus de croûte, & comme on y met du fel, il a plus de goût que toutes les autres efpeces de pain connues dans la Tofcane.

La trentieme efpece eft le *pain de Tofcane*, *partagé*

en plusieurs quarrés oblongs & joints ensemble, il se vend à très-bon marché. Ceux qui n'aiment pas la mie mangent de ces petits gâteaux, qui sont presque tous formés de croûte ; on s'en sert aussi pour faire de la bouillie aux enfans ; c'est probablement le *panis lineatus* dont parle certain Auteur.

La trente-unieme espece est le *pain à la Reine de Paris* : ce pain est salé & fait avec la levure de biere.

La trente-deuxieme espece, qui se vend aussi, est le *pain à la mode ;* on met dans ce pain du lait.

La trente-troisieme est le *pain mollet :* c'est un des meilleurs pains de Paris.

La trente-quatrieme est le *pain de Ségovie.*

La trente-cinquieme est le *pain à la moutaron ;* il se fait avec du beurre, de même que l'espece suivante.

La trente-sixieme est le *pain de Gentilly.*

La trente-septieme est le *pain de Gonesse ;* ce pain est léger & poreux : on en distingue de deux sortes, le plus fin est très-blanc, l'ordinaire est beaucoup plus gris. On croit, contre le sentiment de M. Parmentier, que la bonté de ce pain vient de la bonne qualité de l'eau de Gonesse, qui est un château à trois lieues de Paris.

La trente-huitieme est le *pain de Cusin ;* pour le faire on emploie des œufs, du beurre & du lait ; il demande un four beaucoup moins chaud.

Il seroit trop long de rapporter ici les différentes autres especes de pain en usage chez les différens peuples ; la plupart ne different entr'eux que par le nom, qui dérive souvent de l'usage auquel ils sont destinés. Les anciens nommoient *v. g. ortostrates* le pain qu'on employoit dans les cérémonies religieuses ; *panis civilis, gradilis & fiscalis*, le pain que l'on distribuoit quelquefois au nom du Prince ou de l'Etat, non-seulement au peuple, mais même aux personnes de qualité ; *panis armigerorum*, celui qui étoit destiné

pour les écuyers ; *panis calendarius*, celui qu'on donnoit aux Prêtres au commencement de chaque mois,
& actuellement *pain bénit*, celui que l'on distribue dans
nos paroisses. Ceux de nos lecteurs qui désireront avoir
de plus grands éclaircissemens sur cet objet, pourront
consulter les cérémonies religieuses, les œuvres de
Ducange, de Durant, de Pitriscus, les commentaires
sur la Bible de Don Calmet, le Traité de *Originibus
Ecclesiasticis* de Bingham, &c.

Après avoir parlé du pain de froment, nous allons
passer aux pains qu'on peut préparer avec d'autres
substances ; le premier dont nous parlerons est celui
de seigle ; c'est, après le froment, de tous les grains,
celui dont on se sert le plus pour faire du pain. Dans
le pays où on fait préparer ce pain, on en fait du
très-savoureux & du très-bon. En France on y réussit
à merveille, sur-tout dans le Gâtinois, le Poitou, la
Champagne, le pays Messin : les peuples qui habitent
les Alpes & les montagnes de plusieurs provinces de
l'Europe en consomment beaucoup. Les principales
especes de seigle, ainsi que nous l'observerons plus
au long dans la partie de cet ouvrage général, qui
traite du regne végétal, sont le *gros seigle d'hiver*, &
le *petit seigle* ou *seigle d'été*. On peut employer l'un
& l'autre au même usage. Après ces deux especes
vient le *seigle chevelu, secale villosum. Linn.* que Parkinson appelle *gramen secalinum maximum* ; de même
qu'une autre sorte, qui paroît n'être qu'une variété
de celui-ci, & qui est connue dans les Instituts de
Tournefort, sous le nom de *gramen creticum spica-
tum, secalinum* : l'un & l'autre croissent dans l'Orient
& les provinces méridionales de l'Europe. Une seconde espece est le seigle oriental, *secale orientale,
Linn. gramen Orientale secalinum, spicâ brevi & latâ.
Tourn.* il croît dans les isles de l'Archipel. Enfin on
en connoît dans l'isle de Crete une autre espece, nommée

mée par Tournefort *gramen creticum, fpicatum, fecalium, altiſſimum, tuberofá radice. Cor.*

Il n'eſt pas encore décidé ſi ces dernieres eſpeces ont ſervi à faire du pain : ce ſont pour nous des plantes exotiques; mais comme elles ſont du même genre, ne ſeroit-il pas poſſible, en y apportant les ſoins convenables, d'en tirer avantage, ſoit pour le grain, ſoit ſpécialement pour les racines? Nous laiſſons entrevoir cet objet au ſavant M. Parmentier ; elles pourroient réuſſir dans des endroits qui ne produiſent rien : il arrive quelquefois qu'une production eſt eſtimée pour ſon goût ou pour quelque propriété particuliere, quand même d'ailleurs elle ne ſeroit pas d'un grand produit.

On retire au moulin du ſeigle pluſieurs eſpeces de farines, dont les Boulangers font différens pains : du pain blanc avec la plus belle farine ; du pain de ménage, en mêlant toutes les paſſées ; & un troiſieme pain plus commun, dans lequel on n'introduit que les dernieres farines, & que l'on peut comparer au pain bis de froment, fabriqué avec les farines dépouillées de la fleur & des gruaux. Voyons actuellement comment il faut s'y prendre pour faire le pain de ſeigle.

Pour en faire le levain on prendra la pâte aigrie de la derniere fournée, qu'on délaiera le ſoir avant de ſe coucher avec de l'eau & la moitié de la farine deſtinée à être employée pour des pains au lieu du tiers, comme pour le levain de froment : on fa t la pâte plus ferme ; on dépoſe ainſi le levain, entouré de farine, au milieu d'une *fontaine*, ou bien dans des corbeilles placées ſuivant que la ſaiſon l'exigera ; le lendemain matin on le trouvera parfaitement levé : on pourra également rafraîchir le levain, ſi on eſt curieux d'avoir un pain plus levé & plus délicat ; mais ſur-tout il ne faut jamais l'employer qu'il ne foit crevaffé , & qu'il n'exhale, non pas l'aigre, mais une odeur vineufe.

Pour délayer le levain de feigle , on agira de la même maniere que pour celui de froment , avec cette attention feulement que la pâte foit plus ferme d'abord , parce que le travail ne lui donne pas tant de confiftance , & qu'enfuite elle relâche à l'apprêt ; par la même raifon on ne baffinera pas la pâte , on ne la travaillera pas autant , parce que la farine de feigle eft plutôt combinée avec l'eau que celle de froment.

Lorfque la pâte eft faite , on la tourne & on la diftribue dans des paniers ; on fe gardera bien de lui donner autant d'apprêt qu'à celle de froment ; on l'expofera à l'air pendant l'été , & quand il fait froid , on la mettra dans un lieu chaud & on la couvrira ; il ne faut pas s'attendre que cette pâte leve & bouffe autant que celle de froment : il faut donc l'enfourner avant que la fermentation foit achevée , parce qu'au lieu de fe gonfler au four , elle creve infailliblement & s'applatit à caufe de fon peu de vifcofité.

Il faut que le four foit plus chaud , pour que la chaleur faififfe fur le champ la pâte de feigle ; mais fi l'on veut que la cuiffon fe faffe & s'acheve , il faut laiffer la porte du four ouverte , afin que le pain qui autrement s'étendroit & s'affaifferoit bientôt fi le four n'étoit pas affez chaud , puiffe fe reffuer dans l'intérieur , ce qui exige un tems plus long ; on eft obligé de laiffer le pain de feigle davantage au four que celui de froment.

On donne le nom de *méteil* , de *gros méteil* , de *petit méteil* & de *bled ramé* , au mélange de froment & de feigle , femé & récolté enfemble dans des proportions différentes ; ce mélange donne une farine moins jaunâtre que celle du froment non mélangé , elle a auffi un autre afpeɛt & un goût différent ; la préſence du ſeigle dans cette farine , quand bien même le grain ne s'y trouveroit que pour un huitieme, ſe decele à l'odeur de violette qu'elle lui communique , à l'état gras de la pâte & à la ſaveur du pain.

Les procédés concernant la fabrication du pain de méteil, ſont les mêmes que ceux du froment; ainſi lorſque le levain a été compoſé de la même maniere que celui de froment, on le délaie auſſi le ſoir avant de ſe coucher ; le lendemain matin on pêtrit avec force & vivacité , en ſoulevant la maſſe , la découpant, la retournant ſans l'entaſſer avec les poings, ainſi qu'on eſt dans l'uſage de faire pour l'opération générale du pêtriſſage.

La pâte formée avec la farine de méteil n'a jamais la longueur & la viſcoſité de celle du froment, parce que le ſeigle qui y entre, dans des proportions variées, affoiblit & partage cette qualité que le froment poſſede à un ſi haut degré ; plus il y aura de ce dernier dans le méteil, plus il faudra employer de levain, tiédir d'eau , pêtrir long-temps la pâte , la rendre ferme , lui laiſſer moins prendre d'apprêt, l'enfourner plutôt, chauffer davantage le four & l'y tenir plus long-tems. On ſent fort bien que le méteil eſt d'autant meilleur que le froment y domine ; mais il contient tantôt plus de ſeigle que de froment, tantôt plus de ce dernier que du premier ; ce mélange doit produire des effets différens dans la mouture, dans le produit des farines , & dans les réſultats en pain.

L'avoine, qui eſt la nourriture ordinaire des chevaux , ne s'emploie pour faire du pain que dans les cas de néceſſité : comme elle eſt fort amere, on la mêle avec du froment ou de l'orge ; le pain qu'on en fait eſt noir , peſant & peu agréable au goût ; d'ailleurs il eſt nourriſſant & propre aux gens qui ſont chargés de travaux pénibles. Dans quelques provinces ſeptentrionales de l'Angleterre on fait de petits pains ronds avec de la farine d'avoine, que les habitans du pays appellent *jannock-bread*. Les Allemands & les Anglois font ufage de la femence d'avoine, qu'ils font paffer fous la meule pour en féparer l'écorce ; ils l'appellent, ainfi préparée, *gruau* ; les riches & les pauvres en font cas comme d'une nourriture très-faine, fur-tout pour des eftomacs foibles.

Les différentes efpeces d'avoine qu'on peut employer pour en faire de la farine, du pain, des gâteaux & de la bouillie, font l'*avena fativa*, dont il y a deux efpeces, l'*avena nuda* & l'*avena fatua* ; il s'en trouve encore une autre efpece avec de fortes racines, à laquelle Linnæus a donné le nom d'*avena elatior*.

L'orge, ce grain fi vanté dans l'antiquité, n'eft plus employé aujourd'hui en France, que pour la préparation de la biere & de l'eau-de-vie de grains, ou pour la nourriture des beftiaux, & rarement pour faire du pain.

L'orge, mondé de fa premiere enveloppe, reffemble à-peu-près, pour la couleur & la forme, au bled de Mars ; le meilleur eft dur, fec, pefant, fe caffant difficilement fous la dent & préfentant, dans fon intérieur, une farine affez blanche & ferrée.

La farine de l'orge eft prefque toujours défectueufe, à caufe de cette premiere enveloppe qui s'écrafe toujours au moulin ; elle eft feche & rude au toucher, ayant un œil rougeâtre ; fi on en fait une boulette avec de l'eau, elle exhale l'odeur de celle faite avec du froment, mais elle n'en a ni la longueur ni la ténacité ; en étendant cette pâte, on remarque qu'elle eft encore plus courte que celle de feigle.

Comme la farine d'orge a la propriété de fe durcir volontiers à l'air, étant mife en boulettes avec de l'eau, il faut en faire le levain bien ferme, dans la proportion de la moitié de la farine qu'on a deffein de transformer en pain, enfuite la baffiner, c'eft-à-dire y répandre de l'eau, pour unir davantage les parties les plus groſſieres & pour rendre le levain plus collant & plus diſpoſé à fermenter.

On ſuivra pour le pêtriſſage de la pâte de farine d'orge, la même conduite qu'on a tenue relativement à ceile du ſeigle, au baſſinage près, qu'il ne faudroit pas manquer, ſi l'on veut avoir un pain paſſable ; le baſſinage & le travail ajoutent à l'effet du levain, à l'apprêt de la pâte : quant à la cuiſſon, le four a beſoin d'être un peu moins chauffé & on ne doit pas y laiſſer le pain auſſi long-tems.

Comme le pain d'orge eſt indigeſte, on en mêle la farine avec une portion de farine de froment, & une autre de farine de ſeigle ; pour moudre l'orge, on commence par l'humecter, comme le ſeigle ; on la laiſſe repoſer pendant vingt-quatre heures, après quoi on l'égruge groſſiérement : après avoir tiré de la huche le ſon & l'orge égrugés, on la remet une deuxieme fois ſur le moulin, & enſuite on la fait paſſer par le bluteau groſſier ; après qu'elle a tout paſſé par le moulin, on tire les deux paſſées, & c'eſt la farine la plus blanche ; on peut remettre juſqu'à deux ou trois fois le reſte du gruau, ſelon qu'on veut avoir plus ou moins de farine groſſiere, ou de ſon ; on met à part pour les bétails le ſon & tout ce qui n'a pas paſſé au travers des bluteaux.

On fait une bouillie très-nourriſſante avec la mie de pain d'orge & du lait ; les anciens faiſoient rôtir l'orge avant de la moudre ; on en faiſoit beaucoup d'uſage à Athênes.

Les eſpeces d'orge les plus utiles ſont l'orge ordinaire, 1° *hordeum vulgare* ou *polyſtichum vernum*, de Bauhin, connu auſſi ſous les noms d'*hordeum exaſticum & diſtichum*, & toutes ſes variétés.

2° L'*hordeum zeocritum*, que les Allemands appelloient *reiſſ*, & les Italiens *orzo di germania* ; cette eſpece eſt la plus nourriſſante & a le meilleur goût ;

on s'en sert pour faire des potages & des soupes, on la cuit avec du lait comme le riz : c'est sur-tout de cette orge dont on se sert pour faire de la biere ; nous en parlerons ci-après.

3° L'orge d'automne, l'orge grosse, l'orge prime, l'escourgeon, le sucrion, *hordeum polysticum hybernum. Bauch. & Tourn.* Cette orge est d'un grand secours pour les pauvres ; on la seme en automne, & on la recueille au commencement de Juin, plutôt que tous les autres légumes ; mêlée avec du froment, elle fait un très-bon pain : en France, l'orge d'été est la plus commune. Le pain d'orge pur étoit nommé chez les Latins *panis hordaceus & panis mixtus*, lorsqu'il étoit mêlé avec du froment ou du seigle. Nous rapporterons dans la partie de cet ouvrage concernant le regne végétal, différentes autres especes d'orge.

Le sorgo, en François, *gros millet*, en latin *holcus sorghum*, en Toscan *saggina*, & en Italien *melica & meligo*, est encore en usage pour faire du pain ; on en distingue plusieurs variétés, telles que le *saggina rubra* ou *pannochinta*, le *saggina spargola* ; une troisieme variété à semences blanches & applaties, & une quatrieme à semences noires. Les paysans des environs de Florence & des provinces voisines font du pain de toutes ces semences, mais ils préferent les deux premieres variétés ; rarement ils emploient seule, pour cet usage, la farine de *sorgo* : ils y mettent une partie de haricots & une de froment, ou une partie de froment & une de vesce, ou enfin une partie de froment & une de seigle ; ce pain est fort épais, noir & pesant, & il ne peut servir que pour des gens qui fatiguent beaucoup. La premiere variété de sorgo seroit peut-être meilleure que l'autre ; le pain qu'on en tireroit seroit moins noir, aussi l'a-t-on préféré dans l'Arabie, l'Ethiopie, & sur-tout la Cilicie & l'Epire;

il s'en trouve en Italie ; mais il ne réuſſit pas des mieux dans les campagnes.

Le millet ordinaire , plante originaire des Indes, eſt actuellement naturaliſé en France ; il fournit une graine qui donne de très-bonne farine propre à du pain ; on l'emploie plus ſouvent dans les potages, accommodé avec de l'eau , du bouillon & du lait ; dans la Toſcane, & même en France, on a une machine exprès pour ſéparer l'intérieur du grain de ſon épiderme. On faiſoit autrefois dans différentes provinces de France pluſieurs ſortes de pain de millet ; les anciens le connoiſſoient ſous le nom de *panis miliaceus*. Les payſans de la Gaſcogne & du Berry préparoient une eſpece de pain avec de la farine de millet , dont on avoit bien ſéparé le ſon : la maniere de le pêtrir étoit la même que pour le pain de froment ; mais afin de corriger le goût doucereux du grain , on mettoit beaucoup plus de ſel dans la pâte.

On connoît auſſi dans la Gaſcogne une autre ſorte de pain, que l'on appelle *braſſier*, en latin *breſſarium* ; on lui donne la forme d'un parallélogramme , long d'un pied & haut d'un empan ; on enveloppe chaque pain dans des feuilles de choux , & on le fait cuire ſur la braiſe, ce qui lui donne un goût plus agréable. On fait dans la même province des *micques*, qui ſont de petites pieces de pain que l'on cuit dans l'eau ; c'eſt communément le déjeûner des enfans, & l'on en vend à très-bas prix dans les rues.

Lorſque le millet réuſſit mal , on ajoute pour faire ce pain une portion plus ou moins conſidérable de panis ; quelquefois on le fait avec la graine de cette plante toute pure. Ce pain, avec une moitié de farine de millet & autre moitié de farine de froment , eſt de très-bon goût, pourvu qu'on n'oublie pas d'y mettre du ſel ; il eſt nourriſſant & d'une couleur agréable : beaucoup de gens en font uſage dans divers lieux , dans les quatre parties du monde ; mais on ne peut en faire que dans les endroits où le millet croît en abondance ; dans notre pays ce pain feroit beaucoup plus cher que celui de pur froment, & on fait que les campagnards regardent fur tout à l'économie.

On a tiré de la Guinée une efpece de petit millet que Bauhin appelle *milium fabœum*, il eft plus doux & plus tendre que le millet ordinaire ; on en fait du pain dans le pays d'où il eft originaire : on peut auffi rappeller à cette claffe la *poherbe d'Abyffinie*, *poa Abyffinica*, h. *Reg Faris*. Cette plante n'eft connue que depuis peu, elle fournit des grains très-petits, mais qui renferment une efpece de farine propre à faire du pain.

On n'emploie ordinairement dans quelques provinces de France le millet que pour le potage, après l'avoir féparé de fa gouffe. Dans le pays Meffin, les payfans le préparent avec le lait, & il ne fe trouve aucune fête de village, ni de feftin dans ce pays, où on ne préfente cette efpece de mets ; les charbonniers & les bûcherons du Tirol & des autres provinces d'Allemagne, font avec le millet une efpece de bouillie, dont ils vivent toute l'année, fans faire aucun ufage du pain.

Le panis, en latin *panicum*, donne de très-bonne farine, dont on peut faire du pain ; il y en a plufieurs efpeces, Linnæus en compte jufqu'à vingt-huit. Si on avoit une provifion fuffifante de grains de panis, ils feroient très-utiles dans un tems de difette, pour les mêler avec du froment, du feigle, ou d'autres légumes ; le pain feroit pour lors de fort bon goût, très-nourriffant, & propre pour les manœuvres & autres perfonnes chargées des plus rudes travaux. Clufius, Parkinfon, & le célebre Auteur de l'*Hortus malabarius*, décrivent avec foin plufieurs efpeces & variétés de millet & de panis ; ils indiquent la maniere de s'en fervir pour la nourriture de l'homme, & fur-tout comme on en fait du pain dans plufieurs royaumes de l'Inde ; cependant on ne peut difconvenir que ce pain ne foit groffier & mauvais ; il eft fort pefant, caufe des obftructions & des coliques, comme on obferve fouvent dans les pays où on en fait ufage.

Le maïs ou bled de Turquie, *zea mais. Linn.* donne de fort bon pain, qui eft même affez beau, fur-tout lorfqu'on y mêle une portion de farine de froment. Recchio rapporte dans l'Hiftoire Naturelle du Mexique, comment les Mexicains en font du pain, de la bouillie, des gâteaux & d'autres mets, dont toutes les perfonnes, de quelque rang qu'elles foient, font beaucoup de cas : les potages & les bouillies où il entre de la farine de maïs, paffent pour être fi fains & fi faciles à digérer, que les Médecins de ce pays les ordonnent dans la plupart des maladies, & même dans les fievres. Cet Auteur dit même que depuis l'établiffement des Efpagnols, les Mexicains ont changé leur façon de vivre, qu'ils ont fait moins d'ufage de ce pain, à la place duquel ils ont fubftitué d'autres efpeces de grains & de pains ; mais qu'ils ont vu régner parmi eux des maladies qu'ils ne connoiffoient point auparavant, & particuliérement la pierre.

Dans les provinces méridionales du Mexique, on trouve un peuple qui a confervé fa liberté, & qui mene une vie errante & vagabonde comme autrefois les Scythes ; ces gens font une efpece de pain compofé de maïs & de viandes, qu'ils appellent *heibacea* : dans un creux préparé dans la terre, ils arrangent un foyer de pierres plates, qu'ils font chauffer bien fort, & fur lefquelles ils étendent leurs viandes ; ils la poudrent enfuite de maïs, ils arrangent par-deffus de nouvelles pierres bien chauffées & de la terre, après quoi ils laiffent le tout dans cet état, jufqu'à ce qu'il foit fuffifamment cuit ; ce mets eft pour eux une délicateffe, & plufieurs Efpagnols l'ont trouvé fi bon, qu'ils fe font établis dans ce pays & qu'ils y ont adopté ce ragoût.

Dans la nouvelle Espagne , & sur-tout dans la province de Nicaragua , on écrase le maïs avec la main, & on y répand de l'eau peu-à-peu , pour en faire une espece de pâte ; on le partage en plusieurs morceaux que l'on enveloppe dans des feuilles de maïs & dans d'autres herbes ; on les met ensuite sur des charbons ardens jusqu'à ce qu'ils soient rôtis ; il se forme tout autour une espece de croûte , & le dedans est une mie blanche, délicate & de très-bon goût : ces gâteaux doivent être mangés chauds ; si on les laisse se refroidir , ils se durcissent & prennent un goût désagréable. D'autres cuisent la pâte avant de la rôtir , mais le pain n'a pas si bon goût , & au bout de quatre ou cinq jours il se moisit & devient insipide ; d'autres Indiens mangent les grains de maïs après les avoir simplement fait rôtir au feu , ou quelquefois ils les cueillent lorsqu'ils sont encore en lait ; cet aliment se nomme *Eclor*. Dans la province de *Nicaragua* , on fait avec le maïs certaines tourtes fort minces, très-blanches & de bon goût, qu'ils appellent *tescalpaccion :* pour que ces tourtes & même toute sorte de pains soient meilleurs , quelques Indiens prennent la précaution de trier les grains blancs, d'en ôter toute la balle avant de les conduire au moulin , & sur-tout d'en séparer cette partie dure par laquelle les grains tiennent à l'épi. Il y a des peuples dans ce pays qui cuisent leur pain de maïs dans des fours , comme nous le faisons en Europe. Lorsque les Indiens font quelques voyages sur mer , ils prennent avec eux de la farine de maïs sec, ils en mettent une poignée dans de l'eau , ce qui leur fait une bouillie si nourrissante, qu'elle leur tient lieu de viande & de breuvage ; cette préparation , toute simple , a encore cet avantage, que le maïs rôti enleve tout le mauvais goût de l'eau , quelque gâtée qu'elle soit, & tout le monde sait que c'est un des grands inconvéniens des voyages de long cours.

Kalm, en parlant du maïs, dit que dans l'Amérique septentrionale on en fait de gros pains sans y rien mélanger ; cependant quelquefois on mêle du froment, & le plus souvent du seigle ; ce dernier mélange est même le plus sain : on verse peu-à-peu de l'eau dans la farine de maïs, jusqu'à ce qu'on ait fait une bouillie, que l'on fait cuire, & quand elle est refroidie, on y mêle la farine de seigle ; les Sauvages font du pain avec du maïs pilé dans un mortier de bois avec un pilon de la même matiere ; ils séparent l'écorce, y mêlent quelquefois des fraises & des baies d'airelle, ou même des grains de raisins sauvages, dont ils font de petits gâteaux que l'on fait cuire sur des cailloux brûlans ou sous les cendres chaudes, & prennent soin de les envelopper dans de larges feuilles.

Les paysans des environs mêlent le maïs non-seulement avec du froment, mais encore avec du seigle & des haricots, auxquels ils ôtent ce goût d'amertume qu'ils ont sans cela. Dans la Lombardie, & plus encore dans le Milanois, on fait avec la farine du maïs des potages de très-bon goût. Dans le territoire de Vérone, on cuit au four de petits gâteaux de maïs, assaisonnés de diverses choses qu'ils nomment *zalleti* ; on en vend dans toutes les rues de la ville.

Dans le royaume de Naples on ne fait pas de pain de maïs, quoiqu'on y en recueille beaucoup, parce qu'il y a du froment en abondance, mais on en fait de très-bonnes soupes ; on vend aussi des baignets frits à l'huile, qui sont faits avec de la pâte de maïs ; on en débite beaucoup, parce que le peuple les trouve bons, & qu'ils ne coûtent guere : dans la Franche-Comté rien n'est si commun que l'usage du maïs.

En France, lorsqu'on veut faire du pain avec le maïs, on en porte le grain au moulin, où on l'écrase & on le blute pour en séparer l'écorce ou le fion ; la farine qui en provient eſt rude au toucher, jaunâtre & très-ſavoureuſe : voici le procédé particulier dont on ſe ſert dans le Béarn pour venir à bout d'en faire du pain.

On commence par faire bouillir une quantité d'eau, proportionnée à la farine qu'on a deſſein d'employer ; dès qu'elle a acquis le degré d'ébullition, on met dans le pêtrin toute la farine qu'on deſtine à la cuite, on la diviſe en deux portions, c'eſt-à-dire qu'on pratique dans le milieu une rigole dans laquelle on verſe une ſuffiſante quantité d'eau bouillante, & comme la chaleur de celle ci ne permet pas de faire la manœuvre avec la main, on ſe ſert d'une ſpatule de bois, eſpece de pelle avec laquelle on délaie la farine, la remuant fort & long-tems, pour en faire une pâte denſe.

Lorſque le degré de chaleur permet de pêtrir cette pâte avec les mains, on fait un trou dans la maſſe, & on y met le levain, ayant ſoin de le bien mêler avec la pâte, qu'on pêtrit de nouveau, après quoi on laiſſe la maſſe en repos, on la couvre & on la laiſſe fermenter : pendant ce tems on a ſoin de chauffer le four.

Quand on s'apperçoit que la pâte eſt aſſez levée, on la délaye de nouveau avec de l'eau froide, en quantité ſuffiſante, pour lui donner la conſiſtance d'une pâte molle, après quoi on en remplit des terrines, garnies de feuilles de châtaigner ou de choux, qu'on a fait faner en les approchant du feu.

Les terrines étant remplies à un pouce près, on les met au four ; la pâte s'éleve en cuiſant & déborde quelquefois d'un pouce, ce qui forme une croûte ; on laiſſe cuire autant qu'il eſt néceſſaire : en retirant les terrines du feu, on les renverſe ſur une table, le pain ſe détache, on en ſépare les feuilles, & le pain de bled de Turquie eſt fait.

En réfléchiſſant ſur ce procédé, il eſt facile de

s'appercevoir que l'eau bouillante employée en Béarn, pour la préparation du pain de bled de Turquie, enleve, à l'aide de la chaleur, une matiere extractive de ce grain, qui donne, avec l'espece de travail qu'on fait subir à la pâte, le liant si nécessaire à la bonne fermentation, & sans laquelle on ne peut obtenir que de mauvais pain. Les terrines font l'office de panetons ou corbeilles, dans lesquels il faut toujours mettre la pâte, de quelque nature qu'elle soit, pour être entretenue dans une douce châleur, & retenue de toutes parts pour s'apprêter plus aisément & mieux.

Tout le levain peut servir à faire le pain du bled de Turquie, pourvu qu'il soit abondant, nouveau & de bonne qualité : on se sert indifféremment du levain de froment, ou de bled de Turquie lui-même, qu'on emploie pour le pain dont il s'agit.

Le bled noir, ou bled de sarrasin, donne aussi de la très-bonne farine propre à faire du pain ; on peut l'envisager comme un des grains des plus utiles : on en fait un pain léger, blanc & de bon goût, sur-tout si on y mêle en parties égales du froment & du maïs, comme il est d'usage parmi nous. Dans le Tyrol & ailleurs, on le mange pur, sur-tout en hiver ; ce grain est très-avantageux pour le cultivateur, parce que quand les années sont favorables, & dans de bons terreins, on peut en faire deux récoltes par année ; il n'est pas seulement propre pour faire du pain, on en fait aussi de très-bons potages. On en seme beaucoup aux environs de Pereuse, & en France dans la Champagne. En plusieurs endroits de la Lombardie, on prépare un certain mets avec la farine de bled de sarrasin, qu'on appelle *polenta nera* : ce mets est de très-bon goût, même pour les plus délicats ; on y met du beurre & du fromage de Lodi, qui le rendent appétissant, tandis que les autres bouillies, & sur-tout celle de maïs, sont fades, en sorte

qu'on ne peut leur donner du goût qu'à force d'é-
piceries. Linnæus appelle le bled de farrafin *polygonum fagopyrum* ; il s'en trouve une autre efpece dont
les grains font plus gros ; c'eft le *polygonum tartari-
cum*, le *fagotriticum Sibiricum* : cette efpece donne
plus de grains que de l'autre efpece, & les grains font
plus gros ; d'ailleurs la qualité eft la même.

La farine de farrafin mife en boulettes eft un tant
foit peu plus longue & plus collante que celle d'orge,
mais beaucoup moins que celle de la pâte du feigle,
& à plus forte raifon de la pâte de froment : elle exhale
une odeur particuliere qu'on ne fauroit définir ; la
pâte de cette farine demande prefqu'autant de travail
pour être convertie en pain que celle d'orge ; un levain jaune en grande quantité, un pêtriffage vif &
prompt, fans baffinage, afin qu'elle acquiere cette
ténacité, ce liant qui forme le foutien de la pâte
qui eft en fermentation, & la voûte du pain qui cuit ;
expofer cette pâte dans des paniers, placer ces paniers
dans un lieu chaud pour l'apprêter, l'enfourner avant
d'être à fon point ; enfin le laiffer au four un peu plus
de tems que pour l'orge, parce qu'il eft plus difficile
à fe reffuer & à cuire par conféquent ; voilà les feuls
moyens, felon M. Parmentier, qu'on peut mettre
en ufage, pour préparer avec la farine de farrafin un
pain meilleur qu'il n'eft ordinairement, fans néanmoins encore être très-bon. On a beau faire, ce pain
ne refte pas frais long-tems ; dès le lendemain même
de fa cuiffon, il fe feche, fe fend, s'émiette, & finit
par devenir infupportable.

On peut encore faire du pain avec la farine de
feves ; quelques perfonnes mêlent une partie de ce
végétal, & deux parties de froment & de feigle, ou
de froment & de maïs ; mais le pain qu'on s'en pro-
cure eft noir & pefant, un peu amer, néanmoins
propre à l'entretien de bien des gens qui font obligés de vivre d'économie, & qui n'ont pas beaucoup

de grains : fi l'on prend trois parties de farine d'é-
péautre, fur une de farine de feves, cela diminue la
pefanteur & la vifcofité de ces dernieres ; en forte
que ce pain peut fervir à toute forte de perfonnes.
Un grand nombre de payfans, des environs de Florence, font du pain encore plus groffier, en mettant
un tiers ou une moitié de froment & de feigle fur une
même quantité de feves ou de gros millet ; les meilleures feves pour faire du pain font les groffes feves
d'automne, *fabæ majores*.

Tous les fruits à gouffes, excepté quelques plantes étrangeres, dont les propriétés font reconnues
pour venimeufes, & même toutes les femences de
plantes légumineufes, peuvent avec plus ou moins de
facilité être réduites en farine & en pain : le pain
réuffit affez bien, fur-tout fi on en mêle la farine avec
celle de froment ; fans cette précaution, il pourroit ar-
river qu'elle auroit plus de peine à fermenter, & que
le pain en feroit trop ferme, trop pefant & même
amer.

Les légumes les plus propres à faire du pain font
la vefce, les pois, les lentilles, les pois chiches & les
haricots ; mais comme plufieurs de ces efpeces coûtent autant que le froment, ou même davantage, &
que d'ailleurs ils nourriffent autant que le pain, lorfqu'on les mange fous leur forme naturelle, il arrive
rarement qu'on s'avife d'en faire du pain.

Parmi tous ces légumes on ne peut difconvenir
que la vefce eft inconteftablement un de ceux qui
font les plus propres pour faire du pain, fpécialement l'efpece qu'on appelle *fativa* : cette efpece eft
fort groffe, de très-bon goût & très-faine ; les gens
riches en mangeroient fans répugnance, fi ce légume
étoit mêlé de froment ; la pâte feroit plus jaunâtre,
elle auroit plus de goût que celle du pur froment,
& elle leveroit très-à-propos. En Tofcane, on vend
prefque par-tout, dans les fermes & dans les bourgs,

un mélange de froment, avec un tiers ou environ de
vesces ; ils l'appellent *grano vecciato*. Les paysans le
recherchent beaucoup, & le préferent à tout autre
pour leur usage, parce que la vesce donne un très-
bon goût au pain, en même-tems qu'elle le rend
plus pesant & plus difficile à digérer, ce qui est un objet considérable pour des paysans qui sont chargés des
travaux de la campagne.

Nous avons donné au N° 2 de cette section, la
maniere de faire du pain avec la racine de chiendent, il est par conséquent inutile d'y revenir ici ;
nous pourrions encore rapporter ici la méthode de
faire du pain avec différentes autres substances végétales, mais une pareille discussion nous méneroit trop
loin, nous nous contenterons seulement de rapporter-
ter la méthode de faire du pain avec des glands, des
châtaignes, des pommes de terre, & de la graine
d'arum ; c'est par-là que nous finirons tout ce qui
concerne l'objet discuté dans ce numéro.

Le premier pain dont on se soit nourri dans certains
pays, comme en Arcadie, a été fait de glands; aussi Plutarque appelloit les Arcadiens *mangeurs de glands*; il se
trouve autant d'especes différentes de glands qu'il y a
d'especes de chênes; il y en a dont le goût est moins amer
que celui des autres; lorsque le gland est petit, dans
une parfaite maturité, il est plus doux que lorsqu'il est
pris encore vert. Pour faire du pain avec du gland
de chêne, comme on en a fait en Westphalie, dans
le tems de la guerre, il faut commencer par le préparer : pour cet effet il faut le griller & en ôter l'é-
corce, ou simplement le faire bouillir, pour en détacher l'écorce, ensuite on le fait sécher, & enfin on
le réduit en poudre ; cet apprêt l'adoucit en lui ôtant
une certaine âpreté qui le rend amer.

Comme c'est une qualité essentielle au pain d'avoir
levé en pâte, l'art, pour faire du pain de glands,
doit principalement consister à trouver le moyen
d'en

d'en faire fermenter la pâte ; mais il n'eſt pas poſſible de faire fermenter la pâte, même celle des farines de grains, ſans y avoir mis du levain, ainſi que
nous l'avons déjà obſervé , & même il faut pour bien
faire y mettre la moitié du levain : cet uſage du levain devient encore bien plus néceſſaire pour faire
les pâtes des glands, qui fermentent plus difficilement
que celle des grains ; il faut donc pour faire le pain
de glands, prendre , ſi on le peut , du levain de pâte
ordinaire ; & pour mieux faire encore, il faut avoir
compoſé ce pain avec de la farine de biſe , ou avec
du gros gruau, qui fermentent plus en levain que la
farine blanche ; on ſuivra pour le reſte le même procédé que dans la fabrication des autres eſpeces de pain.
En 1709, des pauvres gens firent du pain avec de
la farine & des glands communs ; quoique ce pain fût
très-déſagréable au goût , il s'en fit une grande conſommation dans pluſieurs provinces de France. En
Eſpagne on vend ſur les marchés des glands d'une
ſaveur douce & agréable , comme on vend ici les
châtaignes.

Examinons actuellement comment ſe fait le pain
de pomme de terre : on en parle trop dans les papiers
publics pour n'en pas dire un mot dans cet ouvrage.
On connoît trois manieres de faire du pain de pommes de terre , M. Parmentier en donne un quatrieme , qui n'eſt autre choſe que la troiſieme que nous
allons rapporter ; les deux premieres ſont très-uſitées
dans les montagnes des Voſges en Lorraine.

Suivant la premiere méthode , pour réduire les
pommes de terre en farine , le procédé eſt bien ſimple , on les coupe par petits morceaux ; après les
avoir ſoigneuſement lavées, on les ſeche au four, où
on les met après que la chaleur eſt devenue modérée ; on les porte au moulin , & cette farine mêlée
avec un quart de celle de ſeigle, & pétrie à l'ordinaire , donne un pain bien mangeable ; il ſera meil-

leur, fi, avant de couper les pommes de terre, on leur ôte la peau, & mieux encore fi on n'en met qu'un fur trois quarts de grain ; cependant on l'emploie fouvent feule, fans mélange d'aucune autre farine, dans les montagnes des Vofges, & dans la partie feptentrionale du royaume d'Ecoffe.

Dans la feconde méthode on prend des pommes de terre qu'on fait bouillir dans l'eau : on les pile, écrafe, broie ; & on fe fert de cette efpece de bouillie, pour mêler avec une égale quantité de farine ordinaire.

La troifieme méthode eft infiniment fupérieure aux deux autres ; la manipulation eft auffi très-différente : en voici le procédé.

Prenez des pommes de terre à volonté, lavez-les exactement à plufieurs eaux jufqu'à ce qu'il ne leur refte aucune faleté ; coupez par tranches vos pommes de terre, & jettez-les fous la meule après l'avoir bien nétoyée ; lorfqu'elles feront réduites en bouillie, vous les jetterez dans un cuvot à moitié plein d'eau fraîche, & vous les remuerez & agiterez fortement ; par cette agitation vous en ferez détacher la farine, qui par fa pefanteur va au fond : laiffez repofer le tout un moment & vous prendrez alors un tamis d'ofier que vous poferez fur le cuvot, & dans lequel vous amafferez les gouffes & le gros fon, qui furnage toujours dans l'eau du cuvot, en prenant garde d'approcher du fond, où fe précipite la farine par fon propre poids, & fans fe mettre en bouillie : vous prefferez à diverfes reprifes ce marc, en y jettant un peu d'eau du cuvot à chaque fois ; vous mettrez alors ce marc dans un fecond cuvot, pour en nourrir les cochons, foit vert, foit fec ou cuit ; prenez enfuite un tamis de crin, & après que la liqueur du cuvot fe fera tranquillifée, ouvrez le robinet placé à un pouce au moins au-deffus du fond du cuvot, & recevez toute la liqueur dans un vafe au travers du tamis ; le son qui s'y arrêtera sera serré & mouillé comme ci-dessus , avec plus de soin encore , & ensuite jetté dans le second cuvot avec le premier.

Après cette premiere opération , on trouvera au fond un sédiment qui renferme la farine que vous cherchez ; à la vérité elle s'y trouve encore mêlée avec des parties grossieres ; mais on la rend aussi belle & aussi pure qu'on souhaite en retirant le lavage ; versez à cet effet sur ce sédiment de la nouvelle eau claire & fraîche , remuez fortement le tout ; laissez-le reposer de nouveau , & vuidez par inclinaison l'eau qui surnage ; après quatre ou cinq opérations semblables , vous aurez une farine qui , en blancheur & finesse , pourra le disputer avec la fleur de farine de froment , & même d'épeautre la plus belle. On seche cette farine avec la plus grande facilité ; plus cette farine est vieille, meilleure elle est, du moins jusqu'à sept ou huit ans ; avec cette farine on fait de la bouillie infiniment délicate , du pain , & toutes sortes de pâtisserie.

Pour en faire de la bouillie , on en verse peu-à-peu dans le lait, dès qu'il bout , & en remuant continuellement jusqu'à ce que la bouillie ait pris la consistance requise ; sans cette précaution la farine se grumelle & descend au fond ; il en faut un quart moins que de la plus belle farine de froment ; lorsque la bouillie est cuite, on la couvre d'une légere couche de canelle, & on la broie comme une crême aux œufs ; pour en faire du pain , on la mêle avec une égale quantité de farine, ou on l'emploie seule, & on la manie suivant l'art.

Il ne nous reste plus au sujet de pommes de terre que de rapporter le nouveau procédé pour faire du pain avec ces racines, publié par M. Parmentier ; il est consigné dans une petite brochure qui a paru cette année à l'Imprimerie Royale. On lave d'abord, dit-il, les pommes de terre : on les divise à l'aide d'une rape de fer-blanc; elles se convertissent en une pâte liquide, qu'on étend dans l'eau, & qu'on agite pour la vuider sur un tamis placé au-dessus d'un vase; l'eau passe chargée de l'amidon de la pomme de terre; on lave cet amidon à plusieurs reprises, on le divise par morceaux, & on le met sécher à l'air; il est du blanc le plus éclatant; la portion qui reste sur le tamis est la partie fibreuse; on la fait sécher après l'avoir bien exprimée; elle peut entrer dans la composition du pain bis, ou on la donne dans cet état aux volailles.

Une livre de pommes de terre contient trois onces d'amidon, deux onces de matieres fibreuses & matiere extractive, & onze onces d'eau de végétation; ces substances varient selon la nature du terrein & l'espece de pomme de terre : c'est pour débarrasser cette racine de la surabondance d'eau qu'elle contient, & séparer l'amidon des autres substances qui constituent la pomme de terre, qu'on a recours au procédé que nous venons d'indiquer.

On peut substituer à une rape, qui rend l'opération fatigante, une roue fort large, à double rayon paralíele sur un même essieu, armé, en place de bande de fer, d'une plaque de tôle piquée, ou de tout autre instrument; du reste, le besoin ne tardera pas à éclairer sur cet objet.

L'amidon de pomme de terre a cet avantage de pouvoir se conserver pendant de longues années, sans subir la plus légere altération, de subsister encore intacte dans une pomme de terre gelée, & dont les animaux même ne voudroient plus.

Pour tirer des pommes de terre la pulpe, on les jette dans l'eau bouillante : lorsqu'elles sont cuites, on verse l'eau, on les pele; à l'aide d'un rouleau de bois, on les réduit en une pâte, qui, par le broiement, devient élastique & tenace : lorsqu'il n'y a plus de grumeaux dans la maffe, la pulpe eft faite.

Les parties qui conftituent la pomme de terre font divifées entr'elles dans fon état naturel ; après la cuiffon, ces parties font réunies pour ne plus faire qu'une maffe homogene ; l'amidon, la matiere fibreufe, qui nageoit pour ainfi dire dans la végétation, y font diffoutes.

C'eft de cette opération fi fimple que dépend la fabrication du pain de pomme de terre ; fans elle, point de panification, à ce que prétend M. Parmentier : il y a plus, la pomme de terre doit être néceffairement dans cet état lorfqu'on a intention de la mêler aux autres grains, tels que le farrafin, l'orge & l'avoine ; fous toute autre forme, fon union avec ces fortes de grains ne fait qu'un pain déteftable.

Pour faire du pain de pommes de terre, felon M. Parmentier, prenez cinq livres d'amidon, & cinq livres de pulpe, délayez la veille au foir, dans de l'eau chaude, la quantité de *levain de chef* néceffaire ; le mélange exact, laiffez dans le pétrin, bien couvert, & tenu chaudement jufqu'au lendemain ; c'eft le fecond levain ; ajoutez alors cinq autres livres d'amidon & autant de pulpe & pétriffez : l'eau doit entrer pour une cinquieme, c'eft-à-dire fur ces vingt livres de pâte il faut cinq livres d'eau. On obferve que l'eau doit être employée la plus chaude poffible.

La pâte pétrie, on la divife dans des panetons ; ce pain exige un apprêt lent & un peu avancé de fix heures ou environ ; le four doit être chauffé doux & égal ; la cuiffon eft de deux heures. Le fel dont on affaifonne le pain dans quelques provinces, eft néceffaire pour celui-ci : la dofe dépend du goût ; mais un demi-gros paroît fuffire.

On connoît que cet extrait ne peut pas fuppléer au procédé ; & que ceux qu'intéreffe la fabrication de ce pain, feront obligés d'y recourir, parce qu'aucun détail n'eft à négliger, quand il s'agit d'une opération nouvelle.

Tel eft en abrégé le procédé de M. Parmentier, il ne nous a pas paru d'un grand avantage, ni bien lucratif : d'abord la manipulation en eft fort longue ; comment engager les gens de campagne à s'y affujétir ? D'ailleurs un pareil pain devient très-difpendieux, & plus que celui de froment ; les deux premiers procédés font plus fimples, & plus faciles à pratiquer ; mais pourquoi chercher à faire du pain de pommes de terre ? elles nous nourriffent affez, uniquement cuites dans l'eau & fous la cendre ; elles font même pour lors moins indigeftes, & à tous égards, préférables au meilleur pain qu'on auroit pu fabriquer avec elles ; rejettons par conféquent tous ces procédés, & tenons-nous-en fimplement à la pratique de nos ancêtres.

Les pommes de terre varient en couleurs, elles font blanches, rouges, jaunes : M. l'Abbé Teffier qui ne connoiffoit pas encore fans doute cette derniere variété, en a fait un mémoire pour l'Académie, comme d'une découverte moderne, mais s'eft fort trompé à ce fujet.

Le pain de châtaigne eft le troifieme dont nous allons parler ; nous rapporterons à cet effet le procédé qui eft en ufage dans l'ifle de Corfe, & que M. l'Intendant de Limoges a fait publier depuis peu ; le voici : » la châtaigne commence à fe recueillir en Corfe, vers le 20 du mois d'Octobre ; à mefure qu'on la ramaffe, on la porte fur la *gratella*, qui eft un grenier, ou plutôt un entrefol formé en claie, conftruit dans une des pieces de la maifon que l'on deftine à la cuifine, & qui eft ordinairement fous le toit. Cet entrefol eft élevé environ de fept pieds du plancher, & eft formé d'une poutre & de plufieurs foliveaux qui la traverfent ; c'eft fur ces foliveaux qu'eft construite la claie ou *gratella* ; elle est faite de lattes épaisses d'un pouce & larges de deux, & posées de maniere qu'il reste entre chacune d'elles un intervalle de trois lignes, pour laisser un libre cours à la fumée ; c'est sur cette claie qu'on entasse les châtaignes, à mesure qu'on les ramasse : on les met sur un pied & demi de hauteur ; & aussi-tôt qu'il y en a de largeur de trois ou quatre pieds, on fait du feu dessous : l'on a pour cet effet un fourneau en bois, de deux pieds & demi de large en quarré, sur dix pouces de haut ; le foyer garni en briques ou en pierres, est élevé d'environ six pouces de terre ; on doit avoir l'attention de ne plus mettre de châtaignes sur celles où on a commencé à mettre le feu, mais de suite, jusqu'à ce que la claie soit remplie, à un coin près, que l'on réserve pour placer les châtaignes à mesure qu'elles ont jetté leur feu, ou plutôt leur humidité ; cette précaution n'est nécessaire qu'autant que l'on auroit d'autres châtaignes à faire sécher, autrement on couvre entiérement la claie, sur la même hauteur que l'on a commencé ; mais il faut avoir l'attention d'avoir un second fourneau pareil au premier, la grandeur importe peu ; on doit faire usage de celui-ci, pour faire du feu sous les dernieres châtaignes qui ont été emmagasinées : cette maniere de mettre le feu sous les châtaignes est absolument indispensable, si on veut les conserver seches, & les préserver des vers & de tous autres insectes qui pourroient les attaquer.

Le feu que l'on fait sous les châtaignes doit être fort vif & continu, même une partie de la nuit ; il les fait suinter, & fait périr les vers qu'il peut y avoir. Aussi-tôt qu'on s'apperçoit que la châtaigne ne suinte plus, ce qu'il est aisé de connoître à l'écorce, qui ne doit plus être humide, on transporte le foyer dans une autre partie de la piece où se fait le feu, mais toujours de suite, & où l'on a reconnu que les châtaignes n'ont pas encore fermenté. On a soin aussi tôt de lever avec une pelle les châtaignes qui ont passé au feu, ou plutôt à la fumée, & de les amasser dans le coin qu'on a laissé vuide, si, comme il est dit plus haut, il a été reconnu nécessaire ; autrement on les laisse sur les lieux & l'on continue toujours le feu, & ainsi de suite, tout autour de la piece au-dessous, qui est ordinairement le lieu où toute la famille se chauffe, & où elle fait sa cuisine. Il est à propos qu'il y ait des fenêtres pratiquées dans le toit, au-dessus de la claie, pour les ouvrir lorsqu'il fait de grands vents, à l'effet de sécher la châtaigne que la fumée a séchée en partie ; alors le feu ne devient plus nécessaire, que pour faire suinter les châtaignes qui n'ont pas encore suinté, & en tirer toute l'humidité qui peut leur préjudicier. La châtaigne une fois séchée, ce qui demande un feu continuel de dix ou douze jours au moins, sous les différentes parties de la claie, on la laisse sur cette claie, & on ne la leve qu'autant qu'on en auroit d'autres à placer ; trois mesures quelconques de châtaignes fraîches, n'en rendent qu'une mesure de seches ; de sorte qu'entre l'écorce, la peau & l'humidité qu'elle contenoit, elle perd deux tiers de son volume. Lorsqu'on veut l'employer, on en met une certaine quantité dans un sac, environ la moitié de ce qu'il peut contenir, & deux femmes tenant chacune ce sac par les extrêmités, le frappent avec force & plusieurs fois sur un bloc de bois, jusqu'à ce qu'elles voient que l'écorce & la peau de la châtaigne soient entiérement levées.....

Il y a encore une autre maniere de la battre & moins dispendieuse, en ce qu'elle n'occupe qu'une seule personne ; c'est d'avoir un sac de toile fait en cône, dont la bouche doit être la partie la plus étroite ; ce sac doit contenir un boisseau plus ou moins, suivant la force de celui ou de celle qui doit le manier ; & pour détacher la châtaigne de son écorce, on

frappe de droite & de gauche fur le bloc, en tenant
le fac par l'extrêmité du cône, jufqu'à ce que la
châtaigne foit nette : cette opération finie, lorfqu'on
veut porter les châtaignes au moulin, on les met
auparavant dans le four, mais long-tems après en
avoir retiré le pain, pour les fécher entiérement ; il
faut prendre garde qu'elles ne rôtiffent ; cependant il
eft néceffaire qu'elles foient extrêmement féchées :
elles fe portent enfuite au moulin, & on les moud
comme le grain, à la différence près qu'elles ne donnent point de fon, & que tout s'emploie à la fabrication du pain.

Après les premiers vents, il faut avoir foin de faire
ramaffer les feuilles de châtaigniers les plus larges, &
les entaffer les unes fur les autres en paquets plus ou
moins confidérables ; on les lie , & on les conferve
ainfi pour en faire ufage lorfqu'on veut fabriquer du
pain.

La farine une fois faite, on la prépare comme celle
de grain ; on y met le levain la veille, & l'on pêtrit
dans une *mai*, qui doit fervir pour tranfporter la pâte
au four. Cette pâte doit être bien pêtrie & claire : elle
s'épaiffit en levant ; mais elle ne doit jamais être
ferme comme la pâte de grain : la farine prend plus
ou moins d'eau, fuivant la féchereffe de l'année ; la
regle ordinaire eft que, fur cinquante-quatre livres
de farine, il y entre environ vingt livres d'eau : cela
dépend auffi beaucoup du foin que l'on a pris pour
bien fécher les châtaignes. Lorfque la pâte eft levée,
& le four chaud, on porte la mai au four, avec fuffifamment de feuilles pour enfourner le pain ; la pelle,
ordinairement de fer, eft ronde : il faut avoir l'attention de tenir dans un coin du four du bois clair allumé,
pour éclairer celui qui enfourne & défourne, & entretenir en même-tems le même degré de chaleur.
Lorfqu'il eft queftion de mettre le pain de châtaignes
au four, il eft néceffaire qu'il y ait trois perfonnes ;

la premiere tient la pelle ; la seconde, à sa droite, pose sur la pelle trois feuilles de châtaignier, placées l'une sur l'autre, mais sur la largeur, à peu de choses près, de la pelle ; la troisieme prend de sa main gauche une poignée de pâte, la pose sur les feuilles de châtaignier, placées sur la pelle, & l'applatit de sa main droite, qu'elle a trempée auparavant dans un vase d'eau qu'elle a placé auprès de la *mai* pour cet effet. Alors la premiere enfourne à fur & à mesure qu'elle est servie ; elle doit avoir attention de regarder lorsque le pain commence à devenir roux, pour le retirer alors du four, afin de faire place à d'autres, & prendre soin de retirer ainsi chaque pain à mesure qu'elle s'apperçoit qu'il est cuit. Ce pain, tiré du four, s'entasse l'un sur l'autre dans une corbeille : il n'a jamais la fermeté du pain de grain ; il est doucereux & agréable à manger, il se digere facilement, est sain, & d'un grand secours pour les gens de la campagne, qui n'en mangent pas d'autres : il se conserve quinze jours & plus ; mais, pour l'ordinaire, en Corse, on le fait toutes les semaines. «

Dans la Suisse, ceux qui ont du vin ou beaucoup de laitage battent les châtaignes, ainsi que nous l'avons dit ci-dessus, pour leur usage particulier. Lorsqu'elles sont ainsi battues, elles se trouvent réduites à un tiers du volume qu'elles avoient étant vertes, quelquefois même à un quart, sur-tout si elles sont de la petite espece ; on les nomme dans le pays *châtaignes blanches*. Ainsi préparées, elles se conservent jusqu'à la moitié de l'été, & même pendant un an ; on les met pour cet effet, après les avoir battues, avec leur écorce détachée, dans un tonneau, & cette écorce sert, comme la paille qui sépare les fruits, à empêcher une légere fermentation dont elles sont encore susceptibles. Si on les garde plus d'un an, on les met, dépouillées de leurs écorces, dans de petits tonneaux, qui, ayant servi pendant plusieurs années à contenir du vin, se trouvent incrustés d'une couche de tartre assez épaisse : on ferme le tonneau, & elles y acquierent un meilleur goût. Pour les manger, on les fait bouillir pendant trois ou quatre heures, deux heures suffisent pour les estomacs robustes, & ce jusqu'à siccité ; ensuite on décante le peu d'eau qui reste au fond de la marmite, & elles se trouvent enveloppées d'un mucilage sucreux. Chaudes, on les met dans une écuelle avec du lait ou du vin ; elles font pour lors un mets très-agréable, non-seulement pour les habitans des montagnes, mais pour ceux des villes, que la curiosité ou le soin de leur santé attire dans ces contrées. Cette nourriture y plaît, sur-tout dans le mois de mai ; mangées avec du lait, elles ont, ainsi qu'on l'a observé, la propriété de tempérer le mouvement des liqueurs, & elles conviennent aux personnes échauffées par le travail, ou par des exercices violens, &c.

Il y a une autre maniere de faire sécher les châtaignes pour les conserver, c'est de les enfiler par l'écorce avec du fil, de les attacher ainsi pendant un mois sous la cheminée, ensuite de les mettre dans un four chaud pendant une heure ; enfin, de les arroser de vin blanc, en les retirant du four : elles contractent pour lors un goût sucré & piquant. C'est à cette préparation que les marrons du Mont-Dovi, en Piémont, doivent tout leur prix ; mais, quand les châtaignes sont séchées de la sorte, elles servent plutôt à satisfaire la friandise que la faim. Les pauvres gens font broyer au moulin les châtaignes blanches, qui sont un peu tarées, & ils en font une espece de bouillie ; mais dans aucune des montagnes de la Suisse on n'a adopté l'usage de faire du pain avec des châtaignes ; sans doute c'est parce qu'il se trouve du grain dans ces contrées, ou du moins une facilité de changer les châtaignes contre du grain.

On fait depuis peu du pain avec la graine d'arum, autrement pied-de-veau ; quand elle eſt ſeche, ſi on veut s'en ſervir pour cet uſage, il faut la faire moudre légérement, de peur de la trop écraſer : on en blute la farine à propos, ni trop, ni trop peu, on verſe deſſus de l'eau bouillante, lorſqu'on veut la pêtrir ; enfin, on en fait cuire le pain au point convenable.

M. Meſtivier, qui nous a donné cette graine comme propre à remplacer le bled dans les années de diſette, obſerve, 1° qu'il en eſt de cette graine comme du bled ; celle qu'on recueille dans les terres légeres, maigres & ſablonneuſes, eſt d'une qualité bien ſupérieure, pour la blancheur de ſa farine, à celle qui ſe recueille dans les terres argileuſes, fortes, marécageuſes & aquatiques ; 2° qu'il eſt néceſſaire de veiller à ce que les rats & la volaille ne puiſſent pénétrer dans le grenier où on l'enferme, parce qu'ils en ſont très-friands : 3° enfin, qu'après avoir fait moudre la graine, on doit en laiſſer repoſer la farine avant de la bluter, elle ſe détache pour lors plus aiſément du ſon, on en tire beaucoup plus de pain, & un pain plus blanc & plus ſavoureux ; mais ce n'eſt pas tout, dit M. Meſtivier, d'avoir découvert, dans la graine d'arum, un nouvel aliment, il ne peut remplacer, en cas de diſette, les alimens connus, qu'autant qu'il fournit aux hommes une nourriture auſſi ſaine que le bled : cette condition eſt eſſentielle ; auſſi M. Meſtivier ne s'en eſt pas moins occupé que de la découverte même ; il en a fait l'eſſai ſur lui-même, avant d'en faire l'expérience ſur d'autres ; il en a mangé le premier, & il en a fait manger ; il a nourri de ce pain pluſieurs hommes, qui n'ont jamais éprouvé d'incommodité ; il en a nourri des chiens, des chevaux, des cochons & de la volaille, & tous ces animaux en ont paru ſi friands, qu'il leur a toujours vu donner la préférence ſur tous les autres ; il fournit donc une nourriture ſaine.

Avant de finir ce qui concerne le pain , nous obferverons que Damas & fes environs paffent pour les greniers de la Turquie ,& qu'on en tire du bled dont la farine eft excellente ; les pains que l'on fait dans ces pays avec cette farine , ont plus de deux pieds de longueur , fur un demi - pied d'épaiffeur ; ce pain fe conferve un an fans fe corrompre ; lorfqu'il eft fec , on le trempe dans l'eau , & on le trouve auffi bon que s'il venoit d'être fait ; les riches & les pauvres le préferent à tout autre pain. Dans le Levant , les perfonnes qui vont en caravane , ont une maniere finguliere de faire du pain dès qu'ils en ont befoin ; ils mettent la main à la pâte , & font fans four du pain pour leur dîner ; ce pain fe fait très-promptement : la pâte étant faite & bien pêtrie , ils en prennent un petit morceau , qu'ils étendent fur une platine de fer , fous laquelle il y a du feu ; quand elle eft à demi cuite d'un côté , ils la retournent de l'autre , ils la laiffent fe cuire pendant quelques momens , & leur pain eft fait : il eft fort mince , on le plie comme l'on veut , on y enfonce fon fromage & fes œufs ; il fert de plats , d'affiettes & même de ferviettes , pour effuyer les doigts , ce qui paroît bien dégoûtant. Après le repas on garde les reftes du pain ; & lorfqu'on trouve l'occafion d'acheter un certain lait aigre , qu'on appelle *labon* , on le mêle avec plus de moitié d'eau dans un baffin de cuivre crémé , on y jette tous les morceaux du pain moitié gras , moitié moifi , & tout cela fait un potage rafraîchiffant , qu'on trouve de grand goût , mais qui ne plairoit pas à nous autres François.

On nomme *pain économique* celui dans lequel on fait entrer avec le bled ou le feigle d'autres fubftances : lè pain de *potiron* eft de ce genre. M. Vincent, Curé de Quincey, près de Nogent fur Seine , eft parvenu à faire avec ce fruit un excellent pain , jaune comme l'or , & qui n'a aucun goût de potiron. Il a fait cuire du potiron dans l'eau , après l'avoir mis égouter fur une petite claie d'ofier ; il l'a mêlé , fans eau , avec un peu de levain , & autant de farine de froment , pour en former une pâte affez dure , qu'on a laiffée douze à quatorze heures dans une *fébille* , & qu'on a fait cuire enfuite au four à l'ordinaire. M. le Vicomte de la Maillardiere a communiqué , par la voie des ouvrages périodiques , le procédé d'un pain économique , où la citrouille (autrement potiron) entre pour beaucoup , morcelée , bouillie & paffée comme un potage : on la mêle , dit-il , avec la pâte , qui leve infiniment davantage ; indépendamment , ajoute-t-il , de l'addition de la matiere premiere déjà épargnée à proportion , le pain en eft plus appétiffant , plus frais de coloris & de faveur , moins fade , plus agréable : il eft poreux & léger , & tout à la fois nourriffant & rafraîchiffant , tel enfin que le goût , l'économie & la fanté gagnent également à fon ufage : il eft moins blanc à la vérité que le pain ordinaire ; mais ce qui feroit un inconvénient pour les tables de Paris , ne l'eft point pour la fageffe champêtre.

M. Melsbach de Rengfdorff, Bailli de Wiednewed , a propofé une autre efpece de pain économique en faveur des malheureux ; ce pain a même été fubftitué avec fuccès au pain ordinaire , dans un canton de l'Electorat de Saxe , appellé *Wefterwald* ; il eft compofé d'un mélange d'orge , d'avoine , de vefces blanches & vertes , de groffes & de petites feves : on n'y a mis tout au plus qu'un huitieme de cette derniere efpece de légumes ; rien de plus fimple que la maniere de faire ce pain : après avoir fait moudre ces grains , on fépare la farine du gros fon : ceux qui ajoutent des pommes de terre , les pelent toutes crues , les rapent & les jettent dans un vafe rempli d'eau ; douze heures après ils les en tirent pour les mettre dans une corbeille , & lorfque l'eau s'eft écoulée , ils pêtriffent ces pommes de terre avec le refte : d'autres perfonnes ont adopté la pratique de peler les pommes de terre , de les faire bouillir , de les mettre enfuite dans une corbeille pour en tirer l'humidité , & lorfqu'elles font bien feches , de mêler le tout & de le pétrir ; mais on a obfervé que la meilleure méthode eft de couper les pommes de terre en petits morceaux , après les avoir pelées , de les faire fécher dans le four , lorfqu'on vient d'y cuire le pain , ou fur les poëles , & de les faire moudre avec les autres grains ou légumes : lorfque ce pain a été fait avec foin , il eft fain , nourriffant , & d'un bon goût , fur-tout s'il eft frais ; lorfqu'il eft raffis , il eft plus dur que le pain de feigle , fans néanmoins contracter aucun mauvais goût : on a foin , pour rendre ce pain plus agréable & plus favoureux , de jetter une ou deux poignées de fel dans la pâte , qu'on laiffe enfuite bien lever pendant la nuit.

Il eft bon d'obferver ici qu'on trouve fouvent dans les champs d'orge ou d'avoine une herbe que les Botaniftes appellent *hyofciamus* , *jufquiame*. La graine de cette herbe & l'herbe elle - même , doit être écartée avec le plus grand foin , à caufe de fes qualités venéneufes , ftupéfiantes & turbulentes. Le poifon de la jufquiame porte particuliérement à la tête , altere les fonctions de l'ame d'une façon fort finguliere , & jette dans une efpece d'ivreffe ou de manie.

Le pain qu'on appelle dans le Milanois *pain de covette* , parce qu'il eft fait avec le grain de ce végétal , qui eft une efpece de chiendent , nommé par Linnæus , *cynofurus echinatus* , eft un pain de très-mauvaife qualité , prefqu'auffi nuifible que celui où entre la graine de jufquiame , pefant & défagréable au goût : on a attribué la maladie qui regne depuis quelque tems dans la maison de force de Milan ; au pain dont on y nourrissoit les personnes renfermées, & dans lequel entroit la farine de *covette*. Au rapport de MM. Mascati, Professeur dans l'Université de Padoue, Rose, Président de l'Université de Modene & Videmar, il conste que la farine de covette contient peu de parties nutritives, que le pain qu'on en fait diminue les forces, rend inquiet, excite des tremblemens dans les nerfs, appesantit la tête, enivre & fait dormir d'un sommeil long & profond, est conséquemment contraire aux hypocondriaques, cause même des diarrhées, langueur, douleur de tête, éblouissement, pesanteur, syncope.

On fait encore, suivant M. Parmentier & d'autres, du pain avec des marrons d'Inde, des racines de bryone, d'iris ou flambe, de glaïeul, de colchique, de pied-de-veau, de serpentaire, de petite chelidoine, de filipendule, de racines d'ellébore à feuilles d'aconit, de fumeterre bulbeuse, de mandragore, de chiendent ; mais comme la plupart de ces fruits & racines sont ou trop ameres, ou caustiques, ou même dangereux, ils exigent une espece de préparation : on prend des marrons d'Inde, ou des glands bien dépouillés de leur écorce & de leur membrane intérieure, on les divise avec une rape, on ajoute sur six livres de cette matiere une chopine d'eau, ce qui en formera une pâte d'une consistance molle : on enferme cette pâte dans un sac que l'on soumettra à la presse ; il en sortira un suc épais, visqueux, d'un blanc jaunâtre, & d'une amertume insupportable ; le marc restant dans la presse est blanc & sec, on le délaie dans une suffisante quantité d'eau, en le frottant entre les mains : on passe la liqueur laiteuse par un tamis de crin très-serré, & on la reçoit dans un vase où il y a de l'eau : on obtiendra, par le repos & la décantation, une fécule douce au toucher, & qui desséchée à une chaleur

médiocre

médiocre est blanche, sans saveur & sans odeur, tandis que la partie fibreuse demeurée sur le tamis, conserve opiniâtrément son amertume : on suivra les mêmes procédés pour les autres plantes & racines, la fécule séparée de la sorte sans effort, ne participe en rien aux sucs âcres & venéneux de la plante ; plusieurs expériences prouvent incontestablement qu'elle est un amidon semblable à celui du bled, & que cet amidon est la véritable substance nutritive des végétaux ; mais comme l'amidon ne peut se convertir en pain, qu'au préalable on n'y ajoute une substance mucilagineuse, appropriée, qui sert d'excipient & de moteur fermentiscible, outre les substances alimentaires d'un usage commun, la pomme de terre pourra être cet excipient, & à son défaut le son, qui contient un mucilage fermentiscible.

Délayez donc, pour faire de ce pain, dans un peu d'eau chaude, la dose ordinaire de levain de froment : ajoutez-y peu-à-peu quatre onces de fécule de marrons d'Inde ou d'autres, & pareille quantité de pommes de terre cuites & réduites en pulpe par une passoire ; faites-en une pâte que vous laisserez dans un lieu chaud pendant une heure ; faites cuire cette pâte au four, & vous aurez un pain doré, blanc, levé & de bonne odeur ; plusieurs personnes ont trouvé ce pain bon, on n'y a remarqué d'autre défaut que d'être un peu fade, que quelques grains de sel corrigeront ; les pauvres, & même une grande partie du peuple, seroient sans contredit très-heureux d'en avoir de pareil, non-seulement dans un tems de disette, mais même dans tous les tems.

Au sujet des pommes de terre on objecte continuellement leur peu de conservation : cette racine, dit-on, ne se conserve point ; par une saison molle & humide, la pourriture s'en empare ; conséquemment, tous les avantages qu'on en peut retirer, deviennent nuls ; il a donc fallu chercher à remédier à cet inconvénient ; on y est parvenu à Léipsick : on les coupe par tranches , que l'on fait sécher au four , après qu'on en a retiré le pain , ainsi que nous l'avons déjà observé ; ces tranches séchées de la sorte , se conservent très-long-tems dans un lieu sec , ainsi que la farine qu'on en tire. Plus cette farine devient vieille , plus le pain est léger , suivant l'expérience faite à Léipsick : quarante-deux livres de farine de pommes de terre , lorsqu'elles sont séchées au four , ont été réduites à onze , & trois livres de la farine de ces racines ainsi séchées , ont rendu quatre livres un huitieme de pain cuit.

Dans la partie septentrionale de la Suede , on fait du pain avec des écorces d'arbres ; pour le faire , les habitans du pays prennent des écorces de sapin , dans le printems , où elles se détachent plus aisément de l'arbre ; ils en rejettent la partie dure & épaisse , ou la premiere écorce : on ratisse le reste avec un couteau , on le met au feu sur la braise , où on le laisse jusqu'à ce qu'il soit bruni des deux côtés , qu'il fermente & que la résine brûle ; ces morceaux d'écorce sont ensuite séchés , hachés , moulus , enfin on les pêtrit , mais on en travaille la pâte beaucoup moins que le *missabrod* , autre espece de pain tiré d'une plante , & qui se compose de la maniere suivante : lorsque cette plante , appellée par les Finlandois *Vesska* , est hors du marais , on la fait d'abord sécher au soleil , & ensuite dans un four ou une étuve ; après cela , on l'arrose d'eau de fontaine ; ensuite on la fait une seconde fois sécher au four , au point qu'elle durcisse , que les feuilles en tombent , & que l'écorce se détache de la tige , alors on la pile & on la moud : on passe la farine par un tamis ; on y verse de l'eau , & même un peu d'eau-de-vie , ce qui donne un goût meilleur au pain ; enfin , on le pêtrit , jusqu'à ce que la pâte soit dure & coriace en quelque sorte. Si on a de la farine de seigle , on en mêle un tiers de la quantité de celle-là, & dans ce cas le pain qui en réfulte eft bon, du moins au goût des habitans de ces contrées.

On fait encore du pain économique avec de la farine de feigle, & des troncs de choux : on prend farine de feigle, neuf livres ; troncs de choux, trois livres & demie ; eau, cinq livres & demie ; levain, une demi-livre ; farine pour refouler la pâte, deux livres ; en tout, vingt livres & demie : cette maffe a produit dix-neuf livres & demie de pain ; mais ce pain n'étoit pas levé, parce que la fubftance du chou n'avoit pas été mife avec le levain : on a auffi pris quatre livres de farine de feigle, deux de troncs de choux, quatre d'eau, une demi-livre de levain, & une de farine, pour remuer la pâte; en tout onze livres & demie : le produit en pain a été prefqu'égal, & le pain s'eft trouvé très-favoureux.

De toutes les efpeces de pain dont nous venons de rapporter la préparation, il n'y en a, fans contre-dit, aucun qui l'emporte fur celui fait avec la farine de froment ; celui qui tient le fecond rang eft celui de méteil, & celui du troifieme rang, felon les enthoufiaftes, eft le pain de pommes de terres, feules ou mêlangées avec d'autres fubftances ; nous apprécierons toutes les différentes efpeces de pain à leur jufte valeur, dans l'article fuivant.

Une ancienne tradition a tranfmis dans plufieurs villages de Souabe, un moyen de garantir le pain de la moififfure ; tout le fecret confifte à mêler dans chaque boiffeau de bled une poignée de faifoles, qu'on nomme *tarques*, & de faire moudre le tout enfemble ; la farine de faifoles conferve le pain ; il y a des payfans qui, au moyen de cette méthode, s'approvifionnent pour plufieurs femaines, pendant la moiffon, fans que jamais il moififfe un feul morceau. Cette pratique, fans embarras, fans inconvénient, mérite d'occuper une place ici.

On mange à Natans, en Perse, un pain assez singulier, par le gravier qu'on y rencontre toujours ; ce gravier, à ce qu'on prétend dans le pays, monte avec le suc, dont le grain de froment se nourrit ; il n'est aucun tamis qui puisse en purger la farine & délivrer les dents de l'incommodité qu'elles en souffrent ; aussi la terre qui produit le bled dans cette contrée ne paroît être que du gravier, & elle ne doit sans doute sa fécondité qu'à la quantité d'eau dont elle est arrosée, qui descend abondamment de la montagne qui l'avoisine.

Dans le tems où la disette se fait vivement sentir, la terre est nue, ou seulement couverte d'herbes, qui ne seroient pas capables de nous nourrir : on aura donc recours de bonne heure aux différentes plantes que nous avons désignées pour remplacer le bled, tant dans cet article que dans le précédent. Il a été question dans les différens ouvrages périodiques, notamment dans notre Journal de la Nature considérée, de poudres nutritives de quelques peuples sauvages, & de la poudre essayée à Lille en Flandre & à l'hôtel des Invalides. M. Parmentier, déjà cité, dit en avoir fait de semblables de la maniere suivante.

J'ai pris, dit-il, pour cet effet, toutes les especes de pain, je les ai coupées par tranches, que j'ai mises au four, avec la précaution de ne pas les laisser brûler. Lorsqu'ils ont été bien séchés, je les ai concassés & mis en poudre, j'ai exposé de nouveau ces pains ainsi pulvérisés au four ; les ayant retirés au bout d'un petit quart-d'heure, ils avoient perdu plus de deux tiers de leurs poids : dans cet état leur couleur étoit agréable, & leur goût très-bon. J'ai mis une once de cette poudre avec un peu de beurre dans un poëlon ; j'y ai ajouté un demi-setier d'eau ; l'eau au premier bouillon a été absorbée, & la totalité a pris la forme d'une panade, à laquelle il ne manquoit que quelques grains de sel pour être très-bonne. Cette poudre alimentaire pourroit se conserver des siecles sans altération, pourvu qu'elle fût renfermée dans des tonneaux sains, & placés dans un lieu frais, sec & à l'abri des animaux destructeurs. Le biscuit de mer se gâte, parce que son épaisseur ne permet pas que le centre soit aussi exactement desséché que le reste, la moindre humidité y excite une fermentation qui le fait moisir; la poudre de M. Parmentier est à l'abri de cet inconvénient.

On croyoit que la poudre de Lille en Flandres n'étoit que de la farine du bled de Turquie desséchée & un peu torréfiée : c'étoit en effet cette substance, mais fermentée, puis convertie en pain & desséchée comme la poudre ci-dessus décrite : la poudre de Lille a nourri plusieurs soldats pendant quinze jours, à six onces par tête chaque jour : M. Parmentier dit avoir nourri pendant deux jours, avec la même dose de la sienne, un Invalide de très-bon appétit, qui au troisieme jour n'a pas eu faim, comme à son ordinaire, vers l'heure du diner ; enfin, M. Parmentier ajoute en avoir fait l'expérience sur lui-même, sans en avoir senti aucune sorte de besoin, & en faisant beaucoup d'exercice ; cette poudre est presque tout aliment : on pourroit l'employer pour des voyages de long cours, elle y remplaceroit le pain.

Les enfans ne se nourrissent pas de pain, mais seulement de bouillie, qu'on prépare avec la farine de froment : on prend pour cet effet un demi-setier de lait, pareille quantité d'eau, un gros & demi de sel, une once & demie de farine de froment : on délaie la farine avec le lait, l'eau & le sel : on fait bouillir le tout, jusqu'à ce qu'il commence à se former une croûte légere au fond du poëlon : on l'ôte ensuite de dessus la flamme, & on le met un quart

d'heure ou environ , fur la cendre chaude : on remet enfuite cette bouillie fur la flamme , jufqu'à
cuiffon parfaite , ce qui fe reconnoit à l'odeur , &
lorfque la croûte qui eft au fond du poëlon , eft fort
épaiffe , fans néanmoins qu'elle fente le brûlé : quatre livres de farine fuffifent par mois , pour la nourriture d'un enfant , à lui faire de la bouillie deux fois
par jour.

Feu M. Rouelle , célebre Chymifte , a condamné ,
au fujet de la bouillie , le procédé ordinaire : il veut
qu'on emploie , au lieu de farine de froment , celle
du malt de froment , parce qu'alors il a fubi en
germant la fermentation que le levain produit au
pain ; c'eft dans la même vue que quelques perfonnes font cuire la farine au feu , ou au four , avant
de l'employer : on prétend fur le même principe ,
que la farine du malt , ainfi que celle du froment ,
rôtie , bouillie dans de l'eau , produit un aliment
très-nourriffant : c'eft peut-être le *far adoreum* , que
les Romains donnoient à leurs foldats.

M. Marigues , Chirurgien-major de l'Infirmerie
royale de Verfailles , imbu fans doute du fentiment
de M. Rouelle , a recommandé depuis long-tems
aux meres de famille , & aux nourrices , de faire
fécher au four la farine , avant d'en faire la bouillie
pour les enfans ; il étoit convaincu , à ce qu'il dit ,
d'après divers exemples , que fi celle qui n'avoit pas
fubi de préparation néceffaire , n'étoit pas toujours
la caufe éloignée ou occafionnelle des vers qui s'engendrent chez les enfans , elle devoit au moins , par
l'humidité qu'elle contenoit , former un aliment pefant , indigefte , groffier , & propre à devenir le
principe de l'engorgement des glandes du méfentere , qui affecte fi communément une grande partie des enfans de la campagne ; c'étoit pour prévenir un inconvénient auffi fâcheux , qu'il y a plus de
vingt-cinq ans qu'il a confeillé la deffication de la

farine, & il a cru en avoir apperçu les meilleurs effets ; mais, après avoir réfléchi que cette farine, quoique desséchée, étoit par son défaut de fermentation, une substance toujours mate & visqueuse, & que par la dessication, elle ne perdoit qu'une partie de ses mauvaises qualités, il croit, pour la confection de la bouillie, devoir lui substituer de la mie de pain, réduite en poudre très-fine.

On prend, dit-il, toute la mie d'un pain blanc, qui est plus légere que celle du pain bis : on la frotte bien entre les mains, jusqu'à ce qu'elle soit réduite en très-petites miettes : on met cette mie dans des sacs de papier, que l'on ferme avec de la ficelle : on suspend les sacs dans une cheminée où l'on fait continuellement du feu ; au bout de quelques jours, la mie de pain devient tellement friable, qu'elle se pulvérise facilement : on peut pour lors la réduire en poudre ; il ne faut pour cet effet que la broyer dans un mortier de marbre, avec un pilon de bois, ou dans un mortier de verre, avec un pilon de même matiere ; mais comme à la campagne, on ne trouve pas pour l'ordinaire de ces instrumens, un égrugeoir de bois, qu'on ne doit faire servir que pour cet usage, paroît suffire : on peut encore écraser la mie de pain sur une table propre, avec un rouleau de bois dur, de la même maniere que l'on écrase le sel dans quelques maisons : on y revient à plusieurs fois, si la pulvérisation n'est pas parfaite, & lorsqu'on l'a conduite au point désirable, on ramasse soigneusement cette poudre, pour la conserver dans des sacs de papier, dans un vase de verre bien bouché, ou dans une boîte fermée, que l'on dépose en un lieu sûr : on se sert utilement de cette poudre pour faire de la bouillie aux enfans : on en forme aussi des panades, qui réussissent également ; cette poudre, qui a subi la fermentation, est beaucoup plus légere que la farine , & conftitue un aliment très-fain , qui n'a aucun des inconvéniens de cette premiere fubftance. L'ufage où M. Marigues eft depuis quelques années , de la prefcrire aux meres de familles & aux nourrices, les bons effets qu'elles en obtiennent , l'abfence des engorgemens glanduleux dans les enfans qui n'ont ufé d'aucune autre nourriture , font une preuve que la bouillie faite de cette poudre , doit être le meilleur aliment qu'on puiffe allier , ou même fubftituer au lait de nourrice.

Après avoir parlé des différentes efpeces de pain, examinons actuellement quelles font les qualités de chacun de ces pains pour la fanté , & par ce moyen nous aurons rempli tout ce que nous nous fommes propofé au commencement de la premiere Section.

SECTION IV.

Des qualités des différentes efpeces de pain pour notre fanté.

Ce qui nourrit nos corps , confifte , fuivant les Naturaliftes , dans une émulfion qui fe tire des végétaux , & une gelée qui vient des fubftances animales.

Il n'eft pas douteux qu'un homme qui ne prendroit pour toute nourriture que de la viande , feroit plus expofé aux maladies , & fur-tout à la fievre & à la confomption : on doit donc accorder la préférence aux alimens qui donnent une efpece d'émulfion , ou de lait , d'autant que le chyle a toute la propriété du lait , pour ne pas dire que réellement il en eft une efpece : or , le pain n'eft autre chofe qu'une émulfion feche , préparée avec la farine ; nonobftant tous les changemens qu'on lui fait fubir , il conferve cette qualité , à moins qu'il n'ait été brûlé, car l'étant une fois, il ne peut plus la recouvrer. Les grains de froment encore verts, ce qu'on peut dire pareillement de toutes les autres especes de légumes, contiennent un suc qui, pour la couleur, la consistance & le goût, ressemble à une véritable émulsion ; cette propriété reste toujours la même, puisqu'on la retrouve, quand les grains desséchés ont été remis dans l'eau, & qu'on les serre entre les doigts. L'intérieur du grain, la farine, n'est autre chose que le lait végétal ; c'est une émulsion épaisse & desséchée par l'ardeur du soleil; la substance du grain desséché n'est pas essentiellement différente de celle qu'il avoit avant d'être mûr, & lorsqu'il étoit en lait, comme l'on parle. Si l'on mâche pendant long-tems un morceau de pain sans avaler sa salive, il se dissout, il forme une liqueur laiteuse, qui a toutes les propriétés d'une émulsion, quand bien même le pain seroit très-vieux & fort noir ; plus un grain renferme de parties laiteuses & mucilagineuses, plus le pain qu'on en fabrique est nourrissant; moins il en renferme, moins aussi il nourrit. Nous examinerons ci-après toutes les especes de pain, dont nous avons donné la préparation, & après un examen bien détaillé, nous nous déciderons pour ceux auxquels il faut donner la préférence : avant d'y procéder, il est à propos d'entretenir pendant quelque tems nos lecteurs sur les défauts en général du pain & de la farine, & sur les maladies qui peuvent être occasionnées par le pain.

Malgré toutes les précautions possibles qu'on ait pu prendre pour faire le pain, quand bien même la farine seroit parfaitement choisie, que la fermentation auroit été portée au degré convenable, qu'on auroit pêtri & enfourné à propos, le pain ne pourra se conserver long-tems, à moins qu'on ne le remette au four, pour le sécher de nouveau, & en faire ce qu'on appelle biscuit. Le bon pain de ménage, fait avec le plus grand foin, pour qu'il fe conferve pendant quelques jours, exige beaucoup d'attention; une des principales précautions qu'il faut prendre, c'eft de ne le pas enfermer immédiatement au fortir du four, fur-tout dans un endroit humide : fi le pain a fouffert de l'humidité, s'il s'eft trop durci, s'il eft déjà vieux, il n'y a d'autre moyen que de le remettre dans le four, & de le manger fans aucun retard; il eft de fait que plus la farine eft blanche & fine, plus le pain fe durcit promptement, & perd de fa qualité.

Si l'on enferme le pain encore chaud, dans un endroit humide, il fe moifit; or, le pain moifi eft auffi mal·fain que la viande qui fe corrompt; les Botaniftes prétendent, ainfi que nous l'obferverons dans la partie de ce grand ouvrage qui concerne les végétaux, que la moififfure eft une production végétale, ou une forte de plante qui fe forme fur le pain, ce qui eft réellement vrai; mais cette efpece de plante a un goût aigre, une odeur défagréable, & des propriétés très-dangereufes; la moififfure doit être placée fans contredit au rang des fubftances corrofives, puifqu'elle peut ronger & anéantir les corps, tels que le fruit, les cadavres & même le bois : on doit éviter de ne point manger de pain moifi.

Si l'on n'y prend garde, il fe met quelquefois des infectes & des vers dans le pain & dans la farine ramaffée en tas. Le ver qui fe met dans la farine, eft un mets très-délicieux pour le roffignol; il fe transforme, au bout de deux ans, en un infecte noir, connu fous le nom de *tenebrio melitor. Linn.* Nous en donnerons ailleurs la defcription, en parlant des infectes; il n'eft pas rare de trouver ces infectes dans le pain de munition : on rencontre auffi très-fouvent dans le pain un autre petit infecte, affez femblable au hanneton, ayant comme lui les ailes fupérieures brunes, & qui fe nomme par les Natura-

liftes *cerambix fur*. Il eft vrai que ces infectes ne paſ-
fent pas pour venimeux ; mais il eft indubitable qu'ils
doivent toujours infpirer une efpece de dégoût : on
compare ces vers à ceux du fromage, que certaines
perfonnes mangent avec avidité, parce qu'ils font,
difent-ils, nourris de la plus fine fubftance du grain ;
mais un tel raifonnement doit paroître bien frivole
aux perfonnes dont le goût eft délicat.

Certaines perfonnes, & même celles au-deſſus du
commun, mangent fouvent le pain dès qu'il eft forti
du four ; quelquefois même ce pain eft encore brû-
lant, lorfqu'ils en font des tartines au beurre ; mais
un aliment de cette nature eft également dangereux
pour les dents & pour le corps.

1° Il eft nuifible aux dents, il les affoiblit, les ébranle
& les fait tomber ; rien n'eft plus vrai que cette affer-
tion, elle eft confirmée par les expériences fuivantes ; & en effet, pour amollir une piece de corne &
d'écaille, on la met au milieu d'un pain fortant du
four, & ce pain produit en affez peu de tems un
effet, que le feu & l'eau bouillante n'auroient pas
produit pendant des jours entiers. L'ivoire eft, comme l'on fait, une dent d'éléphant extrêmement dure ;
les ouvriers qui le travaillent ne peuvent l'amollir
qu'au moyen du pain chaud.

2° Il eft encore nuifible au corps. Un Médecin
des environs d'Amfterdam, demeurant précifément
dans un endroit habité par des boulangers qui fourniffent du pain à la ville, a obfervé avec furprife,
que la plupart des boulangers étoient attaqués d'une
foibleffe d'eftomac ; il en a cherché la caufe, & n'en
a point trouvé d'autre, que parce que ces fortes de
gens mangeoient beaucoup de pain chaud avec du
beurre, & qu'ils en offroient même à tous ceux qui
venoient les voir ; & en effet, l'ufage journalier d'un
pareil aliment doit néceffairement produire la foibleffe de l'eftomac, de même que les gonflemens auſſi

d'eſtomac, des indigeſtions, des affections hypocondriaques, & pluſieurs autres maladies. Hypocrate fait
une obſervation très-importante dans ſon livre *de vic-
tûs ratione : panis calidus repentinam repletionem , ſitim
& ſtatum inducit , & tardè tranſit.* Le pain chaud remplit, occaſionne la ſoif, donne des vents, & a de la
peine à digérer.

On trouve dans les Ephémérides des curieux de la
nature, obſervation 159, décade ſeconde, année
quatrieme, un fait arrivé à Hall, en Saxe, qui
vient à l'appui de ce que nous venons d'avancer : quatre jeunes gens qui n'avoient rien pris depuis quelques jours, mangerent de très-bon appétit, une aſſez
grande quantité de pain, qui venoit de ſortir du four:
trois d'entr'eux en moururent au bout d'une heure ,
& le quatrieme les ſuivit peu de tems après.

Les payſans ſont ſouvent dans l'uſage de mettre
dans leur chambre à coucher du pain encore chaud,
rien n'eſt plus nuiſible, pour ne pas dire mortel,
d'autant que les vapeurs qui s'en élevent ſe trouvant
renfermées, alterent ſans contredit la qualité de l'air.
Boerhaave raconte que quelqu'un ayant enfermé
pendant la nuit du pain chaud dans une très-petite
chambre , tous ceux qui y entrerent le lendemain
matin furent comme frappés de la foudre , & tom-
berent morts tout d'un coup; les effets que produiſent
ſous nos yeux le moût & le vin , font ſentir la poſſibilité de pareils accidens; de bon vin bien fumeux
peut diſſiper un évanouiſſement , ſi on le tient ſous
le nez de la perſonne malade; mais ſi l'on entre ſans
précaution dans un appartement fermé, où l'on fait
fermenter le moût, on s'expoſe à être ſuffoqué par
la vapeur; il y a même du danger à s'approcher im-
prudemment d'un tonneau qui vient d'être vuidé,
quand on le défonce : il en eſt de même des vapeurs
qui ſortent du pain ; quoiqu'elles ſoient ſaines en
elles-mêmes, elles peuvent faire bien du mal, ſi elles

font trop concentrées. Dans Laërce, il eſt rapporté un fait bien ſingulier, qui mérite d'occuper ici une place. Démocrite étoit âgé de plus cent ans, lorſqu'une foibleſſe générale lui annonça qu'il étoit près de ſa fin; ſa ſœur qui étoit ſur le point de ſe marier, s'affligeoit outre meſure; le Philoſophe réuſſit, pour lui plaire, à prolonger ſes jours juſqu'après ſon mariage: voici l'expédient auquel il eut recours; il imbiba de vin du pain chaud, & il en reſpiroit continuellement la vapeur, il n'en fallut pas davantage pour le ſoutenir pluſieurs jours, & pour ranimer ſes forces preſqu'éteintes.

Nos lecteurs auroient peine à ſe perſuader qu'on ait pu être empoiſonné avec de très-bon pain de froment, bien cuit, & qui n'avoit touché aucune choſe venimeuſe; cependant, un fait arrivé à Paris, en 1762, n'en a que trop démontré la poſſibilité.

Pluſieurs perſonnes, pour avoir mangé du pain blanc bien raſſis, n'ayant aucun défaut ſenſible, en ont péri; on a cherché la cauſe de la mort, on a découvert qu'elle provenoit de ce que le four avoit été chauffé avec des bois de vieilles paliſſades, peintes avec du ſtuc & du blanc de plomb. Tout le monde ſait que le blanc de plomb eſt une préparation de ce minéral, peu différente de la litharge.

Les principales cauſes des indigeſtions, des maux d'eſtomac, & de la foibleſſe des dents, auxquels ſont expoſées la plupart des perſonnes qui habitent de grandes villes, ne proviennent ſans contredit, que de ce qu'elles mangent du pain blanc, quelquefois trop chaud, ou du moins point aſſez frais; les payſans qui mangent un pain groſſier, dur & bien cuit, ont les gencives fermes & les dents blanches & fortes; les habitans de la Scanie uſent d'un pain aigre & très-mal cuit; auſſi preſque toutes leurs dents font fort mal-propres, chancelantes & cariées, ce qui n'arrive point aux habitans des autres provinces de la Suede, qui mangent du pain plus dur. Ceux qui font tourmentés de la diarrhée, s'expofent à des rechutes très-dangereufes, à moins qu'ils ne changent leur façon de vivre au fujet du pain ; le meilleur remede pour eux, ce feroit de manger du pain bien cuit, & auffi dur que du bifcuit.

Le pain dur, tout vieux qu'il foit, eft beaucoup plus nourriffant & plus fain, que celui qu'on a recuit au four, & la raifon en eft toute évidente ; il perd toujours dans cette cuiffon extraordinaire, une infinité de fes parties fpiritueufes, ce qui le rend infipide comme de la terre.

Il eft de fait que le pain de froment a moins d'acide que celui qu'on fait avec des légumes ou d'autres végétaux ; quand un pain eft trop aigre, à caufe des grains qu'on y a fait entrer, on peut y remédier & même l'adoucir, en y ajoutant de l'anis, du fenouil, de la femence de chervis & de féfame ; les Suédois qui font leur pain plus aigre, y ajoutent du cumin, qui eft très-aromatique, & qui corrige cette aigreur.

Le pain fait avec de la farine trop vieille, eft plus infipide, & moins nourriffant que celui qui eft fait avec de la farine fraîche ; d'ailleurs la farine vieille a une mauvaife odeur & un goût défagréable ; elle fe gâte par la pouffiere, l'humidité & la moififfure ; les vers s'y mettent quelquefois & la corrompent.

On a obfervé qu'une farine trop fine ne donnoit pas un pain abfolument blanc, & que celle qu'on tiroit tout récemment du moulin, ne levoit pas facilement : il y a même du profit à n'employer la farine qu'au bout d'un mois ou deux ; en automne & en hiver, on peut en attendre quatre.

Un froment renfermé pendant un certain tems

dans un endroit chaud & humide, & conséquemment altéré, tel que celui qui a été mis à fond de
cale, donne une farine fort contraire à la santé ;
si on est obligé de faire usage de cette farine, il faut
la laisser sécher auparavant, & même la mettre dans
un four médiocrement chaud. On évitera aussi d'employer pour le pain de la farine dans laquelle il se
trouve du moëlon, il s'en détache toujours des meules nouvellement piquées.

La maladie que nous nommons en France *ergot*,
a assez fait de bruit depuis quelque tems, pour devoir nous en occuper ici ; elle attaque ordinairement
ceux qui ont mangé du pain fait avec du seigle
ergoté, ou germé, tel qu'il s'en trouve souvent en
plusieurs provinces du royaume, sur-tout pendant
les années pluvieuses. M. Perrault est le premier qui
informa l'Académie royale des Sciences, des maladies gangréneuses qui régnoient quelquefois en
Sologne, & qu'on attribuoit à l'*ergot*. Ce fut vers
l'an 1670, ou 1672. En 1676 M. Dodart rendit
compte de tout ce qu'il avoit appris à ce sujet ;
mais les personnes qui lui avoient écrit, n'alléguoient
aucun fait qui pût établir que l'ergot étoit la véritable cause du mal. M. Salerne, Médecin d'Orléans,
a donné dans le second volume des Savans étrangers, un mémoire propre à faire sortir de l'incer-
titude raisonnable où l'on avoit été jusqu'à présent
au sujet de l'ergot ; mais dans ces derniers tems MM.
Schlegel, Model & Parmentier, guidés sans doute
par des motif louables, ont jetté un grand nombre
de personnes dans l'état d'indécision, où l'on avoit
été avant le mémoire de M. Salerne. M. l'Abbé Tessier
a été chargé, de la part du Gouvernement, de se
transporter sur les lieux, & d'y reconnoître les causes
de l'ergot, & les suites qui en peuvent résulter ; il
vient déjà de publier à ce sujet, dans le premier volume de la Société royale de Médecine, un mémoire

de ce qu'il a obfervé dans la Sologne fur l'ergot, conſidéré phyſiquement & indépendamment de ſes effets ; c'eſt l'extrait de ce mémoire que nous allons donner ici.

L'ergot eſt une production végétale, très-connue des Botaniſtes & des Agriculteurs ; c'eſt un grain qui ſe trouve dans les épis de ſeigle, plus ou moins abondamment, ſuivant les lieux & les années ; il a ordinairement la forme courbe & allongée ; il déborde de beaucoup la bale qui lui tient lieu de calice : il a ſes deux extrêmités moins épaiſſes que ſa partie moyenne, & tantôt obtuſes, tantôt pointues ; rarement il eſt arrondi dans ſa longueur ; on y remarque le plus ſouvent trois angles mouſſes & des lignes longitudinales, qui ſe portent d'un bout à l'autre ; on obſerve dans pluſieurs grains d'ergots, ſur-tout dans les plus gros, des piquures, cavités, qu'on diroit être formées par des piquures d'inſectes, & que quelques perſonnes ſoupçonnent n'être que des germes occaſionnés par la ſéchereſſe & par le ſoleil ; la couleur de l'ergot n'eſt point noire, mais violette, avec différens degrés d'intenſité ; on diſtingue ſur la plupart des grains ergotés quelques taches blanchâtres à une des extrémités, c'eſt par où l'ergot étoit adhérent à la bale ; l'écorce violette de ces grains, recouvre une ſubſtance d'un blanc terne & d'une conſiſtance ferme, dont elle ne ſe ſépare pas d'elle-même, après une longue ébullition. Si l'on veut rompre, dit M. l'Abbé Teſſier, un grain d'ergot, il ſe caſſe net, comme une amande ſeche ; dans l'état de grain, il n'a une odeur déſagréable que quand il eſt frais & réuni en quantité ; mais s'il eſt réduit en poudre, cette odeur eſt plus ſenſible & plus développée ; il imprime alors ſur la langue, une ſaveur légérement mordicante, & tirant ſur celle du bled corrompu.

Il ſe trouve des ergots de différente groſſeur & de différente longueur ; il s'en trouve de plus petits

que

que de grains de seigle même ; il y en a d'autres qui ont jusqu'à dix-huit & dix-neuf lignes de long, sur deux ou trois d'épaisseur ; la longueur la plus ordinaire est de dix à douze lignes. L'ergot de Sologne est en général mince & d'une longueur inégale ; cependant on en rencontre dont les grains font courts & gros en même tems ; mais ces derniers font monftrueux, & n'ont pas la forme ordinaire ; l'ergot de Beauce est plus nourri & plus ramassé ; si dans le tems de la maturité du seigle, il fait sec, l'ergot peut être jetté à terre par le moindre vent ; mais l'ergot moyen, & fur-tout le plus petit, y est fortement retenu, & parvient presqu'entiérement à la grange.

Quand l'ergot est gros, il est pour l'ordinaire seul, & les grains de seigle du reste de l'épi font beaux & fains, la plante entiere est plus vigoureufe ; au contraire, les épis qui portent les petits ergots, en ont toujours plufieurs ergots fur un épi : il s'y trouve peu de bons grains, & quelquefois point du tout.

L'ergot exposé à l'air se desseche promptement & diminue de volume ; il est très-léger : il ne se trouve pas feulement fur le seigle, mais encore fur d'autres plantes ; nous n'en ferons pas ici l'énumération, cela nous éloigneroit trop de notre principal objet.

Plufieurs Phyficiens ont cherché à expliquer la caufe de la formation de l'ergot ; les uns l'ont attribué à l'humidité de l'air & du fol. M. Tillet a cru que c'étoit l'effet des piquures d'infectes ; enfin, on a regardé l'ergot comme une môle occafionnée par un vice de fécondation. M. l'Abbé Teffier, fans difcuter les fentimens, fe contente feulement d'expofer les faits dont il s'est affuré.

D'abord, il est certain que la Sologne est un des pays où il y a le plus d'ergots, & on en peut aifément donner les raisons : 1° parce qu'on y cultive plus de seigle qu'ailleurs ; 2° parce qu'apparemment cette petite province réunit plus qu'aucune autre, les circonstances propres à en faire naître davantage ; le terrein en est toujours mouillé ou frais, & d'une maigreur extrême ; il n'y a nulle part de la terre franche. Par le moyen des fouilles on a découvert que ce n'étoit que du sable plus ou moins noir à la surface, pris sous les premieres couches, jaune ensuite & mêlé d'argile ; ce n'est seulement qu'après ce sable de différente couleur, qu'on trouve de l'argile pure à la profondeur de deux pieds, ou deux pieds & demi ; si on creuse plus bas, l'eau perce de tous côtés.

M. l'Abbé Tessier a observé que plus un terrein étoit humide, plus il avoit d'ergots, que les champs les plus élevés en produisoient peu, à moins que les sillons ne fussent disposés de maniere à ne pas laisser écouler les eaux ; que la partie la plus basse d'une piece de terre en offroit aux yeux une plus grande quantité que la partie la plus élevée ; qu'il paroissoit bien plus d'ergots sur les bords des chemins & autour des pieces de terre, que dans les autres parties où le sol est moins battu & plus meuble ; qu'enfin, à l'humidité égale, les champs les plus infectés d'ergots, étoient ceux qu'on avoit nouvellement défrichés. D'après cette derniere observation, il n'est pas difficile d'expliquer pourquoi il y a en Sologne plus de seigle ergoté qu'ailleurs ; car c'est un pays où l'on défriche perpétuellement.

L'humidité d'un sol, & l'état où est une terre qu'on défriche, ne sont peut-être pas les seules causes de l'abondance de l'ergot : elles paroissent y avoir beaucoup d'influence ; mais ce qui y contribue davantage, dit-on, c'est la pluie qui tombe sur les épis du seigle ; il n'y eut pas d'ergots en Sologne en *1775* & *1776*, parce que ces deux années furent seches ; mais il s'y

en eſt trouvé beaucoup en *1777*, dont le printemps
& l'été furent pluvieux.

On penſe que c'eſt l'état de l'atmoſphere, lors
de la floraiſon du ſeigle, qui décide de la plus ou
moins grande quantité d'ergot ; l'expérience faite
par M. le Comte du Buet, Seigneur de Nancey en
Sologne, tend à le prouver : il a fait ſemer du
ſeigle en différens tems : celui qui fut ſemé le premier, eut une floraiſon rapide & ſimultanée ; pendant une pluie de huit jours, il fut rempli d'ergot :
celui qui fut ſemé plus tard, fleurit peu-à-peu &
ſucceſſivement ; on n'y obſerva que peu d'ergot,
mais il y eut beaucoup de grains coulés.

M. l'Abbé Teſſier rapporte enſuite un phénomene
qui lui a paru digne d'attention ; il dit avoir vu ſur
beaucoup d'épis de ſeigle, des grains compoſés de
ſeigle & d'ergot, ou du moins les deux ſubſtances qui les conſtituoient, avoient la plus grande analogie, l'une avec le ſeigle & l'autre avec l'ergot ;
& en effet, la premiere avoit extérieurement la forme
& la couleur du ſeigle, & contenoit de la farine ;
la ſeconde étoit au dehors d'un violet foncé, & au
dedans d'un blanc terne. Quand on cueille ces ſortes de grains ſur les épis, dit M. l'Abbé Teſſier, la
reſſemblance de la partie farineuſe avec le ſeigle
eſt beaucoup plus ſenſible que lorſqu'ils ſont deſ-
ſéchés ; mais ce qui mérite ſur-tout d'être obſervé,
c'eſt que la portion ergotée, qui tantôt fait la moitié, tantôt le tiers du grain, eſt la plus voiſine de
l'épi, & ſe trouve inſérée dans la bale ; au lieu que
la portion du ſeigle eſt à découvert, & la plus éloignée de l'épi. M. l'Abbé Teſſier a ſemé une certaine quantité de ces grains & aucun n'a levé : & en
effet, le germe en étoit détruit : un pareil fait, qui
n'avoit point encore été obſervé, ajoute M. l'Abbé
Teſſier, doit beaucoup embarraſſer ceux qui eſſaient
d'expliquer la formation de l'ergot.

H 2

Il conclut donc de toutes fes obfervations, qu'il n'y a encore rien de pofitif fur la véritable caufe de l'ergot, fur fa caufe immédiate ; à l'égard des caufes éloignées & générales, on peut préfumer, d'après les faits rapportés par M. l'Abbé Teffier, que ce font la maigreur, l'humidité du fol & l'état où eft une terre qu'on défriche, en y ajoutant peut-être la pluie qui tombe fur les épis du feigle.

Avant de finir les obfervations fur l'ergot, nous obferverons avec M. le Comte du Buet, que la fleur d'un grain qui doit être ergoté, eft d'un brun noir, que fon enveloppe eft rougeâtre, & que le grain qui lui fuccede eft d'un blanc pâle & tirant fur le brun ; M. le Comte du Buet a auffi obfervé fur les épis qui contiennent de l'ergot, des mouches de moyenne groffeur, qui fe laiffent prendre aifément ; mais il n'en a pas déterminé les caracteres : ces in-fectes y dépofent une glu blanche, que M. du Buet a recueillie, principalement dans la partie de l'ergot adhérente à la bale.

Le Pere Cotte a fait encore plufieurs obfervations fur l'ergot, qui ne feront pas déplacées ici ; il a fait femer du feigle plus tard qu'à l'ordinaire, & il s'eft procuré une plus grande quantité de feigle ergoté ; il a obfervé le matin, fur l'ergot, de petites gouttes d'une eau rouffe & cauftique, qui, en s'évapo-rant, laiffe un enduit vifqueux fur le grain ergoté, ce qui s'accorde en quelque façon avec l'obferva-tion de M. le Comte du Buet ; la partie de l'ergot, renfermée dans la bale, eft, fuivant lui, violette ; celle qui eft en dehors eft noire & fillonnée : elle offre auffi de petites cavités, qui ont paru être à l'Auteur, l'ouvrage des infectes qui s'en nourriffent ; cependant il ne décide pas fi l'ergot eft une produc-tion de ces animaux, ou une fimple maladie du feigle. Le Pere Cotte a examiné, avec M. Saillant, un grain ergoté au microfcope ; l'extrémité fupérieure leur a offert beaucoup de petits filamens, au deffus duquel étoient plusieurs petits trous , bordés d'une matiere luisante , rangés par couches : l'extrêmité inférieure étoit lisse , & garnie de la même matiere luisante ; le sillon latéral paroissoit être une ouverture bordée d'une écorce : vers son fond , on appercevoit une seconde écorce , enduite d'une légere couche de matiere luisante : cette matiere étoit également contenue dans l'intérieur d'un grain ergoté : un grain sain n'a paru avoir ni de petits trous , ni la matiere luisante que l'ergot a présentés.

Voyons actuellement les maladies que cause le seigle ergoté : pour en connoître la nature , il nous suffit de donner ici l'extrait du mémoire que M. Salerne a publié sur cet objet , & des expériences qu'il a faites à ce sujet : ce Savant s'étant procuré une provision de seigle , dans lequel il y avoit un bon tiers d'ergot , en fit bouillir avec du son de froment , pour en nourrir un petit cochon mâle , déjà coupé , qui étoit très-vif & en bonne santé ; comme les premiers jours le cochon refusoit de prendre cette nourriture , on étoit obligé de lui en faire avaler avec une cuiller ; au bout de cinq jours il se détermine à en manger seul , même avec avidité , de sorte que , pendant près d'un mois , il mangeoit tous les jours environ trois pintes de cette bouillie. Dans le commencement il profitoit à vue d'œil ; mais dès qu'on eut supprimé le son, pour ne lui plus donner que de l'orge , où il y avoit un tiers d'ergot , il cessa de croître , du moins il n'y eut que le ventre qui augmenta , & qui devint très - gros & dur.

Au bout de quinze jours on apperçut que ses jambes venoient rouges & enflammées , & il commença à en suinter une liqueur verdâtre , de mauvaise odeur , & dont la puanteur augmenta de jour en jour ; le dessous du ventre noircit, ainsi que le dos ; la queue & les oreilles étoient toujours pendantes : au reste, l'animal urinoit bien, son urine étoit un peu citrine, & ses excrémens moulés.

Il n'a mangé en tout que deux boisseaux de seigle, mesure d'Orléans, dans lequel il y avoit un tiers d'ergot : ce grain ayant manqué au bout d'un mois, on lui donna du son tout pur, bouilli & chaud ; ce changement de nourriture le rétablit un peu, son ventre s'amollit & diminua de grosseur, néanmoins il avoit de la peine à marcher, il gigotoit tantôt d'une jambe & tantôt d'une autre : il se plaignoit, & les quatre derniers jours il chanceloit, & ne pouvoit presque plus se soutenir, quoiqu'il eût toujours bon appétit : enfin il mourut, ayant mangé le matin sa provision ordinaire.

On l'ouvrit deux jours après, il ne sentoit presque pas mauvais ; les visceres étoient en assez bon état, il s'y trouvoit seulement deux grandes taches livides, à la partie tranchante du foie ; les intestins & l'estomac étoient remplis d'alimens digérés : une partie du méfentere, le *jejunum*, & sur-tout l'*ileum*, étoient enflammés ; la vessie étoit à moitié pleine d'urine, quoiqu'il en eût rendu une grande quantite en mourant : on a trouvé sous la gorge, & aux jambes, quelques boutons noirs & entr'ouverts, par où il suintoit une humeur rousse : au reste, nulle graisse au cœur, aux reins, à l'épiploon, & point de gangrene aux pieds, comme il est d'ordinaire, quand on fait usage du seigle ergoté.

Cet animal, pendant le tems de l'expérience, étoit en pension chez une femme, qui en avoit presque autant soin que si c'eût été un enfant ; elle le tenoit chaudement dans la paille & du foin, & l'apportoit de tems en tems auprès de son feu : ainsi il n'est pas douteux que les accidens dont cet animal a été tourmenté, & qui l'ont fait périr, n'aient été occasionnés par le seigle ergoté, qu'on peut regarder comme un poison lent, qui donne la gangrene

plus ou moins promptement, selon que le grain corrompu est plus ou moins récent : car on remarque
que les mauvais effets de l'ergot, diminuent à mesure
qu'il vieillit.

Dès la mi-Août, on commence à voir, dit M.
Salerne, des gens attaqués ou menacés de gangrene,
& le nombre de ces malheureux va toujours en augmentant ; il y en a de tout âge & dans les deux sexes ;
mais on remarque qu'il y a ordinairement deux fois
plus d'hommes attaqués de cette maladie, que de
femmes : il y a des années où la gangrene ne passe
point le genou, car elle vient plutôt au pieds qu'aux
mains ; mais dans d'autres elle ne se borne pas-là.
M. Salerne dit avoir vu un enfant de dix ans, à qui
les deux cuisses se détacherent de l'articulation, sans
aucune hémorrhagie : son frere, âgé de quatorze ans,
perdit la jambe & la cuisse d'un côté, & de l'autre
la jambe seulement : ces deux enfans moururent après
vingt-huit jours de maladie. Si quelques-uns guérif-
sent & restent estropiés pour le reste de leurs jours,
ce reste de vie n'est pas ordinairement fort long.

Ceux à qui on fait l'amputation du membre gan-
gréné, quoiqu'on coupe dans le vif cinq ou six tra-
verts de doigt au-dessus de la gangrene, sont morts
plutôt que ceux à qui on n'a rien fait ; de plus de
deux cents vingt malades qu'on a eu à traiter (opé-
rés ou non, dit M. Salerne) il n'en a échappé que
quatre ou cinq, le reste a péri tôt ou tard, & ceux
qui ont subsisté le plus long-tems n'ont guere passé
six mois : dans le tems que M. Salerne publia son
mémoire, il dit qu'il s'en trouvoit trois ou quatre
dans l'hôpital, depuis le mois de Septembre, à qui
les pieds étoient tombés ; ils mangeoient bien, on
les pansoit journellement, & supposé qu'ils en eussent
échappé, on prévoyoit qu'il falloit au moins quatre
mois pour les guérir.

Dans cette maladie, la gangrene est ordinaire-

ment surmontée d'une longue traînée d'inflamma-
tions, où le mal se borne, & où, par la suite, le
membre se sépare de lui-même, toujours oblique-
ment ou en talus ; elle attaque plus communément les
extrémités inférieures que les supérieures ; mais quoique les mains paroissent saines, les malades ne laissent
pas d'y sentir de l'engourdissement ; ils sont la plupart hébétés & stupides, ne pouvant rendre raison
de leur mal, & leur stupeur augmente à mesure que
la maladie fait des progrès ; leur peau en général,
sur-tout au visage, est jaune, jusques dans le blanc
des yeux ; ils tombent dans un amaigrissement si ter-
rible, qu'on les prendroit pour des cadavres : leur
ventre est gros, dur & tendu ; cependant ils urinent
& vont à la selle assez réguliérement, leurs excrémens sont liés ; mais trois ou quatre semaines avant
de mourir, il leur prend un devoiement accom-
pagné de coliques ; ils ont bon appétit, & dorment
assez bien ; leurs cheveux ne tombent point, & les
ongles ne changent point de couleur, à moins qu'elles
ne soient affectées de la gangrene ; leur pouls est extrêmement concentré, & souvent imperceptible,
quoique leurs vaisseaux soient gros & gonflés : si on
leur tire du sang, il est tellement couenneux, qu'on
ne sauroit le diviser, il ne coule qu'en bavant, &
ce mal ne se communique point par contagion.

Une Dame charitable, qui se consacroit entiérement au bien des pauvres & à leur soulagement, dit
dans une lettre qu'elle a écrite à M. Salerne, au sujet
de cette maladie : que l'effet que fait sur les hommes
le bled ergoté n'est pas toujours égal ; mais dans
ceux à qui il cause de la gangrene, il est le même ;
les uns en sont attaqués dès les premiers jours, &
les autres quelques jours après : ce sont d'abord des
douleurs dans les gras des jambes, accompagnées d'une
foiblesse, qui fait qu'ils ne peuvent se soutenir ; ils
se plaignent de douleurs jusqu'au bout des pieds,

d'autres font en même temps attaqués des deux bras :
la jambe devient violette, la chair froide & engourdie,
& la gangrene commence par les doigts des pieds ou
des mains ; fi on n'y remédie pas, le mal s'étend
du pied à la jambe, ou de la main au bras, & ainfi
du refte. Je fais d'abord faigner une fois ou deux,
ceux, dit cette Dame, qui me viennent trouver dès
le commencement ; leur fang eft fort épais, & de
très-mavaife qualité, leurs faignées leur font très-
bien, & ôtent prefque les douleurs ; enfuite je leur
fais envelopper la partie malade avec un linge trempé
dans l'eau-de-vie & du beurre frais, jufqu'à ce que la
chaleur y revienne, ce qui arrive ordinairement au
bout de deux jours, après quoi je les fais frotter d'un
baume rouge, dont voici la compofition : il faut
prendre trois livres d'huile d'olive, trois demi-fetiers de vin, une livre de térébenthine, lavée dans
l'eau de rofe, une demi-livre de cire jaune, &
deux onces de fantal rouge ; enfuite je les purge &
ils font guéris. Dans ceux qui ont la gangrene naif-
fante, c'eft-à-dire, lorfque les nerfs & les os ne
font pas gâtés, je l'arrête & l'ôte en trois ou quatre
jours, avec une eau compofée de quatre onces d'a-
lun calciné, trois onces de vitriol romain, & trois
onces de fel, le tout bouilli dans deux pintes d'eau
réduites à une : l'efchare fe fait auffi proprement
qu'avec un biftouri, après cela je les panfe avec mon
baume, comme on feroit d'autres plaies, ce qui n'eft
pas long à guérir ; pour ceux dont les doigts des mains
& des pieds fe trouvent entiérement gâtés & morts,
mon eau (cette Dame n'en donne pas la compofition ; c'eft fans doute une eau vulnéraire, l'eau
vulnéraire du Buc'hoz, dont nous avons donné le
procédé dans nos lettres périodiques 1768, & dans
laquelle il entre de la nicotiane, feroit probablement
très-bonne) les découvre & les détache dans les jointures ; & je remarque par expérience, qu'il faut les

séparer auſſi-tôt, ſans attendre qu'ils ſe ſéparent d'eux-mêmes, le malade en eſt plutôt guéri, & ſouffre beau-coup moins: j'ai remarqué auſſi, continue cette Dame, qu'il ne falloir pas couper la chair gâtée, de peur d'en-dommager les nerfs & les tendons; voilà comme je m'y prends, ajouta-t-elle, & je peux dire que ceux qui perdent leurs membres ne doivent l'attribuer qu'à eux-mêmes; car je n'en ai manqué aucun de ceux qui ſont venus au commencement.

A l'egard des animaux, cette Dame obſerve, 1° que les chiens ne veulent point manger d'ergot, ainſi & de même que les poules & les poulets: elle en a donné dans la baſſe-cour aux canards, ſans vouloir leur faire du mal, le lendemain ils ne ſor-toient plus de la cour, & deux jours après il en mourut deux: les autres ſeroient auſſi tous morts, ſi on n'avoit pas ceſſé de leur donner de ce mau-vais grain; ils ont été pluſieurs jours à ſe rétablir.

2° Qu'il eſt tombé à un cochon les quatre pieds & les deux oreilles, pour avoir mangé du ſon de deux ſetiers de bled corrompu ou mêlé d'ergot.

Un moyen plus ſûr que tous les remedes, con-tre la gangrene ſeche, occaſionnée par l'uſage du ſeigle ergoté, ſeroit de prévenir, en ſéparant par le crible, les grains ergotés, qui ſont plus gros que les autres. Dès l'année 1676, on propoſoit à l'A-cadémie des Sciences de Paris de faire défendre aux Meûniers de moudre du grain où il y auroit du ſeigle ergoté: ſur les repréſentations de MM. de l'Académie, M. de Pont-Chartrain en écrivit à l'In-tendant d'Orléans. On donna les mêmes ordres en 1716 : pluſieurs ſociétés & bureaux d'agriculture, cherchent encore journellement à éclairer le peu-ple ſur le danger auquel il s'expoſe, en mangeant du ſeigle ergoté. M. Maret a publié un Traité ſur le traitement qu'il convient de faire aux malades menacés ou attaqués de la gangrene ſeche, qui ré-ſulte de l'uſage de ſeigle ergoté.

La carie, qui eſt une autre maladie de bled, n'eſt pas nuiſible comme l'ergot ; M. Parmentier s'en eſt occupé ſpécialement : il a donné tous les matins, pendant quinze jours, à deux chiens, deux gros de pouſſiere de carie, ſéparée de ſon enveloppe par la pulvériſation & le tamis ; ils n'ont éprouvé aucun accident ſenſible ; les ſemences ſaupoudrées de cette poudre cariée, ont été avalées ſans répugnance, par des oiſeaux domeſtiques, & ne leur ont fait aucun mal pendant pluſieuts ſemaines ; des cultivateurs qui avoient été contraints de s'en nourrir, n'en ont éprouvé non plus aucune incommodité : une once de carie, mêlée avec quatre livres de froment, a fait du pain gris, qui n'étoit pas auſſi déſagréable qu'on l'auroit imaginé ; ce pain mangé à la quantité d'une livre par jour, par M. Parmentier même, & par pluſieurs autres perſonnes, ne leur a fait aucun mal ; elles ont eu ſeulement le premier jour un léger mal de tête & d'eſtomac, qui s'eſt diſſipé le ſoir même, & qui n'a plus paru pendant les autres jours ; du pain fait avec une plus grande quantité de cette ſubſtance, n'a pas fait plus de mal ; on peut donc conclure, & avec raiſon, que la carie n'eſt pas nuiſible.

De tous les pains faits avec du froment, le pain blanc eſt ſans contredit le meilleur par ſa légéreté & par ſon goût, mais il eſt peu nourriſſant. Le pain de ménage, mérite, par toute ſorte de conſidérations, la préférence ſur tous les autres pains : il eſt plus ſavoureux que toutes les autres eſpeces, plus ſain & plus propre à ſervir de nourriture à l'homme. Le pain, plus il eſt groſſier, meilleur il eſt pour les eſtomacs qui digerent facilement, & pour les perſonnes habituées à de grands travaux. Il a encore une propriété, à ce qu'on prétend, que n'ont pas les autres ſortes de pain, c'eſt qu'il ne cauſe, aucune obſtruction, au contraire il relâche ; cela vient probablement du fon, qui étant plus groffier, irrite les fibres des inteftins & opere une évacuation. Hypocrate a obfervé cette propriété du pain groffier, & Galien recommande le fon comme un bon purgatif. Aujourd'hui les Médecins ordonnent un pain fait avec de la farine exactement purgée de tout fon, tant fin que groffier; mais avec laquelle on méle une certaine quantité du fon le plus groffier & le plus rude, ce qui produit l'effet défiré, fans changer la qualité du pain, ni fans altérer beaucoup la couleur; un pain bien levé eft facile à mâcher, & par-là à digérer: les galettes & les gâteaux qu'on fait cuire fur le feu, font très-lourds, & par-là difficiles à la digeftion, & par conféquent fort mal-fains: quand on fait bien préparer le pain de feigle, il eft très-bon & très-favoureux; il a la propriété de rafraîchir le corps; mais comme ce pain eft par luimême très-pefant, on y méle ordinairement de la farine de froment.

Le pain d'avoine eft noir, pefant, & peu agréable au goût, cependant il n'eft pas moins nourriffant; mais un pareil pain n'eft propre qu'à des gens chargés de travaux pénibles, il ne convient nullement aux habitans des villes: les Anglois font avec l'avoine une efpece d'aliment, qu'ils nomment gruaux; cette nourriture eft alors très-faine, les eftomacs les plus foibles peuvent en faire ufage.

Le pain d'orge eft peu nourriffant, il faut avoir un bon eftomac pour le digérer; cependant, en mélant la farine d'orge avecune portion de farine de froment, & une autre de farine de feigle, on parvient à fe procurer un pain paffablement nourriffant & affez bon; la bouillie faite avec de la mie de pain d'orge & de feigle, paffe néanmoins pour plus nourriffante que le pain feul. La farine d'efcourgeon ou orge d'automne, mélée avec celle de froment, peut faire un très-bon pain, quoique toujours néanmoins un peu lourd.

Les paysans de la Toscane font du pain avec la farine de sorgho mêlée avec celle de froment, celle de seigle, celle de haricots, & enfin celle de vesces; mais un pareil pain est fort épais, noir & pesant, il ne peut servir tout au plus que pour des gens qui fatiguent beaucoup.

Le millet est meilleur en bouillie qu'en pain; & en effet, le pain, préparé avec du millet, n'est pas moins lourd que celui fait avec la farine de sorgho; il en est de même du pain de *panis*: il est aussi très-pesant, il cause des obstructions & des coliques; le pain de maïs ou bled de turquie, quoiqu'assez nourrissant, obstrue, dessèche, & par-là même ne peut convenir qu'à des gens qui travaillent à des ouvrages pénibles.

Le pain du bled de sarrasin est léger & d'assez bon goût, mais il faut y mêler parties égales de froment & de maïs.

Un pain fait avec des feves & du froment donne un pain noir & pesant, un peu amer, uniquement propre au gens de travail; le pain fait avec les graines des plantes légumineuses n'est pas si bon pour l'estomac que ces légumes mangés sous leur forme naturelle; aussi fait-on rarement usage d'un pareil pain, & préfére-t-on de les manger en substance, comme nous le dirons ci-après. Il en est de même des pommes de terre & des châtaignes, elles valent infiniment mieux en substance, & sont plus saines, plus nourrissantes & moins lourdes que fabriquées en pain.

On ne peut donc assez rejetter l'usage de pareils pains; si nous pouvons nous nourrir avec d'autres substances plus légeres, pourquoi n'en pas faire usage? Le pain, tout nécessaire qu'il paroisse aux Européens, & qu'il le soit réellement par les préjugés & l'habitude, ne peut-il pas être remplacé par d'autres alimens équivalens? Les deux tiers de la terre ne mangent point de pain, & ils n'en vivent pas moins, quoique les alimens tirés du regne animal ne foient pas d'un ufage auffi falutaire pour l'homme que ceux du regne végétal, peut-on néanmoins difconvenir que la chaffe & la pêche ne nous fourniffent pour notre nourriture des reffources infiniment meilleures, que celles qu'on pourroit trouver dans un pain d'écorce d'arbre, de marrons d'inde, de tronchons de choux? D'ailleurs de femblables pains font fort nuifibles : le pain d'écorce de glands, &c., eft trop aftringent, celui d'afphodele rend fou & occafionne des vertiges : d'autres font trop lourds & difficiles à digérer. L'ufage continuel du pain de châtaignes, & même de châtaignes en fubftance, rend le teint blême, occafionne de mauvaifes difgeftions, & fait naître des obftructions ; le potiron, tout ami qu'il foit de la poitrine, perd une partie de fa bonté & de fa qualité, en en fabriquant du pain : on agira donc plus fagement, fi on veut fe nourrir de marrons, de châtaignes, de pommes de terre, de feve, d'haricots, de lentilles, de maïs, & d'autres chofes de cette nature, d'en faire ufage plutôt en fubftance, que préparées en pain ; ces végétaux nourriffent également, & font pour lors d'une plus facile digeftion.

Le pain dans lequel on fait entrer de la femence de *bromus fecalimus*, de Linné, rend le pain fort noir, produit le même effet que l'ivraie, & caufe des étourdiffemens à ceux qui en mangent ; le pain fait avec la farine de bled de vache eft noir & trèsamer : Linnæus prétend néanmoins qu'il n'eft pas nuifible à la fanté, mais nous n'ofons garantir ce fait ; à l'égard de la graine de la belle de nuit, quoique M. Scheler, dans une differtation qu'il a publiée à Strasbourg, foutienne que la femence de cette plante foit bonne à faire du pain, nous avons néanmoins appris par des perfonnes d'une probité reconnue, & qui en avoient voulu faire ufage, que

ce pain leur avoit occafionné beaucoup de vertiges :
il y a même eu des exemples qu'on eft devenu ma-
niaque pour en avoir mangé : le pain de noifette,
& généralement de tous les fruits huileux, donne
pareillement des vertiges.

Les fruits de ftaphilodendron, pourroient auffi
fervir dans un befoin à faire du pain ; mais un pain
de cette nature exciteroit des naufées, & même le
vomiffement. La terre-noix eft trop aftringente pour
en faire un ufage ordinaire, à moins qu'on ne par-
vienne à lui ôter cette qualité. M. Richard fils,
Jardinier de la Reine, à Trianon, nous a dit qu'il
avoit remarqué, dans fon voyage dans l'ifle Minor-
que, que les habitans de ce pays fe nourriffoient
avec la racine d'une plante que Linnæus nomme *phalaris bulbofa*, & en faifoient une efpece de pain, mais
il n'a pas pu nous affurer fi ce pain étoit falutaire :
en général, les fruits, les racines, les graines, les
femences qui font apéritives, ne conviennent nullement pour du pain ; ils ne font pas affez nourriffans, & diminuent même les forces ; le pain fait
avec le fruit de nefflier eft trop aftringent, il ne
peut qu'être nuifible à la fanté ; le pain fait avec la
femence du hêtre, caufe des maux de tête & des
étourdiffemens à ceux qui en mangent, à moins
qu'avant de le pêtrir on n'ait lavé & féché la farine.
Nous ne parlerons plus ici des mauvais effets qui réfultent du pain de covette, nous en avons fuffifamment parlé ci-deffus.

PARAGRAPHE II.

*De la Patifferie, ou pain compofé, fait pour la
délicateffe & le luxe.*

LES différentes compofitions de pain, qui n'ont
été faites que pour le plaifir & la délicateffe, font

ſi nombreuſes, qu'il faudroit des volumes entiers pour parvenir à en donner une deſcription détaillée : tout cela a changé auſſi ſouvent que les tems & les mœurs, le goût & la mode des différens peuples. M. Manetti a publié une ſection entiere ſur les principales pâtiſſeries qu'on préparoit chez les anciens, & qu'on prépare encore en Italie ; comme il s'y trouve pluſieurs choſes intéreſſantes, nous en donnerons ici l'extrait ; enſuite nous traiterons des pâtiſſeries qui ſe préparent en France, & nous riſquerons d'expoſer notre ſentiment ſur la ſalubrité ou l'inſalubrité de ces ſortes de préparations.

SECTION I.

De la Pâtiſſerie des anciens & de celle qui eſt en uſage en Italie.

On fait à Florence, dit M. Manetti, ainſi & de même que par-tout ailleurs, une eſpece de pain compoſé avec du ſucre, des épiceries, du beurre, du lait, des œufs, des fruits confits, & d'autres choſes de cette nature ; mais de pareils pains, dans la préparation deſquels on n'a d'autre but que de flatter le goût & de ſatisfaire la ſenſualité, deviendroient trop chers, ſi on en faiſoit un uſage journalier ; d'ailleurs la plupart nuiroient à la ſanté, gâteroient l'eſtomac, ſi on les mangeoit ſeuls ou en trop grande quantité : ajoutez à cela qu'ils ne ſeroient pas propres, comme le pain ordinaire, à être mangés avec la viande & les autres alimens ; ils en changeroient totalement le goût.

Suivant M. Manetti, les différens ingrédiens qui entrent dans la préparation de ces ſortes de pains compoſés, ſont les œufs, la biere, le beurre, le lait, le ſucre, le citronat, & d'autres fruits confits, toutes ſortes d'épicerie, ſpécialement le poivre, la

cannelle,

çanelle, la noix muscade, les raisins de Corinthe, le
safran, la graine de coriandre, le cumin, le fenouil,
les raisins verts, les figues seches, les amandes, les
noisettes, les pistaches, les noix, &c., plusieurs de
ces ingrédiens entrent, quoiqu'en dose différente,
dans cette espece de pâtisserie, que les Italiens nomment *pane impepato*; celui qu'on fait à *Sienne* & à
Buonconvento, est sur-tout très-renommé : il est d'un
goût très-agréable, mais il est trop échauffant, à
cause de la quantité d'épiceries qui y entrent.

On fabrique à Florence, & dans plusieurs parties
de l'Italie, une espece de biscuit, que les François
nomment *pain d'épice*; on en distingue de trois sortes :
les fins, les demi-fins & les ordinaires : les premiers
sont sans contredit les meilleurs ; on y emploie des
ingrédiens choisis, on clarifie le sucre dont ont veut
se servir, on les couvre de divers ornemens faits en
pâte, & on les glace avec du sucre : on nomme
cette pâtisserie en Italie, *pane aromatico*, *pane speziao*,
& en Angleterre *spice broud*.

La seconde espece de pain d'épice est d'une qualité inférieure ; on y emploie du miel ou lait de sucre, c'est à-peu-près le *nassus panis* des anciens, dans
lequel il entroit du miel, de la farine, des raisins
& des épiceries ; on appelloit *nastocopi* les Boulangers
qui en faisoient. Le *panis mellitus* étoit fait de miel &
de farine ; la troisieme espece n'est composée que de
poivre, de noix, de figues seches, & de farine de
froment, dans laquelle on a laissé la plus grande partie
du fin son ; on y met du miel en place de sucre ;
on l'appelle à Florence *pane forte*, pour le distinguer
des deux autres especes.

Quelques paysans de la Toscane font au printemps une sorte de pâtisserie avec la farine de froment, de maïs ou de haricots ; ils y mêlent aussi
des fleurs de sureau, & en automne ils y ajoutent
des grains de raisin, de l'anis & du sel, pour leur

donner du goût : les Egyptiens mêloient dans leur pain & dans leurs gâteaux, de la femence de cumin, ce qui fe pratique encore dans plufieurs endroits de la Suiffe ; cette femence pulvérifée peut tenir lieu d'épicerie dans plufieurs ragoûts.

Les anciens avoient une efpece de gâteau dont ils faifoient un cas particulier ; on en fervoit fur toutes les meilleures tables ; c'étoit une pâte compofée de farine, d'huile & de fromage ; on y ajoutoit du miel pour raifon de fanté ; ce gâteau reffembloit affez au *miglioccio* des Italiens ; on vantoit fur-tout ceux qui étoient faits à Athenes, à caufe du miel qui y étoit très-renommé ; probablement c'étoient ces fortes de gâteaux auxquels Diogene avoit donné le nom de *panis probè confectus*. Les Latins nommoient *cruftula* des gâteaux plats faits avec de la farine, du miel & du lait, pour les diftinguer des autres qu'ils appelloient *placenta* ; à mefure que la fenfualité eft devenue plus générale, on a ajouté à ces gâteaux plufieurs ingrédiens, des herbages, des fruits, du beurre, des œufs, & on a commencé à les appeller tourtes. Le *torta panis* des anciens, dont parle Ifidore, n'étoit autre chofe qu'une croûte de pain évuidée dans le milieu, & frottée d'huile.

Les anciens faifoient auffi une pâte pêtrie à l'eau, mince comme une peau fine, ils l'affaifonnoient avec du fromage, du poivre, du fafran & de la canelle, & ils la nommoient *laganum*. Le *fcriblita* des anciens, étoit un gâteau fans miel, qu'on mangeoit chaud ; le *fapanum* étoit plus relevé, plus grand que les autres, on l'offroit aux Dieux. Le *libum* étoit une efpece de bouillie de fleur de farine, avec du miel & de l'huile ; fi l'on fe contentoit de prendre du fimple gruau de froment, on avoit une autre pâtifferie, qu'on appelloit *minutal* ; on donnoit le nom de *fummalia* à une efpece de tourte, qui avoit la forme d'une roue ; on faifoit auffi anciennement des efpeces d'oublies, fur lefquelles étoient empreintes des figures humaines ; dans les premiers tems c'étoit celle de deux jeunes hommes célebres, nommés *Gajus* & *Lagus*, d'où cette pâtifferie portoit le nom de *gajoli* & *lagunculi*.

On fabriquoit auffi une autre forte de pain, ou de pâte faite de fleur de farine pêtrie avec du moût ; on nommoit ce pain *muftaceus* : c'eft delà que vient peut-être le nom dee *muftaccivoli* de Florence, mais on n'y mettoit pas, comme on fait actuellement en Italie, du fucre & des épices, on fe contentoit de les adoucir avec du moût.

Les riches mangeoient une efpece de pain fort dur, comme le bifcuit des gens de mer, mais qui avoit beaucoup plus de goût ; il étoit compofé de fleur de farine, de lait, de beurre & d'huile, & fe nommoit *maza* : on le fervoit fur les meilleures tables, par délicateffe.

Les oublies étoient auffi connues des anciens, ils les nommoient *panis obelius*. Athénée dit qu'on les fervoit fur la fin du repas ; on les appelloit auffi *favi*, parce qu'ils étoient doux & tranfparens, comme des filets ; les meilleures fe faifoient avec de leur fine farine, du vin blanc, des œufs, du fel, & d'autres épiceries ; à Athenes on les faifoit minces comme du papier, le moule dont on fe fervoit pour les faire fe nommoit en latin *efchara*.

Nos bifcuits, *bifcotti*, font précifément ce que les anciens appelloient *meza* ; il ne faut pas les confondre avec les bifcuits des marins, dont nous avons parlé à la fection du pain.

On fait en Italie, principalement à Florence, des pains longs & étroits ; on les coupe par tranches, pour les remettre au four, ils cuifent mieux, & ils ont plus de goût ; on les nomme *cantucci di prato*.

En hiver on fait auffi en Italie une efpece de tourte, que l'on farcit de fain-doux frais & de lard, ou plu-

tôt de petits morceaux de chair grillée , qui reſtent
dans la poële quand on a fait fondre le lard ; ces gâteaux ſont très-en uſage , même à la campagne & parmi
le peuple : ils ſe nomment *ſtiacciat'unte.*

On prépare auſſi des pâtés de la même façon , mais
beaucoup plus délicats , qui ſe vendent dans les bou-
tiques , ils ſont faits avec de la fine farine , & la farce
eſt de la chair de ſauciſſes à griller , c'eſt-à-dire
de la viande de porc hachée bien menu , aſſaiſonnée
de ſel & d'épiceries , & paſſée dans les petits boyaux
de cet animal ; les anciens connoiſſoient un mets à-
peu-près ſemblable ; les Auteurs parlent d'une ſorte
de pain , mêlé avec de la viande , ils le nomment
artocreas ; d'autres font mention d'une pâtiſſerie du
même genre , mais d'un goût bien différent , ils y
mettent du beurre & du ſucre , ce qui rend cette pâte
aſſez ſemblable à celle qui ſe nomme en Italie *paſta
frolla* ; pendant le carême , on prépare encore en
Italie pluſieurs eſpeces de pâtiſſeries , parmi leſquelles on diſtingue ſur-tout le pain de romarin , *panis
di romarino* : il s'en fait pour lors une grande conſommation.

Ce pain eſt une pâte compoſée de farine blanche
& d'huile, avec du romarin & des raiſins ſecs de Damas , qui ſe nomme *uvæ ſiccæ* ; le tout ſe frit dans
une poële : lorſqu'on veut leur donner une qualité ſupérieure , on y met de gros raiſins qui viennent de
Sicile & du Levant , & qui ſe nomment *uvæ paſſæ
majores,* ou *uvæ ʒibibbæ.* La forme qu'on donne à ces gâteaux eſt toujours ronde ; ils ſe cuiſent beaucoup plus
que les petits pains marchands : les anciens ſervoient
ſur leurs tables une eſpece de pains, qu'ils nommoient
conos , & qui ſe fabriquoient avec des amandes & des
raiſins.

Une autre eſpece de pain très-commun en carême ,
eſt la *ſevole* ; c'eſt une pâtiſſerie blanche & fine , où
il n'entre que de l'anis & du ſel, on lui donne la forme

d'une navette de tisserand ; au lieu d'anis on y met quelquefois du safran : on en fait toute l'année à *Prato* , d'où on en envoie beaucoup dans les autres pays ; les sevoles de *Prato* ont même une espece de célébrité.

Les *brechelles* , que les Italiens nomment *cinembelle* , & les Allemands *bretzeln* , font encore une espece de pâtisserie qui se mange entre les repas ; il y entre de la fleur de farine , des œufs , & souvent du sucre & du beurre ; on leur donne différentes formes ; pour l'ordinaire elles sont en cercles, plus ou moins grands, selon les lieux & la qualité de la pâte ; les brechelles communes se trempent dans du chocolat, elles n'en changent nullement le goût ; souvent on les accommode avec du bouillon gras ou des œufs , & pour lors elles deviennent un mets de fort bon goût, qu'on peut présenter sur les meilleures tables.

Autrefois on faisoit dans plusieurs endroits des especes de pâtisseries , dans lesquelles , au lieu d'assaisonnement , on mettoit la semence dénommée par Mathiole , *sesamum* & par Bauhin , *sesamum antiquorum* ; les gâteaux s'appelloient *sesamides*. On prenoit une poignée de sésame , & on la faisoit rôtir dans une poële , on y mêloit de la farine , du riz & du sucre , & on faisoit cuire le tout au feu , ou sur des charbons ; au rapport de Rumphe , il se fait encore de pareils gâteaux dans les Indes ; ils sont même très-commodes pour ceux qui font de longs voyages dans les pays inhabités , d'autant qu'ils rassasient beaucoup , & que par-là les voyageurs sont dispensés de se charger d'une grande quantité de provisions.

On distingue en botanique deux especes de sésame : Tournefort les range l'une & l'autre parmi les digitales ; Linnæus nomme la premiere *sesamum orientale* , & Bauhin *sesamum antiquorum* : cette espece a les feuilles ovales , ainsi que nous le dirons ci-après , dans le traité qui concerne le regne végétal : il croît naturellement dans l'isle de Ceylan , sur la côte de Malabar , & peut-être même en Egypte, au rapport de Prosper Alpin. Rumphe nomme la seconde espece de Linnæus, *sesamum indicum* ; elle croît dans plusieurs endroits des Indes Orientales, spécialement dans le Bengale, & sur la côte de Coromandel; ses feuilles sont découpées à trois pointes, mais ses grains ont la même propriété que les autres ; la couleur en est néanmoins un peu plus foncée ; on cultivoit anciennement la premiere espece en Italie , spécialement dans la Lombardie , & dans le territoire de Luques ; actuellement les paysans de ces contrées ne savent plus ce que c'est , ils ignorent même le nom que leurs peres lui donnoient.

Athénée & Pollux font mention d'un pain de sésame , qui se faisoit en Ethiopie : probablement la plante avec laquelle il se faisoit est différente de celle dont il s'agit ici , puisque la semence en est trop petite pour qu'on en puisse tirer de la farine, peut-être que c'est le *cynosurus caracanus , Linn.* ou le *gramen dactylon Orientale majus frumentaceum , semine napi , caracca singalensibus , Raii hist. plant. Tom. III. p. 66* , dont la semence sert encore aujourd'hui de nourriture aux Indiens : on pourroit encore conjecturer que c'est cette plante dont les grains sont si petits , & dont les Abyssiniens font du pain , *poa Abyssinica.* Ces peuples le nomment *Téef ;* une de ces graines doit être dix fois plus petite qu'un grain de moutarde : le pain qu'on en fait n'est pas sujet aux vers, il a un très-bon goût, & a à-peu-près la même odeur que le pain de seigle ; au surplus, il ne faut pas confondre le véritable sésame avec la cameline, *myagrum sativum , Lin.* que quelques-uns nomment aussi mal-à-propos *sesamum.* On trouve assez rarement du véritable sésame en Allemagne & en France.

Les anciens appelloient *elapha* , le pain fait de sésame, mais ils en faisoient le plus souvent des gâteaux.

Ce qu'on appelle pain d'Espagne, est un composé de fleur de farine, de blanc d'œuf & de sucre : on en fait de longs gâteaux épais & relevés pour pouvoir en couper des tranches.

La *pasta reale* des Florentins est en petites pieces, elle se sert au dessert : si on met dans cette pâtisserie une plus forte dose de sucre, pour lui donner un meilgoût, elle change pour lors de nom, & se nomme *pastina* ; on en fait de petits rouleaux, que l'on met sur du papier pour les cuire au four.

La *bocca di dama*, est une pâte douce, très-agréable, où il n'entre point de farine ; on y met seulement des amandes, du sucre & des blancs d'œufs.

Les Latins donnoient le nom de *panis dulciarius*, *martius panis*, *marci panis*, & *placenta dulciaria*, à ce que nous nommons actuellement massepains ; c'est une espece de sucrerie faite avec des amandes & du sucre, à laquelle on donne différentes formes ; au lieu d'amandes on se sert quelquefois de noisettes & de pistaches. *Cælius*, *Apicius*, *Paul Æginette*, *Platina*, *Nonnius*, & plusieurs autres Auteurs, parlent très-au long de cette sucrerie.

Enfin, les anciens nommoient *panis picentinus*, un pain fait avec l'épautre, bien nétoyé & préparé d'une certaine façon, qu'ils appelloient *halica* ou *alica* ; il falloit neuf jours pour le broyer, le dixieme on le pêtrissoit avec du maïs.

S E C T I O N   I I.

Des différentes especes de Pâtisseries usitées en France, avec leurs différens degrés de salubrité & d'insalubrité.

On nomme en France pâtisserie, l'art d'assaisonner

& de dreſſer toutes les préparations de pâte que font les Pâtiſſiers ; les principales ſont la pâte briſée , la pâte feuilletée, la pâte feuilletée à l'huile , la pâte à la graiſſe de bœuf, la pâte à demi feuilletage, la pâte à beignets, la pâte croquante , la pâte à la royale , la pâte à la Reine , la pâte à l'Eſpagnole , la pâte à la cannelon , la pâte au riz, la pâte au beurre d'écreviſſe , la pâte au ſucre , la pâte au fromage , la pâte à la Ducheſſe, la pâte d'amandes, la pâte à l'échaudé , la pâte à la brioche, la pâte de flan , & la pâte à la Flamande. Voyons actuellement comment ſe préparent toutes ces différentes pâtes.

1° Pour faire de la *pâte briſée* , on met de la farine ſur une table , on fait un trou dans le milieu, & on y met du ſel , du beurre , une livre de farine, pour un quart on mouille avec de l'eau froide & de l'eau chaude, on pétrit promptement, & on la laiſſe repoſer avant de s'en ſervir ; cette pâte s'emploie ordinairement pour faire les pâtés dreſſés.

2° La *pâte feuilletée* ſe fait de la maniere ſuivante: on délaie de la farine avec de l'eau , du ſel , un ou deux œufs ; on aura ſoin que la pâte ſoit auſſi molle que le beurre qu'on y mettra ; en hiver on maniera le beurre pour qu'il ne ſoit pas ſi dur , & pendant l'été on le mettra à la glace pour le raffermir ; on met les deux tiers de ce qu'on a peſant de pâte ; on ramene les bords ſur le beurre pour qu'ils ſoient couverts de pâte ; on abat en douceur , avec le rouleau , le plus mince que l'on pourra , enſuite on replie la pâte en trois , & on la bat encore avec le rouleau de la même façon , en jettant de tems en tems un peu de farine pour que la pâte ne s'attache point au rouleau , ni à la table ; on lui donne cinq tours de cette façon , & on s'en ſert à ce qu'on veut.

3° Si on veut avoir de la *pâte feuilletée à l'huile* , ſur trois livres de farine qu'on met ſur la table , on fait un trou dans le milieu , on y met du ſel fin , trois œufs , un verre d'huile , & de l'eau froide ce qu'il en faut pour pêtrir la pâte fans être trop molle ; on la laiffe repofer , après quoi on la bat avec le rouleau jufqu'à ce qu'elle foit mince ; on frotte tout le deffus avec le plus d'huile que l'on pourra faire tenir ; on la replie en trois pour la battre encore , jufqu'à cinq fois , en mettant de l'huile à chaque tour.

4° Quant à ce qui concerne la *pâte à la graiffe de bœuf*, rien n'eft plus facile ; vous coupez de la graiffe de bœuf par petits morceaux , & vous la faires fondre fur le feu avec un peu d'eau ; vous la paffez au tamis dans un feau d'eau fraîche ; quand elle eft froide vous la retirez & la paffez pour en faire fortir l'eau ; vous la mettez dans un mortier , & vous la pilez , en y mettant de tems en tems un peu de bonne huile , jufqu'à ce qu'elle foit maniable comme du beurre ; vous vous fervirez de cette graiffe en place de beurre, pour faire une pâte brifée , ou feuilletage de la même façon.

5° A l'égard de la *pâte à demi-feuilletage* , il ne s'agit que de faire une pâte brifée à l'eau froide , voyez numéro 1 ; après qu'elle eft repofée , vous y mettez un quart de beurre de ce que vous aurez de pâte , & vous lui donnez cinq tours de la même façon que la pâte feuilletée.

6° La *pâte à beignets* n'eft pas difficile à faire , vous délayez de la farine avec un peu d'huile , fel fin , de la biere ou du vin blanc ; il faut qu'elle ne foit ni trop claire , ni trop épaiffe , qu'elle file gros en la verfant de haut avec la cuiller : vous y pouvez mettre des blancs d'œufs fouettés.

7° Pour faire de la *pâte croquante* , vous délayez autant de farine que de fucre fin , avec un peu d'eau de fleur d'orange & du blanc d'œuf ; mais il n'en faut mettre que peu , parce qu'il faut que cette pâte ne foit pas molle.

8° La *pâte à la royale* se prépare ainsi : vous faites bouillir pendant un moment un demi-setier d'eau , un peu de sucre , un demi-quarteron de beurre , un peu d'écorce de citron vert rapé très-fin , une pincée de sel ; vous y mettez de la farine ce qu'il en faut pour faire une pâte bien liée , & vous la remuez sur le feu , jusqu'à ce qu'elle quitte la casserole ; vous l'ôtez ensuite du feu , & vous y mettez , pendant qu'elle est chaude , un œuf à la fois , que vous remuez , jusqu'à ce qu'il soit bien lié dans la pâte : continuez à mettre de cette façon des œufs , l'un après l'autre , jusqu'à ce que la pâte se colle à vos doigts.

9° La *pâte à la Reine* se fait de la même façon que la précédente , à cette différence qu'au lieu d'eau , on y met de la crême ; mais si cette pâte a plus de goût elle n'est pas à beaucoup près aussi légere.

10° Pour faire la *pâte à l'Espagnole* , vous faites un trou dans le milieu de la farine , & vous y mettez du sel , moitié beurre & moitié sain-doux ; vous mouillez avec de l'eau chaude , vous pêtrissez un peu ferme , & la laissez reposer ; vous la séparez en plusieurs morceaux , & vous abattez chacun le plus mince que vous pouvez , vous en frottez le dessus avec du sain-doux bien chaud, & vous les roulez à mesure pour en faire de gros rouleaux bien soudés ; quand la pâte sera froide , vous la couperez comme vous voudrez avec un couteau , & vous tremperez à mesure dans l'eau chaude.

11° La *pâte à cannelon* se prépare de la maniere suivante : vous faites fondre un peu de beurre avec un verre d'eau , après quoi vous y délayez de l'écorce de citron vert rapé & un œuf ; vous mettez sur la table un demi-litron de farine , & la moitié de sucre fin de ce que vous aurez de farine ; vous mouillez avec votre appareil ; vous pêtrissez pour en faire une pâte qui ne soit pas trop molle.

12° La *pâte au riz* désigne assez par son nom qu'il y entre du riz : vous pêtrissez un demi-litron de farine avec deux œufs, un morceau de beurre, du sel, un peu d'eau ; vous laissez reposer, vous avez ensuite du riz bien cuit dans du bouillon bien épais ; étant froid vous le pilez dans un mortier, avec la pâte & un peu de beurre, jusqu'à ce qu'ils soient bien liés ensemble, vous en formerez des gâteaux pour servir chauds, de même que la pâte ordinaire.

13° La *pâte au beurre d'écrevisse* n'est pas difficile à faire : sur une livre de farine, vous mettez un quarteron de beurre d'écrevisse, un œuf, un peu de sel, un verre d'eau, & vous en faites une pâte à l'ordinaire.

14° La *pâte au sucre* sert pour les tourtes & autres entremets : sur une livre de farine vous mettez un quarteron de sucre fin, un quarteron de beurre, très-peu de sel, un peu d'eau, un œuf ; vous pêtrissez le tout ensemble.

15° La *pâte au fromage* se fait, ainsi que son nom l'indique assez, avec un fromage à la crême, de la farine, un peu de beurre, de la crême double, trois œufs, blancs & jaunes, & un peu de sel.

16° La *pâte à la Duchesse* sert à faire beaucoup de petits entremets découpés & glacés ; pour la faire, vous mettez sur la table un demi-litron de farine, avec trois œufs frais, un quarteron d'excellent beurre, peu de sel ; vous mouillez avec du vin d'Espagne ce qu'il en faut, pour que la pâte ne soit ni trop molle, ni trop dure.

17° La *pâte d'amandes* a aussi la façon particuliere d'être faite, selon que l'on veut faire de cette pâte ; on pele des amandes douces, & on les arrose, en pilant, avec un peu de blanc d'œufs, pour qu'elles ne tournent pas en huile, après quoi on les met dans une poële, sur un moyen feu, avec du sucre fin, les deux tiers pesant de ce qu'on a d'amandes ; il ne faut pas mettre le tout à la fois ; on en met à mesure qu'elle se desseche , jusqu'à ce qu'elle se détache de la poële , & qu'elle ne colle plus après les doigts : on l'ôte pour en faire l'usage que l'on veut ; on la bat légérement avec le rouleau , en jettant dessus & dessous moitié farine & moitié sucre.

18° Lorsqu'on veut faire de la *pâte à échaudé* , il faut régler les doses selon la quantité qu'on en veut faire : pour un demi-boisseau de farine , vous prenez la sixieme partie pour en faire un petit levain avec de l'eau chaude & de la levure de biere , que vous pétrissez ensemble: vous la tenez chaudement environ une demi-heure ; prenez le restant de la farine que vous mettez sur la table ; faites un trou dans le milieu , & mettez-y quatre onces de sel , deux livres de beurre , & un demi-cent d'œufs ; maniez le tout ensemble, & donnez trois tours avec le plat de la main , ensuite vous disperserez le levain de dessus par petits morceaux , & les mêlerez bien , en donnant encore six tours de plat de la main ; assemblez la pâte , en la farinant au tour , & la tenez dans un endroit frais , enveloppée d'une natte , jusqu'au lendemain , que vous taillerez vos échaudés , & les mettrez ensuite dans de l'eau bouillante : ne les laissez point bouillir ; vous agitez l'eau , & à mesure qu'ils montent , vous les retirez pour les mettre dans de l'eau fraîche ; étant bien égouttés , vous les faites cuire : ceux à sel & à beurre se font de même ; aux uns on n'y met point d'œufs , & aux autres ni beurre ni œufs.

19° Quant à la *pâte à la brioche* , sur un quart de farine , prenez-en un tiers pour en faire un levain , avec une once de levain de biere , & de l'eau plus que tiede ; laissez revenir un quart-d'heure l'été & une heure l'hiver , bien enveloppées ; prenez le restant de la farine , que vous mêlez avec deux onces de fel , quinze œufs , une livre & demie de bon beurre , après vous pêtriffez trois fois ; mettez-y le levain , que vous mêlez bien avec la pâte , & lui donnez encore trois tours ; affemblez votre pâte , & la farinez pour la mettre dans une nappe , & la laiffez revenir neuf ou dix heures avant de vous en fervir pour faire des brioches ou pains bénits.

20° La *pâte de flan*, *d'ariole* eft bien fimple; on fait cette pâte ferme avec un peu de beurre, de la farine, très-peu de fel & de l'eau chaude.

21° Celle *à la Flamande* peut fervir d'entremets; pour la préparer , vous faites bouillir un demi - fetier de lait , un demi-quarteron de beurre , du fel ; vous y mettez de la farine , & vous la faites deffécher ainfi qu'il a été dit de la *pâte royale* ; vous n'y mettez point d'œufs , vous la battez de l'épaiffeur d'un petit écu avec le rouleau , & vous la coupez avec une ridelle ou lozange ; vous faites frire , vous glacez avec du fucre & la pelle rouge.

Telles font les principales pâtes dont on fait ufage en France ; mais il eft très-effentiel , pour les perfonnes qui font la pâtifferie , de favoir gouverner & connoître le four dont on fe fert ; pour cet effet, fi ce font des pieces de pâtifferie qui foient longues à cuire , on fait chauffer le four long-tems ; on ne rifque même rien de le chauffer plus qu'il ne faut , pourvu qu'on laiffe abattre de fa chaleur , c'eft-à-dire qu'après que le four eft nétoyé , on en ferme la porte , & on eft une demi-heure avant de rien enfourner , par ce moyen on ne rifque point de brûler fa pâtifferie.

Pour ce qui concerne les pieces qui ne font point longues à cuire , on aura foin que le four ne foit pas fi chaud , principalement pour la pâtifferie de feuilletage , qui cuiroit trop promptement, & n'auroit pas le tems de monter ; la *pâte brifée* s'emploie

pour les tourtes & pâtés froids , & la pâte feuilletée
pour les petits pâtés & les gâteaux feuilletés ; plus une
pâte eft légere , meilleure elle eft ; plus elle eft levée
& cuite , plus elle eft facile à digérer ; la *pâte à l'échaudé*
eft la plus légere de toutes, un convalefcent en peut
faire ufage ; celle à *brioche* , quoique moins légere ,
fournit encore un aliment d'une digeftion facile : la
pâte feuilletée eft moins pefante que la *brifée*; la
feuilletée à l'huile eft plus délicate que celle au beurre ;
la *pâte à la graiffe de bœuf* eft indigefte ; la *pâte à*
beignets , telle que nous l'avons indiquée , eft affez
bonne ; la *pâte croquante* fe digere facilement ; la *pâte*
à la Reine eft beaucoup moins légere que la *pâte royale*,
quoiqu'elle ait un meilleur goût, la *pâte à l'Efpagnole*
& celle au *beurre d'écreviffe*, font paffablement lourdes : celle au *riz* eft aftringente : la *pâte à la canne-*
lon & celle *au fucre* , peuvent convenir à des eftomacs délicats , celle *au fromage* eft indigefte : la *pâte*
d'amandes approche beaucoup de la précédente : la
pâte à la Ducheffe , & celle à la *Flamande* , ne font
pas abfolument nuifibles à la fanté, quoiqu'en général toute forte de pâtifferie le foit , fur-tout fi on
en faifoit un ufage journalier: la *pâte de flan* , *d'ariole* ,
&c. eft trop ferme pour être légere.

On nomme en général *abaiffe* , la pâte qui fait le
deffous & le deffus d'une piece de four: on en dif-
tingue de trois fortes , la *pâte bife* , la *fine* & la *feuil-*
letée : la *bife* s'emploie pour les pâtés de jambons &
autres de cette nature , elle fe fait avec la farine de
feigle pêtrie ferme , avec un peu d'eau chaude ,
un peu de beurre & du fel menu ; cette pâte n'eft
pas abfolument bonne: la *pâte fine* fe fait avec la plus
pure farine de froment , du beurre à difcrétion &
du fel à proportion de la farine pêtrie à l'eau chaude : la *feuilletée* fe fait comme la feconde , fi ce n'eft
qu'on peut y ajouter des jaunes d'œufs, qu'il faut ,

ainſi que nous l'avons dit, pétrir à l'eau froide, &
qu'on doit mettre le beurre ſur la pâte étendue,
après qu'elle a été rendue maniable.

Avant de finir ce qui concerne les pâtes, nous
dirons encore un mot de la *pâte à frire*; on prend
un peu de beurre, du lait, un peu de ſel fin, on met
le tout dans une caſſerole ſur le feu : quand le lait veut
bouillir, on y met de la farine & on la deſſeche ſur
le feu, on l'étend après avec le rouleau, le plus
mince que l'on peut ; on la découpe en quarreaux,
& on la fait frire dans l'huile ; on la glace avec du
ſucre & la pelle rouge, & on s'en ſert pour rôt à
collation : une pareille pâte eſt fort légere & aſſez
ſaine.

Nous allons à préſent examiner toutes les autres
eſpeces de pâtiſſerie qui ſont le plus en uſage dans
le royaume ; nous ſuivrons l'ordre alphabétique; nous
commencerons par les beignets : cette eſpece de pâtiſſerie ſe cuit dans la friture de beurre ou ſain-doux, &
quelquefois à l'huile ; nous avons donné la méthode de
préparer la pâte aux beignets ; on en fait aux pommes,
au lait, au blanc-manger : nous en allons rapporter ici de quatorze eſpeces, qui ſeront plus que ſuffi-
ſantes pour en ſuggérer de nouvelles.

La premiere eſpece eſt le *beignet d'abricot*: pour
le faire, ôtez la peau, coupez-les en deux ; faites
mariner dans le ſucre & l'eau-de-vie, & égouttez ;
trempez dans une pâte de biere ou de vin blanc :
pour le reſte comme à l'ordinaire : *ce beignet eſt adou-*
ciſſant, nourriſſant, relâchant ; mais peſant ſur l'eſto-
mac.

La deuxieme eſpece eſt le *beignet bachique* : on
prend les bourgeons de vignes bien tendres ; on
les trempe dans une pâté à biere, ainſi que nous
le dirons ci-après des fraiſes : on les fait frire & on
les glace ; *ce beignet eſt aſſez léger.*

La troiſieme eſpece eſt le *beignet en blanc-manger* :

vous délayez à cet effet une poignée, plus ou moins, de farine de riz bien fine dans du lait, vous faites cuire, remuant toujours, pendant une heure ou deux, selon la quantité & le feu ; si elle s'épaissit trop, vous mettez un peu de crême en cuisant, & sur la fin un peu de sucre & citron rapés, avec des blancs de poulardes hachés très-menu. La crême finie, versez sur votre four à pâte avec de la farine dessus & dessous ; le tout refroidi, formez de petites boulettes, de la grosseur d'une noix, bien rondes ; faites-en quatre assiettes pour un plat, & faites frire dans une friture bien chaude, rappez dessus du sucre, & servez : *ces beignets sont fort indigestes.*

La quatrieme espece est le *beignet au fromage :* ayez du lait, un morceau de beurre & un de fromage de Brie, ou gruyere bien doux ; faites fondre le tout dans une casserolle, mettez ensuite de la farine, & faites comme une pâte royale : ajoutez des œufs, dressez votre pâte, formez vos beignets, faites frire, &c. *De pareils beignets sont fort mal sains, extrémement lourds, pesans & de difficile digestion.*

La cinquieme espece est le *beignet au café :* faites réduire six tasses de café à deux ; délayez-y de la farine, des jaunes d'œufs, moëlle de bœuf fondue, & passez au tamis, crême, sucre, un peu de sel, le tout bien cuit, réduit & bien épais ; étendez-le sur un plat fariné, roulez, laissez refroidir, coupez en filets, trempez dans une pâte à beignets, faites frire à grand feu, saupoudrez de sucre, & servez chaudement : *ces beignets sont moins indigestes que les précédens, à cause du café qui s'y trouve, & qui est stomachique*

La sixieme espece est le *beignet au chocolat :* faites comme les précédens, vous servant de chocolat au lieu de café : *ces especes de beignets sont fort nourrissans & adoucissans : mais assez difficiles à digérer.*

La septieme espece est le *beignet de citron vert :*

prenez

prenez à cet effet de l'écorce de cinq ou six gros
citrons ; coupez-la en filets, faites-les cuire aux trois
quarts à l'eau ; & leur faites prendre sucre dans un
sirop : changez ensuite, trempez dans une pâte à beignets, faites cuire à grand feu ; saupoudrez de sucre :
ces beignets sont stomachiques.

La huitieme espece est le *beignet à fraises* : ayez de
grosses fraises bien épluchées, trempez-les dans une pâte à biere comme dessus, & faites-les frire bien blonds,
servez-les glacés : *ces beignets sont agréables & sains.*

La neuvieme espece est le *beignet de pâte royale :*
formez votre pâte comme il a été dit au commencement de ce numéro : graissez une feuille de papier de
sain-doux, formez vos beignets de la grosseur d'une petite noix, mettez-les, s'il se peut, tous ensemble dans
la friture à demi-chaude, & menez doucement, s'ils
sont gros ; plus vîte, s'ils sont petits ; saupoudrez
de sucre, & servez chaud : *ces beignets ont les mémes
qualités que ceux de la pâte royale, dont nous avons
parlé ci-dessus.*

La dixieme espece est le *beignet de pommes* ; coupez
par quartiers des pommes de reinette, ôtez la peau
& les pepins, marinez comme dessus, égouttez,
maniez - les dans la farine, faites frire de belle couleur, & glacez à l'ordinaire : *ces beignets sont amis
de la poitrine, mais en méme temps indigestes.*

La onzieme espece est le *beignet de pommes en
joyaux* : coupez-les par rouelles, vuidez le milieu,
comme une bague, le reste comme dessus, ou trempez dans une pâte à biere, ou vin blanc : *mémes propriétés que celle du beignet précédent.*

La douzieme espece est le *beignet de Portugal :*
prenez des oranges, ôtez la peau, fendez en quatre,
faites blanchir, & mettez dans l'eau fraîche : faites
cuire dans le sucre, trempez dans une pâte claire à
la biere ou au vin d'Espagne, faites frire bien blonds,
& glacez pour servir : *ces sortes de beignets sont sto-*
machiques.

K

La treizieme espece est le *beignet lassé* : vous prenez un fromage, autant de farine délayée, quatre œufs frais, un peu de sel & de crême ; vous faites cuire comme une bouillie épaisse, vous passez dans une passoire sur un papier bien graissé, vous laissez refroidir ; coupez & faites frire, glacez ensuite du sucre en poudre avec une pelle rouge : *ces sortes de beignets sont très-mal-sains, & indigestes.*

Nota. Les beignets au citron, aux pistaches, aux amandes se font de même.

La quatorzieme espece est le *beignet seringué* : faites une pâte royale bien ferme ; mettez - la dans un mortier avec citron rapé, fleurs d'orange, amandes pilées, ou biscuits d'amandes ameres : versez des œufs, à mesure que vous pilez, jusqu'à ce qu'elle soit assez liquide pour mettre dans une seringue : vous passez ensuite vos beignets dans la friture, qui prennent la forme qui se trouve destinée à la seringue, faites frire & sucrez : *ces beignets sont les plus sains de tous ceux dont nous avons rapporté ici la composition.*

La deuxieme espece de pâtisseries dont nous nous proposons de parler ici, est le biscotin : cette pâtisserie est très-délicate ; pour la farine, il faut faire cuire à la grande plume une demi-livre ou une livre de sucre, suivant la quantité qu'on en veut faire : on y jette une demi-livre ou trois quarterons de farine, & on delaye promptement en la retirant du feu ; on manie cette pâte sur une table promptement avec du sucre en poudre : on pile dans un mortier, avec un blanc d'œuf, un peu de fleur d'orange, de musc & d'ambre ; on incorpore le tout, & on en fait de petites boulettes : on jette dans l'eau bouillante, & dès qu'elles surnagent, on retire & on met égoutter ; on dresse sur des feuilles, on met au four, & on fait cuire de belle couleur : *cette pâtisserie est fort saine, elle convient également aux personnes en santé & aux convalescens.*

On appelle *biscotins à la Choisy*, ceux qu'on fait avec une pâte comme la précédente, mais dans laquelle on met des fleurs d'orange & des œufs frais : on en forme des olives , & on les fait cuire au four, ainsi que nous avons dit ci-deſſus; quand, au lieu de fleur d'orange , on met de la *rapure de citron*, avec même poids de farine que de ſucre , on appelle ces biscotins, *biscotins au citron* ; à l'égard de ceux qu'on nomme *biscotins au fruit*, on prend trois blancs d'œufs , trois cuillerées de farine , une cuillerée de marmelade de quel fruit on jugera à propos; on pêtrit le tout enſemble , on dreſſe les biſcotins, & on fait cuire de belle couleur ſur des feuilles de papier; ſi les biscotins ſont attachés , on poſe les feuilles ſur une ſerviette humide , ils ſe détacheront auſſi-tôt : on découpe encore cette pâte en filets, & on en forme des lacs d'amour.

Une troiſieme eſpece de pâtiſſerie , qui eſt preſque auſſi délicate , & dont on fait un grand uſage, ſoit ſur les tables, ſoit pour la collation , eſt le *biscuit* ; on en fait de pluſieurs eſpeces; nous en allons raporter les différens procédés.

1° Le *biscuit à dame Barbe* : prenez cinq quarterons d'amandes , dont un d'amandes ameres , pelezles & les pilez , en les arroſant de blanc d'œuf de tems en tems ; votre pâte faite pêtriſſez-les avec autant peſant de ſucre en poudre, dreſſez vos biſcuits ſur du papier de la largeur d'un écu , mais plus minces, mettez au four feu deſſus , & lorſqu'ils auront levé ſuffiſamment , donnez feu deſſous pour achever.

2° Le *biscuit à la Bourgogne* : prenez une livre d'amandes , dont un quarteron d'ameres ; pelez & pilez comme deſſus ; mettez quatre livre de ſucre en poudre dans cette pâte , pêtriſſez fortement , juſqu'à ce que la pâte ſoit très-ſouple ; paſſez cette pâte au tamis avec expreſſion , & ſi elle eſt trop forte mouillez - la d'eau de fleur d'orange , formez-en des bifcuits dans des moules de papier; dreffez fur des planches , & mettez deffus le couvercle du four avec du feu : lorfqu'ils font levés & qu'ils ont pris cou-leur , retirez - les des moules , & glacez - les en deffous.

3° Le *bifcuit à Chanceliere* : délayez pour le faire, du fucre fin en poudre, cuillerée à cuillerée, avec deux jaunes d'œufs frais; mettez-y deux cuillerées de farine , & un peu d'anis battu, avec un peu de fleur d'orange; faites du tout une pâte, que vous feringuerez fur le papier de la forme que vous voudrez, & faites cuire au four de cuivre rouge , n'y ayant deffous & deffus que du feu modéré.

4° Le *bifcuit à la Choify* : on fait cuire une demi-livre de fucre à la grande plume, on le met dans un mortier , avec égale quantité de farine, de l'eau de fleur d'orange , & deux œufs frais ; on forme du tout une pâte fouple en la travaillant; on la dreffe & on la manie fur une table , on faupoudre la farine avec un tiers de fucre en poudre ; on en forme des olives, qu'on applatira un peu, & on les fait cuire fur des feuilles d'office, à feu doux.

5° Le *bifcuit à la crême* : on bat fept blancs d'œufs frais, avec une demi-livre de fucre en poudre, & un quarteron de fleur de farine ; on fouette une cho-pine de crême, on en fait égoutter la mouffe fur un tamis, & on la met dans la pâte ; on dreffe les bifcuits dans les moules, on glace & on fait cuire.

6° Le *bifcuit à la Dauphine :* pour le préparer, on pele & on pile une demi - livre d'amandes, au-tant de douces que d'ameres , on les arrofe de blancs d'œufs, & on y ajoute deux livres de fucre , avec un blanc d'œuf; la pâte étant bien maniable, on la feringue de la forme qu'on fouhaitera : on fait cuire au four de campagne, comme les *bifcuits à la Chan-celiere* , & on glace en-deffous, comme les *bifcuits à la Bourgogne.*

7° Le *biscuit à la Reine* : sur un quarteron de farine de riz bien passée , on met une livre de sucre fin passé au tamis , de l'écorce de citron rapée , & six jaunes d'œufs ; on bat le tout une demi-heure , on y ajoute douze blancs d'œufs fouettés ; on dresse les biscuits , on les glace avec sucre fin tamisé , incorporé avec le blanc d'œuf & le jus de citron , lorsqu'ils ont pris couleur dessus , & on remet au four pour sécher la glace.

8° Le *biscuit au sucre* : on fait cuire du sucre au grand perlé , selon la quantité que l'on veut , après l'avoir clarifié ; pour un quarteron on met deux œufs frais , un peu de fleur d'orange ; on fouette bien le tout , on dresse les biscuits, & on fait cuire à feu doux.

9° Le *biscuit canelé* : prenez six œufs frais , avec autant pesant de sucre & de fleur de farine , battez bien vos œufs , & mêlez-y ensuite le sucre & la farine , avec de la rapure d'écorce de citron vert ; travaillez bien le tout ; pliez les feuilles de papier de leur longueur , en canaux de la largeur d'un doigt , dont le fond sera canellé ; faites cuire à un feu doux ; détachez-les ensuite & les mettez sécher à l'étuve , pour servir au besoin.

10° Le *biscuit commun* est très-facile à faire : vous fouettez huit œufs , vous y jettez une livre de sucre en poudre , & autant de fleur de farine , vous travaillez le tout jusqu'à ce que la pâte soit bien blanche : vous pouvez y mettre deux pincées d'anis en poudre ; ces biscuits vous formez dans des moules quarrés-longs ; vous mettez dans un four de campagne , feu dessus & dessous , mais plus dessus pour les colorer : au bout d'un quart-d'heure vous les glacez avec le sucre en poudre, mêlé avec du blanc d'œuf.

11° On fait aussi des *biscuits d'amandes* : on échaude à cet effet une livre ou deux d'amandes douces , sur lesquelles on en mettra un quarteron d'ameres ; on les pile bien fin, on les arrose d'un peu de blanc d'œuf, on y met autant pesant de sucre en poudre , avec d'autres blancs d'œufs ; on pêtrit le tout avec la gâche, en y mettant un peu de farine & d'eau de fleurs d'orange , on en forme des biscuits & on les fait cuire à feu doux.

12.° On fait encore des *biscuits de chocolat*: on fouette des blancs d'œufs en neige, on y mêle ensuite autant de chocolat qu'il en faut pour donner le goût & la couleur du sucre en poudre, & de la fleur de farine ; on fait du tout une pâte souple, on en forme ses biscuits, & on fait cuire à une chaleur modérée.

13° Les *biscuits de citron* se préparent ainsi : on rape dans des blancs d'œufs, à volonté, de l'écorce de citron, on y met de la marmelade du même fruit, & du sucre en poudre, tant que ce composé en pourra prendre pour faire un pâte maniable ; le tout bien incorporé, on en forme des biscuits, on fait cuire à feu doux ; on peut, au lieu de marmelade de fruit, y mettre de la pâte de citron confite, pilée menu, ou de la raclure de citron, préparée comme la conserve.

14° Si on veut des biscuits de fruits mêlés, à un quarteron de pâte d'amande on ajoute deux cuillerées de marmelade d'orange , deux quartiers d'orange confits au sec, & quatre abricots de même ; on pile le tout jusqu'à ce qu'il puisse passer au tamis, on lie avec dix jaunes d'œufs & un quarteron de sucre en pourdre, on en forme une pâte un peu ferme, on la coupe en long , on saupoudre de sucre fin, on dresse sur du papier, & on fait cuire comme les autres.

15° Pour *faire des biscuits de fleurs d'orange ambrés, musqués & glacés*, vous broyez des blancs d'œufs avec du sucre en poudre & de l'eau de fleurs d'orange, jusqu'à ce que ce mélange devienne une pâte maniable : vous formez vos biscuits en olives, vous les roulez dans du sucre en poudre, vous faites cuire au four de campagne, feu deſſus & deſſous. Il n'y a point d'autre proportion pour le ſucre, que celle que les blancs d'œufs en peuvent comporter, & la quantité de blancs d'œufs dépend de celle que l'on veut faire de pâte : ſi on les veut ambrés & muſqués, on mêle de l'ambre & du muſc au ſucre que l'on emploie : & ſi on les veut glacés, on les trempe dans le blanc d'œuf, & après les avoir égouttés, on les roule dans le ſucre en poudre.

16° Le *biſcuit de Genes* ſe prépare différemment : ſur une livre de farine vous mettez quatre onces de ſucre, de la coriandre & de l'anis ce qu'il en faudra pour donner le goût, quatre blancs d'œufs, & vous délayez le tout avec ce qu'il faudra d'eau tiede pour faire un pain, que vous ferez cuire au four à l'ordinaire, & lorſqu'il ſera cuit, vous le couperez en tranches que vous ferez cuire.

17° Si vous ſouhaitez des *biſcuits de jaſmin*, vous pilez dans un mortier de marbre bien net, du jaſmin d'Eſpagne, ou commun, vous y mettez du ſucre avec des blancs d'œufs, vous achevez comme les *biſcuits à fleurs d'orange*.

18° Les *biſcuits de Piémont* ne different pas beaucoup des *biſcuits communs* : vous faites une pâte avec ſix œufs que vous y mettrez ; que cette pâte ſoit tant ſoit peu plus ferme : dreſſez-la ſur du papier de l'épaiſſeur d'un travers de doigt, formez-en des biſcuits de la longueur & de la largeur du doigt, ſaupoudrez-les de ſucre fin, faites cuire au four à feu doux, & les tirez pour les mettre en lieu ſec.

19° La maniere de faire les *biſcuits de Portugal* eſt bien ſimple : vous fouettez ſix blancs d'œufs, vous ajoutez les jaunes, & vous les battez avec une demi-livre de ſucre en poudre, quatre onces de farine & autant de marmelade d'oranges de Portugal, rapure d'une écorce de citron ; vous maniez bien le tout, vous formez vos biſcuits, vous faites cuire, vous

K 4

glacez après, & vous remettez au four pour sécher la glace.

20° Voyons actuellement comment se fait le *biscuit de Savoie* : vous fouettez à part quatre blancs d'œufs frais, mettez-y ensuite les jaunes, avec demi-livre de sucre, du citron rapé ; ou de l'anis en poudre, ou de l'écorce d'orange rapée, ajoutez six onces de fine fleur de farine, faites du tout une pâte, dressez vos biscuits en petits ronds, poudrez de sucre pour les glacer & empêcher la pâte de couler ; mettez au four, où vous tiendrez dans un coin un peu de feu pour les échauffer & leur donner une belle couleur.

21° Les *biscuits d'Espagne* se préparent ainsi : vous fouettez douze blancs d'œufs frais en neige, vous ajoutez ensuite les jaunes fouettés, une livre & demie de sucre en poudre, & vous travaillez bien le tout, ensuite vous y ajoutez une demi-livre de fleur de riz, & de la rapure de citron ; après avoir bien travaillé le tout, vous formez vos biscuits dans leurs moules, vous faites cuire ; vous les coupez en tranches, vous glacez du côté coupé, & vous faites sécher la glace à petit feu.

22° A l'égard *des biscuits d'orange*, vous prenez pâte d'orange, pulpe d'orange & de citron, & vous les pilez ; vous fouettez quatre blancs d'œufs, & ensuite les jaunes ; vous y jettez une livre de sucre en poudre, vous battez bien, & vous ajoutez une cuillerée de farine, & une livre de marmelade pilée au mortier ; vous maniez bien le tout avec la spatule ; votre pâte faite, vous formez vos biscuits de l'epaisseur d'un doigt, vous faites cuire sans glacer ; vous les renversez ensuite, & vous les glacez par-dessus avec sucre fondu, dans l'eau de fleur d'oranges, & faites sécher cette glace au four de campagne.

23° On estime beaucoup à Paris les *biscuits du Palais royal* : vous prenez pesant trois œufs de fleur de farine, six œufs & leur poids du plus beau sucre en poudre; vous fouettez les blancs en neige, vous y mettez ensuite le sucre, vous délayez bien; vous y jettez les jaunes, & ensuite la farine; vous incorporez bien le tout avec rapure de citron & conserve de fleur d'orange pilée, environ deux pincées; vous dressez vos biscuits dans leurs moules, vous les glacez légérement, & vous les faites cuire à l'ordinaire.

24° Les *biscuits légers*, *glacés*, ont aussi leur préparation particuliere: sur une livre d'amandes douces vous mettez trois quarts d'ameres, vous les échaudez & les pilez comme il a été dit ci-dessus; vous incorporez à cette pâte quatre livres de sucre en poudre, & vous maniez cette pâte jusqu'à ce qu'elle soit assez souple pour passer à la seringue; vous formerez vos biscuits de la longueur & de la forme que vous voudrez sur le papier, vous faites cuire sous le four de campagne; quand ils sont renflés, & de belle couleur en dessus, vous les détachez du papier, & vous les glacez d'une glace blanche en-dessous, que vous faites sécher sous le même four ou à l'étuve.

25° Les *biscuits liquides* se font comme ceux d'orange, si ce n'est que pour une livre de farine on y met à-peu-près la même quantité de pâte d'amandes douces.

26° On appelle *biscuits manqués* ceux qui se font de la maniere suivante: vous battez quatre œufs frais, vous y mêlez successivement quatre petites poignées de sucre & une de farine, avec de la rapure d'écorce de citron; le tout mêlé, vous mettez dans des moules, vous glacez & faites cuire à feu doux; étant cuits vous les coupez en quatre, & vous les faites sécher à l'étuve.

27° Nous finirons l'article des biscuits par le *biscuit royal*: vous fouettez sept ou huit blancs d'œufs frais en neige, vous y mettez sept onces de diverses marmelades, & vous battez le tout; vous y joignez cinq ou six jaunes d'œufs, vous battez bien, vous ajoutez à ce mélange sept onces de fleur de farine de riz, & autant de sucre ; votre pâte étant bien faite, vous dressez vos biscuits à l'ordinaire, & vous faites cuire à une chaleur modérée.

En général le biscuit est un aliment délicat, léger, facile à digérer, nourrisant & très-sain ; il convient très-bien aux personnes délicates, convalescentes, & à tous ceux qui ne sont pas réduits à la seule boisson ; lorsqu'il est trempé dans de bon vin vieux, c'est un cordial ou un stomachique excellent ; mais cependant il faut observer que lorsque le biscuit a beaucoup de mie, il devient spongieux dans l'estomac, & lui est conséquemment nuisible. *Le biscuit à la crême* n'est pas à beaucoup près si léger que les autres : mais le *biscuit à la Reine*, ceux *de Savoie & de Génes* sont préférables ; ceux *de marmelade* sont *moins légers* : on n'estime pas beaucoup les *biscuits manqués* ; mais ceux du *Palais royal* se servent sur les meilleures tables de Paris.

Une quatrieme espece de pâtisserie dont on fait quelquefois usage sur nos tables, est le *bonnet de Turquie* : pour le faire, on prend de la farine, on la délaye avec vingt jaunes d'œufs & du sucre, & on la fait lier sur le feu : lorsqu'elle est prise & un peu cuite, on y met des pistaches échaudées & bien pilées, avec une côte de citron aussi confit, échaudé & pilé avec des pistaches, avec suffisante quantité de sucre & de la fleur d'orange en conserve : on écrase & on mêle bien le tout ensemble, avec six ou sept jaunes d'œufs ; quand on a bien mêlé le tout, on fouette les blancs en neige, & on les mêle aussi dans la crême ; on prend un bonnet de Turquie bien net, on passe en dedans du beurre fondu clarifié, aprés quoi on y met la crême, on les fait cuire au four, qui ne soit pas trod chaud, pendant deux heures ; on les retire le plus proprement qu'on peut & on sert : *cette espece de pâtisserie est assez saine.*

La cinquieme espece est *la brioche* ; mais comme nous avons donné ci-dessus la maniere d'en préparer la pâte, il est inutile d'y revenir ici ; nous nous contenterons seulement d'en rapporter son degré de salubrité : cette pâtisserie est un aliment délicat, léger, assez nourrissant, & facile à digérer ; il ne convient cependant pas aux personnes délicates, ni aux estomacs foibles, à moins qu'il ne soit humecté de salive, & qu'il n'y ait point entré trop de beurre, ni du beurre vieux ; elle ne vaut encore rien lorsqu'elle en trop gardée, le beurre s'y gâte.

On donne le nom de canelas à une sixieme espece de pâtisserie : vous prenez, pour cet effet, avec deux poignées de farine, une de sucre en poudre, rapure de citron vert, deux jaunes & un blanc d'œuf frais, vous faites fondre gros comme un œuf de beurre fin, dans un demi-verre d'eau ; vous versez dans votre farine, & vous en faites une pâte maniable, dont vous formerez une abaisse très-mince, vous la couperez en morceaux, que vous roulerez sur des morceaux de canne de la longueur du doigt ; vous les faites frire au sain-doux, vous les égouttez, & vous ôtez les bouts de canne, vous remplissez de plusieurs sortes de marmelades ; vous saupoudrez de sucre fin, & vous servez pour entremets ou garniture : *cette pâtisserie est assez saine & très-facile à digérer.*

La pâtisserie suivante, qui est la septieme espece, n'est pas à beaucoup près aussi saine ; elle est même très-indigeste, elle ne convient qu'à des jeunes gens, & à des personnes qui ont un estomac fort : cette pâtisserie se nomme *casse-muzeau*. Pour la faire on prend des morceaux de moëlle de bœuf d'environ un pouce ; on les échaude à l'eau bouillante, on retire & on laisse égoutter : on saupoudre de sucre avec un peu de sel & de canelle en poudre, ou fines épices : on fait de petites abaisses de feuilletage : on met sur chacune un morceau de moëlle & un de sucre, assaisonné comme ci-deſſus. On recouvre de la même abaiſſe, en la repliant & fendant les bords; on les fait frire dans le beurre ou le ſain-doux, ſans remuer; on fait égoutter; on poudre de ſucre fin, & la pâtiſſerie ſe trouve faite & prête à être mangée.

La huitieme eſpece de pâtiſſerie dont nous parlerons ici, eſt ce qu'on nomme communément *choux*; ceux de Pont-à-Mouſſon, en Lorraine, ſont très-eſtimés : vous prenez pour les faire, des petits fromages à la crême, qui ſoient bien gras, ſuivant la quantité que vous en voulez, vous les mettez dans une caſſerole, avec deux poignées de farine; à proportion de la quantité de votre fromage, vous y ajoutez de l'écorce de citron vert, haché menu & un peu de ſel : vous brouillez bien le tout avec une cuiller, vous y mettez enſuite quatre ou cinq œufs, vous incorporez bien le tout enſemble, & vous en faites une pâte, comme celle de beignet, mais plus forte; vous avez pour lors de petites tourtieres, vous les engraiſſez de beurre, & vous mettez dans chacun un peu de ce mélange avec une cuiller; vous les dorez enſuite doucement avec un jaune d'œuf battu; vous les mettez au four, & après qu'ils ſont cuits, vous pouvez les glacer avec du ſucre fin, & les remettre un moment à l'entrée du four, pour faire ſécher cette glace. *Cette pâtiſſerie, quand elle eſt bien faite, eſt aſſez facile à digérer, à cauſe des œufs qui s'y trouvent, & qui font gonfler la pâte en cuiſant, cependant il n'en faut pas manger avec excès.*

Il en eſt de même de la neuvieme eſpece, à laquelle les Pâtiſſiers donnent le nom de *cornets*; ces cornets, quoique légers & faciles à digérer, ſont de ceux dont on ne doit manger qu'en petite quantité, à cauſe de la farine qui n'a pas fermenté. On les prépare de la maniere ſuivante : vous prenez une demi-livre de ſucre en poudre, une livre de farine, deux jaunes d'œufs, deux onces de bon beurre frais, & trois demi-ſetiers d'eau; vous délayez le tout enſemble, après avoir fait

fondre le beurre auparavant dans un des trois demi-
fetiers d'eau ; en le faifant prefque bouillir ; cette
forte de pâtifferie fe cuit de la même façon que les
gauffres.

Quoique nous ayons déjà parlé des darioles , lorfque nous avons traité des pâtes , nous croyons être
obligés d'y revenir ici, n'en ayant pas parlé fuffifam-
mént ; nous donnerons à cette pâtifferie le dixieme
rang de cette énumération : pour la faire on met dans
une terrine le quart d'un litron de fleur de farine , on
y caffe deux œufs frais , on délaye avec un cuiller , &
on y verfe , pour mieux détremper , du lait peu-à-
peu , du fel , & du beurre frais ce que l'on juge convenable. Le tout bien détrempé , on ajoute encore
une chopine de lait , ou pareille quantité de lait d'a-
mandes , mais pour lors il faut un peu plus de farine ;
quand cela eft en confiftance de crême , on en remplit de petites abaiffes , faites de pâte à tartes , mais
bien effuyées & fermées : on met les darioles au four ;
quand elles font cuites , on met fur chacune un petit
morceau de beurre , on les poudre de fucre , & on y
met un peu d'eau de fleur d'orange : *cette pâtifferie pa-*
roît d'autant plus faine , que tous les ingrédiens qui la
compofent font très-fains de leur nature.

La *feuillantine* eft encore une efpece de pâtifferie ,
elle fe fait de trois manieres différentes : vous faites
d'abord deux abaiffes de pâte fine feuilletée , que vous
façonnez de même que pour une tourte , vous prenez
de la crême de pâtifferie , avec de la mie de pain , ou
du bifcuit en poudre , un peu de raifin de Corinthe &
de canelle , du fucre , & quelques gouttes de jus de
citron , vous garniffez votre abaiffe de deffous , vous
couvrez & mettez au four.

Ou vous mettez une crême de piftache dans votre
premiere abaiffe , vous couvrez d'une feconde , vous
mettez au four.

Ou bien vous garniffez vos abaiffes d'une crême

de franchipane froide, vous mettez au four ; quand
vos feuillantines seront cuites, glacez-les avec du sucre en poudre & avec la pelle rouge ; on peut aussi les
enjoliver avec de la petite nompareille : *cette pâtisserie,
quoique peu légere, est assez saine, pourvu qu'on n'en
mange pas trop ; au surplus elle ne convient pas aux
personnes d'un tempérament délicat.*

La *galette* est aussi une espece de pâtisserie que l'on
cuit au four, mais qui est un aliment fort pesant &
fort indigeste, ainsi que nous avons déjà eu occa-
sion de le dire ci-dessus : nous en allons rapporter
ici de quatre sortes.

La premiere est la *galette commune* : pour la faire,
vous pêtrissez deux litrons de farine avec environ une
livre de beurre frais, eau & sel suffisamment délayés
peu-à-peu, ajoutant de l'eau jusqu'à ce que la pâte
de ferme devienne molle ; mettez-la en boules ; applatissez ensuite avec le rouleau, en poudrant votre
table de farine, pour que la pâte ne s'y attache pas ;
donnez un pouce d'épaisseur, dorez & mettez au
four.

La deuxieme est la *galette aux œufs* : il ne faut
qu'ajouter quatre ou cinq œufs à la pâte ci-dessus,
ce qui la rend un peu plus légere.

La troisieme est la *galette galeuse* ; c'est la moins
saine : même dose que pour les précédentes ; vous
ajoutez ensuite du fromage affiné tel qu'il soit, vous
coupez par petits morceaux, & vous pêtrissez en
mettant l'eau avec le beurre, pour commencer votre
pâte, que vous garnissez lorsque votre galette est formée de petits morceaux de fromage.

La quatrieme est la *galette feuilletée* : la pâte se
trouvant faite comme la précédente, il ne faut que
la plier plusieurs fois en quatre & l'étendre ensuite
avec le rouleau, formez votre galette, dorez & faites
cuire.

Rien n'est plus commun dans la pâtisserie que

ce qu'on appelle *gâteau* : on donne même indiſtinctement ce nom à toute ſorte de pâtiſſerie ; nous en
allons ſeulement rapporter ici de vingt-une ſortes ;
nous ne parlerons par conſéquent que des principaux.

La premiere ſorte eſt le *gâteau d'amandes* : pour en
faire un qui ſoit de moyenne grandeur , vous prenez une livre d'amandes douces , avec environ trente d'ameres ; vous les échaudez , vous les pilez bien
fines , & les râfraîchiſſez de blancs d'œufs de tems à
autre en les pilant ; étant pilées , vous y ajouterez
trois quarterons de ſucre en poudre , un peu de
fleur d'orange & trois œufs entiers : battez bien le
tout avec une ſpatule , & y mettez de l'écorce de
citron vert rappée ; puis continuez à battre ,
en y ajoutant des jaunes d'œufs , juſqu'à concurren-
ce d'une douzaine : peu - à - peu , quand ce mélange
blanchira , fouettez les blancs à part , tandis qu'une
autre perſonne battra toujours les amandes , pour
qu'elles ne deviennent pas huileuſes : les blancs étant
bien fouettés , mêlez-les avec les amandes , & mettez le tout dans un moule de fer-blanc beurré : ce
moule doit être abſolument de fer-blanc , car cette
pâte a beſoin d'un feu extrêmement doux : laiſſez
cuire trois quarts d'heure , & tâchez qu'il ne ſoit
pas forcé du deſſous , & qu'il ait une belle couleur :
étant cuit , vous le renverſerez ſur un petit plat , &
le ſervirez tel qu'il eſt , pour entremets : on en peut
faire de petits avec la même pâte , dans des petits
moules : *ce gâteau eſt très-bon pour la ſanté , fort ſain ,
nourriſſant & en même-tems adouciſſant.*

La ſeconde ſorte eſt *le gâteau à la fleur d'orange.*
Peſez une demi-livre de feuilles & de fleurs d'orange ,
faites cuire à la grande plume deux livres de ſucre ;
mettez - y la fleur d'orange , pour la faire bouillir &
y jetter ſon eau : continuez de faire bouillir le ſucre
avec la fleur d'orange , juſqu'à ce qu'il ſoit revenu à

la grande plume; il faut pour lors travailler promptement le sucre avec la spatule, en frottant au milieu & tout autour de la poële, jusqu'à ce qu'il commence à monter, mettez y tout de suite un peu de blanc d'œuf délayé avec du sucre fin, sans être trop liquide : il faut le mêler promptement dans le sucre, & verser à l'instant le gâteau dans le moule de papier : on tient le cul de la poële chaud, à une certaine distance du gâteau, ce qui contribue à le faire monter & à le glacer, ainsi que le blanc d'œuf que l'on met dedans. *Ce gâteau est très - bon pour les Dames ; il est stomachique, & conséquemment de digestion facile, il est même anti-histérique.*

La troisieme sorte est *le gâteau de pistaches ;* pour le faire, prenez une livre de sucre en poudre, une demi-livre de pistaches mondées, un gros de gomme adragan, fondue dans de l'eau, quelques gouttes d'eaux odoriférantes : pilez le tout, mettez la pâte sur une table, donnez à vos gâteaux la figure que vous voudrez sur une feuille de papier, & faites-les cuire au four. *Ce gâteau est adoucissant & nourrissant.*

La quatrieme sorte est le *gâteau mollet sans fromage ;* nous parlerons plus bas du *gâteau mollet,* proprement dit, ou *de fromage ;* mettez à cet effet deux litrons de farine sur une table bien propre, faites-y une fosse au milieu : jettez-y peu-à-peu environ une chopine de crême ou de lait, pour détremper la farine, & en former une pâte, mettez-y du sel broyé en proportion & quatre œufs, pêtrissez bien le tout ensemble : après avoir formé la pâte, étendez - la au rouleau, & la couvrez d'une livre de beurre frais : ensuite incorporez bien le beurre avec votre pâte, en la mouillant comme il faut : formez votre gâteau de la grandeur que vous souhaitez, dorez-le d'œufs, & le mettez cuire : il faut que le four soit raisonnablement chaud : *ce gâteau se digere assez facilement, pourvu qu'on n'en mange pas trop.*

La

La cinquieme forte eft le *gâteau à la Brie* : pour le faire, prenez du fromage de Brie bien affiné, un litron de farine, une demi-livre de beurre, un peu de fel, quatre œufs pour délayer votre pâte ; pêtriffez bien, mouillez-la un peu, la laiffez repofer une heure, formez-en votre gâteau, & le mettez au four : *cette efpece de gâteau eft fort pefante & des plus indigeftes.*

La fixieme forte eft le *gâteau à l'Angloife.* Prenez deux poignées de farine, une chopine de lait, un demi-fetier de crême, une demi-livre de raifins fecs, autant de graiffe de bœuf, un peu de coriandre, mufcade rapée, un quarteron de fucre, eau de fleur d'orange & eau-de-vie, parties égales, deux bonnes cuillerées ; mêlez le tout, beurrez le fond d'une cafferole, où vous mettrez cuire ce mêlange : mettez au four, & quand votre gâteau fera cuit, glacez avec du fucre en poudre & la pelle rouge. *Ce gâteau eft très-indigefte, & il le feroit encore plus fi on n'y ajoutoit pas de la mufcade & de l'eau de fleur d'orange, qui donnent l'un & l'autre du ton à l'eftomac.*

La feptieme forte eft le *gâteau à l'Italienne* : mettez dans une cafferole un demi-fetier d'eau, un peu de fel, un quarteron de beurre, deux ou trois zeftes de citron vert : faites bouillir cette eau fur un fourneau, retirez le zefte, mettez de la farine autant que votre eau en pourra prendre : faites-la deffécher & refroidir, délayez-la enfuite avec autant d'œufs qu'elle en pourra boire, & mettez-y quelques cuillerées d'eau de fleur d'orange & quelques bifcuits d'amandes ameres écrafées : formez de cette pâte des petits gâteaux de la groffeur d'un œuf, faites-les cuire au four & glacez à l'ordinaire. *Ce gâteau eft affez bon, & d'une digeftion facile.*

La huitieme forte eft le *gâteau au lard* : on fait une pâte brifée, très-fine, dont on forme un gâteau, ſur lequel on met par rangées, & très-près, de petits cordons de petit lard; on obſervera de ſécher moins à cauſe du petit lard: on le met au four, il ſe ſert froid: *un pareil gâteau n'eſt bon que pour des eſtomacs forts & robuſtes.*

La neuvieme ſorte eſt le *gâteau au riz*: pour le faire, vous faites cuire une demi-livre de riz, comme pour faire un potage au blanc: quand il ſera cuit & bien épais, faites une pâte briſée d'un litron de farine, environ une livre de beurre, du ſel ce qu'il en faut; mettez le riz & la pâte dans un mortier, pilez le tout enſemble, & l'incorporez bien: formez votre gâteau, dorez & mettez au four ſur un papier doré, ſervez chaud. *Ce gâteau eſt aſſez ſain, pourvu qu'on n'en mange pas une trop grande quantité.*

La dixieme ſorte eſt le *gâteau au verjus*, ou *aux confitures en beignets*: prenez pour les faire de la pâte feuilletée, coupez-la comme pour des petits pâtés, ſur une des abaiſſes, mettez des confitures de verjus, recouvrez d'une autre abaiſſe, ſoudez bien les bords, faites-les frire de belle couleur au ſaindoux, & les faites égoutter ſur un linge blanc: *ce gâteau eſt ſain & d'une digeſtion aſſez facile.*

La onzieme ſorte eſt le *gâteau aux œufs*: délayez un litron de farine avec huit œufs, une cuillerée de levure de biere, ou comme une noix de levain, environ une demi-livre de beurre frais fondu & du ſel: le tout bien manié, couvrez d'un linge chaud, & mettez près du feu pour l'entretenir dans une chaleur tempérée, pendant une demi-heure, & pour que la pâte ſe renfle; faites fondre enſuite un quarteron de beurre frais dans une tourtiere, mettez-y votre gâteau: couvrez & faites cuire feu deſſus & deſſous, ſervez chaud. *Ce gâteau eſt très-bon & facile à digérer.*

La douzieme ſorte eſt le *gâteau bourgeois*: c'eſt le même que le gâteau aux œufs pour la façon de la pâte, ſi ce n'eſt que celui-ci ſe pétrit avec du lait:

la façon de le cuire eſt encore la même ; *mais il eſt un peu moins léger que le gâteau aux œufs.*

La treizieme ſorte eſt le *gâteau de fromage :* ſur une livre de farine vous mettez une demi-livre de beurre, vous délayez votre farine avec de la crême battue, vous ajoutez un peu de fromage mou, & vous aurez ſoin que votre pâte ſoit un peu ferme ; formez votre gâteau, & étendez deſſus de petits morceaux de fromage affiné, avec du beurre, & mettez au four : *ce gâteau ne convient qu'à des eſtomacs forts & à des perſonnes d'un tèmpérament robuſte.*

La quatorzieme ſorte eſt le *gâteau de Savoie :* ayez deux livres de ſucre en poudre, vingt jaunes d'œufs, fleur d'orange pelée, citron confit, citron vert haché menu ; battez le tout enſemble ; ayez deux douzaines de blancs d'œufs à part, fouettez-les bien ; quand ils ſeront en neige, joignez-les au premier mêlange ; paſſez-y enſuite une livre de fine fleur de farine au tamis ; mêlez le tout, & le mettez dans une caſſerole de la grandeur dont vous voudrez faire votre gâteau, dans laquelle vous aurez fait fondre du beurre affiné, & que vous ferez égoutter, de ſorte qu'il n'y reſte qu'un léger enduit, que vous ferez figer : ſaupoudrez de ſucre fin ; faites cuire au four, mais qu'il ne ſoit pas trop chaud ; quand il ſera cuit & refroidi, glacez-le d'une glace blanche avec blancs d'œufs, ſucre en poudre & jus de citron bien battus ; couvrez-en votre gâteau, faites quelques deſſeins deſſus, ou avec du citron confit, ou des confitures ; on peut le ſervir ſans glace, en lui donnant belle couleur. *Un pareil gâteau mérite d'être ſervi ſur nos tables, tant par la bonté de ſon goût, que par ſa ſalubrité.*

La quinzieme ſorte eſt le *gâteau feuilleté :* détrempez environ une livre de farine à l'eau & au ſel, ſans beurre ; que la pâte ſoit molle, laiſſez-la repoſer une demi-heure, étendez-la enſuite avec le rouleau, à un doigt d'épaiſſeur, étendez du beurre frais ſur cette abaisse, pliez-la en double & la pêtrissez avec le rouleau, pour incorporer votre beurre : formez un nouveau lit de beurre, & continuez de procéder comme dessus quatre à cinq fois ; formez votre gâteau, dorez & faites cuire : *ce gâteau doit être, parmi les alimens, dans la même classe, pour la salubrité, que la pâte feuilletée.*

La seizieme sorte est le *gâteau fourré* : prenez pour le faire pâte feuilletée, formez deux abaisses de l'épaisseur d'un écu, & que la premiere excede l'autre d'un doigt ; mettez dessus des confitures, recouvrez de l'autre abaisse ; mouillez les bords & les soudez ; dorez & faites cuire encore ; quand il sera cuit, passez dessus un doroir trempé dans le beurre, saupoudrez de nompareille, ou glacez à l'ordinaire : *ce gâteau n'est pas nuisible à la santé, pourvu qu'on n'en mange pas immodérément.*

La dix-septieme sorte est un *autre gâteau fourré* : on prend pour le faire deux blancs d'œufs, on les bat bien, on y met un quarteron de farine, autant de sucre en poudre, un peu d'eau-de-vie & de coriandre pilée ; on mêle bien le tout, & on l'étend même sur des papiers de la largeur d'une assiete ; on saupoudre de sucre & on met au four : *ce gâteau est assez sain.*

La dix-huitieme sorte est le *gâteau mollet* : ayez pour le faire un fromage mou, une demi-livre de beurre frais, environ un litron de farine, & du sel à proportion ; pêtrissez le tout à l'eau froide, & mettez au four : *ce gâteau est indigeste.*

La dix-neuvieme est le *gâteau ordinaire* : prenez pour le faire de la farine ce qu'il en faut pour la grandeur dont vous le voulez, avec du beurre aussi pesant que de farine & de fromage mou, non écrêmé, sel & eau ; mettez votre farine sur un tour, faites un trou au milieu, mettez votre eau & le beurre dedans ; pêtrissez ferme, étendez avec le rouleau, & mettez vo-

tre fromage mou par-deſſus ; pliez en quatre , étendez & repliez ainſi pluſieurs fois ; formez votre gâteau , dorez & faites cuire au four : *ce gâteau eſt trop*
lourd & trop peſant , & par conſéquent indigeſte.

La vingtieme ſorte eſt un autre *gâteau ordinaire :*
ſur deux litrons de farine mettez une livre de bon
beurre , une chopine de lait , quatre œufs , pêtriſſez
peu-à-peu , mettant du lait à meſure ; formez une
pâte ferme pour votre gâteau ; mettez au four ; il
faut quatre heures pour le cuire à propos dans un
four raiſonnablement chaud : *ce gâteau eſt meilleur*
pour la ſanté que le précédent.

La vingt & unieme ſorte eſt ce qu'on nomme *petits*
gâteaux pour le déjeûner : la pâte & la façon ſont les
mêmes que pour le gâteau feuilleté ; on en forme
pluſieurs petits gâteaux , de la groſſeur & de la forme
que l'on veut.

Nous placerons dans le quatorzieme rang de la pâtiſſerie à la mode Françoiſe , les *gauffres* ; on ſert cette
pâtiſſerie avec le fruit : l'uſage en eſt plus commun
dans les provinces qu'à Paris ; cependant on en ſert
dans cette capitale ſur les meilleures tables ; nous
en allons rapporter de cinq ſortes : la premiere eſt la
gauffre au fromage. On prend de la plus fine farine
de froment , ſuivant la quantité de gauffres que l'on
veut faire ; on la détrempe peu-à-peu avec du lait ,
on aſſaiſonne de ſel & de beurre frais , qu'on aura fait
fondre : on délaie de façon qu'il n'y ait point de grumeaux ; on y met de bon framage affiné de Brie ou
autre , coupé en tranches très-déliées , & on y jette
encore du vin blanc ; on laiſſe la pâte , qui doit avoir
la conſiſtance d'une bouillie épaiſſe , fermenter tant
ſoit peu , pendant un tems : on met le gauffrier ſur
un feu clair , & on le chauffe des deux côtés ; quand
il ſera chaud au point requis , on le frotte de beurre
frais ou de lard , on y verſe , ſuivant la grandeur ,
de la pâte , on ferme. On fait cuire de côté & d'autre,

on ouvre de tems en tems , pour voir si la gauffre se colore ; les premieres sont sujetes à manquer , par excès de chaleur, ou par défaut : il est pour lors facile à se régler. *Quoiqu'en général les gauffres soient un aliment fort léger , cependant les gauffres au fromage sont moins légeres que les autres sortes dont nous allons parler , à cause du fromage qui y entre , & qui, lorsqu'il est mêlé dans une pate , devient toujours indigeste.*

La seconde sorte est la *gauffre à la créme* : suivant la quantité de gauffres que vous voulez faire , vous délayez autant de farine que de sucre fin , avec un peu d'eau de fleur d'orange & de la créme bien douce, que vous délayez peu-à-peu , afin qu'il n'y ait point de grumeaux ; il faut que cette pâte ne soit ni trop claire ni trop épaisse, qu'elle file en la versant à la cuiller ; vous faites chauffer le gauffrier sur un fourneau , & vous le frottez des deux côtés , avec de la bougie blanche ou du beurre frais, pour le graisser;vous y mettez ensuite une bonne cuillerée de votre pâte, & vous fermez le gauffrier pour le mettre sur le feu ; après avoir fait cuire d'un côté , vous le retournez de l'autre. Lorsque vous jugez que votre gauffre est cuite , vous ouvrez le gauffrier, pour voir si elle est d'une belle couleur dorée & également cuite ; vous l'enlevez tout de suite, pour la poser sur un rouleau fait en chevalet, vous appuyez dessus, pour lui faire prendre la forme du rouleau, vous la laissez sur le chevalet jusqu'à ce que vous en ayez fait une autre de la même façon: pendant qu'elle cuit, vous ôtez celle qui est sur le chevalet, pour la mettre sur un tamis: vous mettez à mesure celle que vous ôtez du gauffrier sur le rouleau : quand elles sont toutes faites, vous placez le tamis où sont les gauffres à l'étuve, pour les tenir séchement jusqu'à ce que vous serviez; en faisant les gauffres, si elles tenoient après le gauffrier , il faudroit les frotter légérement avec de la biere ou du beurre : *ces gauffres sont fort légeres.*

La troisieme eft la *gauffre au sucre* : on met une livre de sucre en poudre dans huit œufs , & autant de beurre fondu que de sucre : vous fouettez bien le tout, vous y ajoutez trois quarterons de fine fleur de farine , & vous la délayez peu-à-peu , jusqu'à ce que votre pâte ait un peu de confiftance : on peut facilement juger au goût si la pâte eft de la fineffe requife ; si elle ne l'eft pas , on augmente de fucre & de beurre : le furplus pour les cuire eft rapporté dans les deux procédés précédens.

La quatrieme forte eft la *gauffre commune* : on détrempe pour la faire , de la plus fine farine , avec du lait affaifonné de fel & de beurre fondu , que l'on mélera jufqu'à ce qu'il ne refte aucun grumeau : on y met quelques œufs , fuivant la quantité de farine & du fucre en poudre ; quelques perfonnes y mettent de l'eau de rofe : on fait cette pâte de la confiftance d'une bonne bouillie épaiffe ; la cuiffon eft la même que pour les autres : *cette gauffre se digere affez facilement.*

La cinquieme forte eft la *gauffre fine* : on prend une demi-livre de farine , autant de fucre , deux œufs , un citron vert haché menu , de l'eau de fleur d'orange , une demi-bouteille de vin de Champagne , un peu de beurre fondu , on délaie le tout ; il faut que la pâte foit un peu claire : à la place du vin de Champagne on peut y mettre un poiffon d'eaude-vie , fur trois d'eau : *cette gauffre eft très-bonne & falutaire, pourvu qu'on y mette du vin de Champagne au lieu d'eau-de-vie.*

La quinzieme efpece de pâtifferie dont nous parlerons ici , eft connue fous le nom de *macarons* : cette pâtifferie eft faire avec fucre , farine , amendes douces pilées ; du tout on fait une pâte, qu'on taille en petits pains plats & ronds , ou de figure ovale : *cette efpece de pâtifferie eft fort falutaire, on en peut même donner aux convalefcens ; nous en rapporterons ici de cinq fortes.*

L 4

1° Les *macarons communs :* échaudez, pilez & pelez les amandes douces, & les réduifez en pâte : fur une livre pefant de cette pâte, mettez quatre blancs d'œufs & une livre de fucre en poudre, incorporez bien le tout ; vous pourrez y mettre un peu d'eau de rofe : faites-en une pâte liante, en la maniant beaucoup, étendez-la fur du papier, formez vos macarons, faites cuire au four jufqu'à ce qu'ils foient fecs, fermes & friables.

2° *Les macarons de Bruxelles :* pilez un quarteron d'amandes douces, & mêlez à cette pâte une once de farine de riz, un quarteron de fucre, & deux blancs d'œufs : dreffez, faites cuire au four.

3° *Les macarons de Liege :* fouettez des blancs d'œufs en neige, mettez-y des amandes pilées & autant de fucre felon la quantité, deux blancs d'œufs par quarteron, mêlez le tout, formez vos macarons, glacez, & faites cuire au four.

4° *Les macarons fins :* faites la pâte comme celle des macarons ordinaires, faites un trou dans le milieu, & y mettez gros comme une noifete de marmelade de fleur d'orange.

6° Il y a encore une autre efpece de *macarons liquides :* ils fe font de même que les précédens ; mais au lieu de la marmelade ci-deffus, on y met celle que l'on juge à propos, ou une crême bien liée.

La feizieme efpece de pâtifferie, qu'il eft à propos de rapporter dans cet ouvrage, par l'ufage journalier qu'on en fait, eft le *maffepain ;* cette pâtifferie fe fait avec une pâte d'amandes pilées & maniées avec le beurre : on en prépare de toute forte de formes, & de diverfes fortes, felon les fruits & les marmelades qu'on veut y employer ; avant d'entrer dans le détail de la compofition des maffepains, nous obferverons que toutes les préparations en ce genre, tant celles dont nous allons faire mention, que d'autres, font agréables au goût , & ne peuvent nuire à la fanté qu'autant qu'on en feroit excès : ceux feulement où l'on feroit entrer de l'écorce de citron feroient indigeftes , fi on en employoit une certaine quantité ; mais lorfqu'on en met peu , ils ne peuvent pas être nuifibles. Les maffepains dont il fera queftion ici font ,

1° *Les maffepains à la Dauphiné* : vous faites une pâte d'amandes , comme nous le dirons ci-après , en parlant des amandes , vous la roulez en joyaux & la trempez dans le blanc d'œuf ; vous la roulez dans le fucre , vous dreffez fur du papier , & vous mettez dans au milieu de chaque maffepain un grain de verjus dans un peu de la même pâte , trempée & fucrée de même , pour faire le dôme ; vous faites cuire au four à une chaleur douce.

2° *Les maffepains glacés de fraifes* : vous prenez une demi-livre d'amandes douces , que vous échaudez & pilez très-fin dans un mortier ; il faut y mettre en plufieurs fois , en les pilant , un blanc d'œuf & quelques gouttes de fleur d'orange , pour empêcher qu'elles ne tournent en huile. Vous avez dans une poële une demi-livre de fucre cuit à la plume , mettez-y les amandes pilées , jufqu'à ce qu'elles quittent la poë'e , retirez-les enfuite pour les mettre refroidir , lorfqu'elles feront froides , mettez cette pâte dans le mortier pour la replier , en y ajoutant deux blancs d'œufs & un peu de fucre fin , après quoi vous dreffez les maffepains de la grandeur que vous voulez : faites cuire dans un four doux , quand ils feront prefque cuits , retirez-les pour les glacer avec de la marmelade que vous délayez avec un peu de blancs d'œufs ; il faut qu'elle ait la confiftance d'une bouillie : couvrez-en tout le deffus des maffepins , remettez-les au four , pour faire fécher à la glace.

3° *Les maffepains de piftaches à la comete* : pilez trèsfin une demi-livre de piftaches échaudées , mettez-y en les pilant un peu de fucre fin , pour qu'elles ne tournent pas en huile : faites cuire à la grande plume un quarteron & demi de sucre, mettez-y les pistaches pilées pour les faire dessécher avec le sucre, sur un très-petit feu, jusqu'à ce que les touchant avec les doigts, elles ne se collent point après ; mettez votre pâte sur une table, poudrez le dessus & le dessous de sucre fin ; abaissez-la avec le rouleau, de l'épaisseur d'un petit écu, pour la couper en étoile, où il y ait une petite queue ; mettez vos massepains sur une feuille de papier blanc, posez dessus un couvercle de four de campagne, avec un peu de feu dessus, faites-les cuire doucement : lorsqu'ils seront cuits d'un côté, vous les retournerez sens dessus dessous, pour mettre sur le côté qui n'est point cuit, une glace faite avec un peu de blanc d'œuf, quelques gouttes de jus de citron, & du sucre fin passé au tambour ; remettez le couvercle sur les massepains pour faire cuire à la glace.

4° *Les massepains à la Duchesse* : pilez des amandes échaudées & pelées, en les arrosant de blanc d'œuf ; mettez cette pâte dans autant pesant de sucre cuit à la grande plume, & la travaillez jusqu'à ce qu'elle se desseche, au point de quitter le poëlon : travaillez-la encore sur une table poudrée de sucre fin ; faites-en des rouleaux que vous laisserez reposer : vous formerez ensuite vos massepains de la figure & de la grandeur que vous voudrez.

5° *Les massepains à la Portugaise* : dressez de la pâte d'amande en petites pastilles, avec un rebord, mettez sur chacune un grain de verjus confit, & faites cuire à l'ordinaire.

6° *Les massepains à la Princesse* : pilez les amandes avec autant pesant de sucre en poudre, & ajoutez-y de la rapure de citron vert ; dressez vos massepains & les faites cuire d'un côté, sous un couvercle de four de campagne ; étant cuits d'un côté, laissez refroidir & faites cuire ensuite de l'autre.

7° *Les massepains à la Reine* : faites une pâte comme

la précédente ; formez en de petites abaisses, mettez-y telles marmelades que vous voudrez, & formez vos massepains en marrons; faites-les cuire, & les glacez.

8° *Les massepains au zéphir* : pilez des amandes douces, faites dessécher cette pâte avec autant de sucre cuit à la grande plume, repilez-les ensuite avec de nouveau sucre, en les arrosant avec des blancs d'œufs, pour en faire une pâte maniable : ajoutez-y du citron rapé, & finissez vos massepains à l'ordinaire.

9° *Les massepains communs* : pilez une livre d'amandes douces, échaudées & pelées, en les arrosant avec du blanc d'œuf, eau de fleur d'orange, ou autre eau d'odeur ; mettez cette pâte avec trois quarterons du plus beau sucre cuit à soufflé, délayez-l'y avec la spatule, faites dessécher jusqu'à ce que votre pâte ne tienne point au poëlon ; laissez-la refroidir, & formez-en des abaisses, que vous découperez avec des moules, & dresserez sur du papier, pour les faire cuire ensuite au four à un feu ordinaire : on ne leur donne le feu que d'un côté.

10° *Les massepains découpés* : faites votre pâte comme ci-dessus, à la découpure du dessin que vous voudrez, faites cuire & glacez : c'est en cela seul que consiste toute leur différence des précédens.

11° *Les massepains en lacs d'amour* : prenez de la pâte telle qu'aux deux articles précédens, formez-en des abaisses que vous découperez en filets, disposez ces filets en lacs d'amour, trempez les massepains dans le blanc d'œuf fouetté, poudrez de sucre, & faites cuire au four, à une chaleur douce.

12° *Les massepains de Monsieur* : pilez un quarteron de belles amandes, avec deux blancs d'œufs frais, & mettez-y du sucre fin, jusqu'à ce que la pâte devienne maniable, passez-la à la seringue avec un gros fer, dressez-la par anneaux, que vous ferez cuire sous un four de campagne à petit feu.

13° *Les massepains filés ou frisés* : faites la même

pâte que celle du maſſepain commun , filez-la ſur
une table , ou la ſeringuez , & la dreſſez ſur du papier , en telle forme que vous jugerez à propos : faites
cuire ſous un four de campagne d'un côté , laiſſez refroidir , & enſuite levez-les de deſſus le papier , pour
les faire cuire de l'autre.

14° *Les maſſepains glacés :* faites comme ci-deſſus ,
& après les avoir dreſſés , faites-les un peu ſécher au
four , mettez de l'autre côté un peu d'eau de fleur
d'orange dans un plat , avec du ſucre en poudre ,
peu-à-peu , jus d'orange & de la marmelade de ce
fruit , délayez le tout en bouillie : vous pouvez auſſi
délayer un blanc d'œuf en y mettant du ſucre & du
jus de citron : vous pouvez les glacer avec la premiere
glace d'un côté , & les faire cuire de ce côté ſous le
four de campagne , & enſuite les glacer de l'autre
glace , & les faire recuire de même ; on peut auſſi employer ces deux glaces , pour toute ſorte de pâtes ,
de tourtes , de fruits.

15° *Les maſſepains liquides :* faites une pâte de maſſepains , comme on a dit ci-deſſus : mettez de la marmelade , telle que vous jugerez à propos , dans ie milieu , ſans qu'elle paroiſſe , & faites cuire à l'ordinaire.

16° *Les maſſepains maſqués :* faites une pâte d'a-
mandes & la faites comme les meringues , dont il ſera
parlé ci-après ; étant cuite d'un côté , mettez ſur l'autre de la marmelade délayée avec du ſucre & des
blancs œufs ; faites-la glacer au four à une chaleur
douce.

17° *Le maſſepain royal :* faites de la pâte de maſſepain commun , de la groſſeur du doigt , coupez-les
en morceaux , & faites-en des anneaux de la groſſeur
d'un œuf , trempez-les dans du blanc d'œuf battu ,
& les couvrez de tous côtés de ſucre en poudre : délayez du ſucre peu-à-peu , avec un blanc d'œuf , juſqu'à ce qu'il forme une pâte mollette ; faites-en des
boules ; faites cuire ces maſſepains ſous le four de

campagne, & mettez sur chacun une boule de sucre.

Nous rapporterons encore d'autres especes de mas-sepains lorsque nous parlerons des amandes, de la canelle, des cerises, du citron, &c.

On donne chez les Pâtissiers le nom de *meringues* à une espece de pâtisserie dont on se sert pour gar-nir des potages au lait, ou des entremets de crême, c'est la dix-septieme pâtisserie dont nous donnerons ici la préparation : il y a des *meringues liquides*, & d'autres *seches*; pour faire les liquides, fouettez des blancs d'œufs en neige, mettez-y du citron rapé, avec beaucoup de sucre fin ; dressez vos meringues, poudrez-les de sucre fin, & faites cuire au four à une chaleur très-douce ; les *meringues seches* se font comme les précédentes, mais on les fait cuire sur du papier; avant de les faire cuire, on peut y mettre une cerise, une fraise, une framboise, une pistache, un grain de verjus confit, ou telle autre confiture que l'on veut ; on peut encore, avant de les faire cuire en coller deux ensemble, pour en faire des meringues jumelles.

On prépare dans les cuisines, & chez les Pâtissiers, différentes especes de mets auxquels on donne le nom de pain, & qui, à proprement parler, ne le font pas, mais seulement parce qu'il y entre du pain ou de la farine, ou parce qu'étant préparés ils ont la forme du pain ; nous allons rapporter dans ce dix-huitieme article la préparation de quelques-uns de ces pains.

Le premier est le *pain à la Baviere* ou à la *crême:* pour le préparer, faites un crême épaisse avec de la farine, huit jaunes d'œufs, la moitié d'un citron, une partie coupée en tranches, l'autre hachée, con-serve de fleurs d'oranges écrasées, crême & sucre, faites cuire ; ayez un pain rond d'une livre, chapelé, tirez la mie, en la prenant par dessus, faites-la trem-per dans du lait & du sucre ; faites égoutter & farcissez de la crême ci-dessus, rebouchez le trou, mettez de la crême au fond du plat ; dreſſez le pain , & le couvrez de crême bien unie, le citron en tranches par is deſſus ; glacez au ſucre & faites cuire au four ; étant it cuit, ſervez chaudement : cette eſpece de pain , ou u plutôt cette crême, quand on n'en mange pas en n trop grande quantité, eſt aſſez ſaine.

Le ſecond eſt ce qu'on nomme *petits pains à la crê-me* : il faut les faire de la groſſeur d'un œuf, les chapeler , les vuider par-deſſous , les remplir de la crême des pains à la Baviere, les ficeller, les tremper dans du lait , & quand ils ſont égouttés, les faire frire au ſain-doux , ou au beurre affiné , & étant de belle couleur les déficeler , raper du ſucre par deſſus, les glacer avec la pelle rouge, & ſervir chaudement pour entremets ou garnitures : *ces ſortes de pains ſont plus légers que le précédent.*

Le troiſieme eſt le *pain à la Miſſiſſipi* : pour le faire, prenez un pain d'une livre bien rond , ſans baiſure ; vuidez-le de ſa mie en deſſous ; farciſſez-le d'un bon ragoût de cailleteaux, pigeonnaux, huîtres, petits œufs, crêtes , truffes , mouſlerons, montans de cardes ou tel autre ; faites-le tremper dans du lait , farciſſez-le , & le faites frire de belle couleur ; après l'avoir ficelé , ſervez-le avec des ris-de-veau piqués de lard & jambon cuits, & glacez en fricandeaux ; jettez leur ſuc ſur le tout , & ſervez pour entrée : *un pareil mets eſt fort lourd & ne convient pas à toute ſorte d'eſtomacs.*

Le quatrieme eſt le *pain à la Hollandoiſe* : prenez une demi-livre d'amandes douces , un quarteron de piſtaches ; pilez-les dans un mortier, avec du citron confit & une demi-livre de ſucre ; ajoutez ſix ou huit jaunes d'œufs frais, dont vous aurez fouetté les blancs ; mêlez le tout, frottez un plat de beurre, dreſſez votre pâte deſſus, uniſſez-la ; faites cuire au four & ſervez glacé : *ce pain eſt ſain*

Le cinquieme eſt le *pain de Sainte-Génevieve* : délayez un demi-litron de fleur de farine, avec trois œufs, les blancs fouettés, un quarteron de sucre, un peu de crême; faites la pâte liante, & la cuisez comme les gauffres, dans un fer à pains de Sainte-Genevieve: *ce pain est fort léger*.

Le sixieme est le *pain en côte de melon en gras*: prenez un pain d'une demi-livre, ôtez-en la mie par dessous; remplissez-le d'un salpian (espece de ragoût); mettez au fond d'un plat, du coulis & du parmesan rapé, dressez le pain dessus; mettez autour cinq ou six queues de mouton à la braise; entre les queues des oignons blancs, cuits au bouillon, avec un peu d'anis, arrosez le tout de coulis; poudrez de parmesan, faites glacer au four, & servez à courte sauce: si vous en voulez *en maigre*, prenez un petit pain d'une demi-livre, ôtez la mie, passez-le au beurre, & le farcissez d'un ragoût de laitances; mettez du coulis au fond d'un plat, le pain par-dessus, garnissez de ragoûts cuits au court bouillon; mettez des oignons dans les intervalles, du coulis par-dessus, faites prendre couleur au four, & servez avec une essence; à la place d'oignon on peut mettre des filets de soles ou d'anguilles ou d'autres poissons: *ces sortes de mets conviennent assez aux personnes qui jouissent d'une bonne santé, mais celui qui est en maigre est plus agréable & plus sain que celui qui est en gras.*

Quoique nous ayons donné au commencement de cette section la préparation de différentes especes de pâtes, il nous en reste encore une espece, qui se nomme *pâte à frire*, & que nous placerons dans le dix-neuvieme rang des différentes sortes de pâtisserie; elle se prépare ainsi: on prend un peu de beurre, du lait, un peu de sel fin, on met le tout dans une casserole sur le feu; quand le lait veut bouillir, on y met de la farine, & on la desseche sur le feu; on l'étend avec un rouleau, le plus mince que l'on peut, on la découpe en carreaux, & on la fait frire dans l'huile , on la glace avec du sucre & la pelle rouge , & on sert pour rôt à collation : *cette pâte est d'une digestion assez facile.*

Nous ne parlerons pas ici des pâtés , nous nous réservons d'en faire mention lorsque nous traiterons des différentes substances tirées du regne animal ; nous nous contenterons seulement de dire ici un mot des *petits pâtés* , qui sont une pâtisserie dont on fait si grand usage sur nos tables , & qui occuperont le vingtieme rang de cette section : on les fait d'abord avec de la pâte feuilletée , on hache ensuite un peu de rouelle de veau & de moëlle de bœuf avec persil, ciboules, champignons ; on y ajoute deux œufs avec sel & poivre ; on délaie cette farine avec un demi – setier de crême , après quoi on fait de petites abaisses de la pâte ci-dessus ; on les met sur des moules à petits pâtés ; on étend des petits morceaux de farce sur chaque abaisse, on couvre cette abaisse d'une autre , & on la dore ; on fait de même à chacun , & on les met au four : *ces sortes de mets doivent se manger avec composition , la trop grande quantité rend cette nourriture fort-mal saine & très-indigeste*

On appelle *poupolin* une autre espece de pâtisserie, qui est fort délicate , c'est la vingt-unieme de cette section : on la fait avec du beurre , du lait, des œufs frais , dont on pêtrit de la fleur de farine ; on y mêle du sucre & de l'écorce de citron. *Les ingrédiens qui entrent dans cette pâtisserie doivent faire une nourriture d'une digestion facile.*

La vingt-deuxieme espece de pâtisserie est une espece de ragoût fort connu des Anglois, & qu'ils savent diversifier à l'infini ; la base est ordinairement de la mie de pain , du lait , de la moëlle de bœuf, des raisins secs, des raisins de Corinthe, du riz , des pommes de terre , & même du sucre ; on donne à cette pâtisserie le nom de *poudigne* ou *pudding*. On assure que les Anglois ont plus de mille manieres de
diversifier

diverſifier ce ragoût ; nous rapporterons ſeulement les procédés de trois.

La premiere ſorte eſt le *pudding à l'Angloiſe proprement dit* : prenez pour le faire deux ou trois poignées de farine, une chopine de lait, ſix œufs, mêlez bien le tout, prenez enſuite une livre de raiſins ſecs & une livre de coriandre ; épluchez-les & les lavez bien ; mettez le tout enſemble avec une livre de graiſſe de bœuf, hachez-le bien & le mettez avec le mélange de farine, œufs & lait ; ajoutez-y la moitié d'une muſcade rapée, un quarteron de ſucre, un peu de ſel, un peu d'eau de fleur d'orange, un peu d'eau-de-vie : battez le tout enſemble, puis avec un morceau de beurre vous beurrerez une caſſerole, qui ſoit de la grandeur du plat où vous voulez ſervir le pudding : enſuite vous y mettrez votre compoſition, & la placerez au four pendant une heure & demie ; lorſqu'elle ſera cuite, vous la renverſerez dans le plat, la poudrerez d'un peu de ſucre, & ſervirez chaudement : *cet aliment eſt trop échauffant pour nous autres François, & quoiqu'échauffant, il ne laiſſe pas encore d'être indigeſte.*

La ſeconde ſorte eſt le *pudding de pain* : prenez la mie d'un pain de deux livres très-blanc, faites-la tremper avec une chopine de crême, quatre œufs, un peu de ſucre, un peu de muſcade rapée, un peu de canelle en poudre, un peu d'eau de fleur d'orange, un peu de vin d'Eſpagne ou d'eau-de-vie ; mêlez bien le tout, beurrez le dedans d'une ſerviette blanche, mettez-y votre compoſition ; nouez la ſerviette bien ferme avec une ficelle, & mettez cuire votre pudding, dans une marmite avec de l'eau, trois quarts d'heure ſuffiſent pour le cuire ; faites une ſauce avec un morceau de bon beurre, deux cuillerées à bouche de vin d'Eſpagne, & un peu de ſucre : le tout étant bien lié enſemble ſur le feu, tirez le pudding, déficelez-le, dreſſez-le dans le plat, verſez-y la ſauſſe,

& servez chaud pour entrée ou pour hors-d'œuvre : *ces sortes de mets ne font pas du goût des François.*

La troisieme sorte est le *pudding au riz* : prenez un quart de livre de riz, faites-le bouillir dans une pinte de lait, jusqu'à ce qu'il soit cuit, prenant garde qu'il ne s'attache pas dans le fond de la casserole ; prenez ensuite six œufs, un peu de sucre, un peu de sel, un peu de muscade, un peu du canelle en poudre, un peu d'eau de fleur d'orange, un peu de vin d'Espagne, & mêlez bien le tout ensemble ; prenez le plat dans lequel vous voulez servir le pudding, faites-y un bord de bonne pâte ; mettez-y votre composition, & y ajoutez quelque tranches de citron confit, que vous rangerez dessus ; trois quarts d'heure suffisent pour le cuire au four ; lorsqu'il sera en état d'être tiré, vous le poudrerez de sucre & le servirez chaud : *cet aliment est trop échauffant.*

Le *puits d'amour* est la vingt-troisieme espece de pâtisserie ; pour le faire vous faites d'abord une pâte feuilletée très-fine, vous la laissez reposer quelques heures, vous coupez cette pâte avec un moule, vous mettez les morceaux les uns sur les autres, après les avoir frottés avec le doroir ; pour le dernier, coupez une petite croix de Chevalier, faites-les cuire au four, étant cuits, remplissez-les de telles confitures que vous voudrez, mettez la petite croix dessus, glacez-les avec du pourpre ; *ce feuilletage n'est pas mal-sain.*

La vingt-quatrieme pâtisserie est le *ramequin* : on prépare cette pâtisserie avec une pâte à la royale, faite avec demi-verre d'eau, un peu de beurre & de sel qu'on fait bouillir dans une casserole ; on y met ensuite de la farine, qu'on remue jusqu'à ce qu'elle se détache ; on l'ôte pour lors de dessus le feu, on pile un peu de persil dans un mortier, on y met la pâte avec un fromage de Marolles, ou autre, bien nétoyé & bien gras ; on pile le tout avec

quatre ou cinq œufs frais, un peu de poivre : on
fonce enfuite des moulles à petits pâtés , d'un feuilletage bien mince, on y dreffe la pâte de ramequins ,
ou petits choux , qu'on fait cuire au feu , ou fous un
couvercle de tourtiere : *cette efpece de pâtifferie eft fort
indigefte & ne convient qu'aux perfonnes dont l'eftomac
eft extrémement robufte.*

Le *raton* eft une autre efpece de pâtifferie , que
nous placerons dans le vingt-cinquieme rang : pour
le faire vous préparez une pâte molette & bien liée ,
avec un litron de farine , un quarteron de beurre
frais , une demi-once de fel , & un demi-fetier d'eau
tiede ; vous faites de petites abaiffes de cette pâte fur
du papier beurré , vous leur faites un bord , & vous
les rempliffez de la farce fuivante : mettez du lait dans
un poëlon fur le feu ; on caffe d'abord quelques œufs,
& on y délaie de la farine , comme pour faire de la
bouillie ; lorfqu'elle eft bien délayée , on y caffe encore d'autres œufs , un à un : le tout étant bien mélangé , verfez-le dans du lait , & remuez avec une
cuiller ; faites cuire à feu clair , en remuant toujours ;
mêlez du beurre frais à cette farce ; quand elle eft
cuite , garniffez-en vos ratons , faites cuire au four ,
& fervez avec du fucre en poudre , ou bien délayez
trois ou quatre cuillerées de farine ou de riz dans
du lait , faites-en une efpece de bouillie , ajoutez-y
un macaron ou maffepain , avec une cuillerée d'a-
mandes ; le tout bien pilé , faites fondre dans une
tourtiere la groffeur d'un œuf de beurre frais , quand
il fera roux , verfez-y votre crême ; laiffez cuire doucement fur un feu médiocre , fans couvrir , & lorfqu'il aura pris couleur , & qu'il fera riffolé d'un côté ,
retournez-le de l'autre , poudrez de fucre & fervez
chaud : *ce mets n'eft bon qu'autant qu'on en ufe modérément, car de fa nature il n'eft pas d'une digeftion facile.*

Nous mettrons au vingt-fixieme rang des pâtiffe-
ries la *riffole*, qu'on fert pour hors-d'œuvre , en-

rremets ou garnitures; nous en rapporterons ici de huit fortes.

1° *Les riffoles d'abricots*: faites une efpece de pâte brifée avec farine fine, du beurre, eau de fleur d'orange, écorce de citron rapée, une pincée de fel & de l'eau; formez-en de petites abaiffes, mettez entre deux une marmelade d'abricots; dorez & faites frire au fain-doux, glacez avec du fucre & la pelle rouge: *ces fortes de riffoles font affez faines*, pourvu qu'on n'en mange pas fans modération.

2° *Les riffoles de champignons & moufferons*: faites un ragoût de champignons & moufferons coupés en dés; dégraiffez & faites-les lier; mettez-y jus de citron, & laiffez refroidir; faites des petites abaiffes de pâte brifée; mettez entre deux un peu de votre ragoût; foudez-les & faites frire au fain-doux; fervez, glacés comme deffus: *un pareil mets n'eft pas fans danger, quoiqu'agréable au goût, à caufe des fuites fâcheufes qui ne réfultent que trop fouvent de l'ufage des champignons.*

3° *Les riffoles de chocolat*: fur des abaiffes de pâtes ci-deffus, mettez un peu de crême de pâtifferie où vous aurez rapé fuffifamment de chocolat, pour qu'elle en ait le goût; faites frire & glacez comme deffus; on en| fait pareillement de café, de fafran, de crême de riz, d'amandes, piftaches, avelines, & de toutes fortes de fruits: *ces riffoles font plus ou moins falutaires, felon les matieres qu'on emploie pour les faire.*

4° *Les riffoles de tettines de veau*: faites blanchir des tettines, coupez-les en morceaux, entre deux morceaux arrangez de la farce fine, foudez les morceaux avec des œufs, trempez dans une pâte légere & faites frire. (*Nous parlerons ci-après de la qualité de la tettine de veau.*)

5° *Les riffoles d'épinars*: pilez des épinars cuits dans un mortier, avec du beurre frais, écorce de citron, quelques biscuits d'amandes ameres, sucre, eau de fleur d'orange, dont vous farcirez vos rissoles ; le reste comme dessus : *cette espece d'aliment est fort sain, adoucissant & stomachique.*

6° *Les rissoles en gras :* ayez un hachis fort de volailles bien assaisonné, lié avec mie de pain trempée dans de la crême, deux jaunes d'œufs crus, bien pilés dans un mortier ; mettez sur chaque abaisse la grosseur d'une noix de cette farce, & finissez comme dessus. (*Quoique les farces soient naturellement indigestes, celle-ci l'est un peu moins.*)

7° *Les rissoles en maigre :* elles ne different qu'en ce que le hachis est de poisson, & qu'on les fait frire à l'huile fine : (*ces rissoles sont beaucoup plus légeres que les précédentes.*)

8° *Les rissoles glacées à la moëlle :* ayez de crême pâtissiere à - peu - près comme deux œufs, un quarteron de moëlle, fleur d'orange ; grillez du sucre, un peu de crême, quelques biscuits d'amandes ameres ; pilez le tout, & le surplus comme il a été dit : *cet aliment est d'une digestion médiocre.*

La vingt-septieme espece de pâtisserie est ce qu'on appelle *semelle à la royale :* pour les faire, vous prendrez trois œufs frais, une cuillerée de vin d'Espagne ou de vin blanc, un quarteron de farine & un quarteron de beurre frais, vous mêlerez le tout ensemble ; après quoi il faudra le bien manier avec les mains, sur une table bien propre, & y mettre une goutte de fleur d'orange, en faire des abaisses, & les couper de quelle maniere vous voudrez ; les faire cuire à demi dans un four ; après quoi vous ferez cuire du sucre royal à la premiere plume, vous l'ôterez du feu, & quand il sera à moitié froid, vous glacerez vos semelles avec un couteau, & vous les remettrez cuire à petit feu : *cette pâtisserie est assez saine.*

On donne le nom de *Talmouse* à une vingt-huirieme espece de pâtisserie, qui se fait avec du fromage blanc bien gras, avec un peu de beurre & de poivre bien broyés, une poignée de farine, quelques jaunes d'œufs, un peu de lait ; le tout bien pétri, on en met sur des abaisses de pâte fine, en relevant les bords ; dorez d'un œuf battu & mettez au four : *cet aliment est fort indigeste.*

On nomme tarte une piece de four de dessert dont nous allons rapporter quatre especes, & qui occupera, selon nous, le vingt-neuvieme rang dans la pâtisserie : la premiere sorte est la *tarte à la créme* : faites une pâte demi-fine, formez-en une abaisse ; faites bouillir une pinte de lait avec du sucre, deux blancs d'œufs bien fouettés, un peu de farine, un peu d'eau de fleur d'orange ; étendez de cette bouillie sur votre abaisse, faites un rebord, mettez au four, & servez avec bon sucre rapé : *cette tarte, de même que les suivantes, n'est bonne qu'autant qu'on en mange en très-petite quantité, car elle est lourde de son naturel, ainsi que les trois autres.*

La seconde sorte est la *tarte à la royale* : mettez dans la pâte de l'abaisse, du sucre en poudre ; faites bouillir du lait, jusqu'à ce qu'il s'épaississe un peu, mettez-y du sucre, six jaunes d'œufs bien délayés & du beurre frais ; dressez cette crême sur l'abaisse & finissez à l'ordinaire.

La troisieme sorte est la *tarte au fromage* : faites une tarte de même pâte que ci-dessus : faites une farce avec un fromage mou, gras, sel, œuf & bon beurre, garnissez-en votre abaisse ; un peu de crême la rendra encore plus délicate ; mettez au four, servez avec force sucre ; au lieu de crême, on y peut mettre du fromage de Brie affiné.

La quatrieme sorte est la *tarte aux herbes* : faites cuire poirée, pourpier, arroche, épinars, hachés menu ; pétrissez avec beurre, fromage mou, gras, & sel, finissez à l'ordinaire.

La trentieme efpece de pâtifferie, dont nous par-lerons ici, eft ce qu'on nomme *tartelettes*; elle fe fait avec des abaiffes de même pâte que la *tarte*: on bat des jaunes d'œufs, avec de la farine & beurre frais; on fait cuire cette efpece de crême, on en remplit les abaiffes, on fait cuire & on fucre pour fervir: nous n'en rapporterons que deux procédés, tirés l'un & l'autre des *fecrets de la nature & de l'art*.

Suivant le premier procédé, vous faites une pâte de feuilletages, & vous foncez avec des moules à petits pâtés; vous faites un petit bord; vous avez enfuite votre crême pâtiffiere: pour faire cette crême, vous mettez dans une cafferole de la farine & des œufs, & vous les délayez; vous y ajoutez, à la dofe d'une chopine, moitié crême & moitié lait, que vous faites bouillir auparavant; faites cuire auffi avant la crême fur le feu; pendant qu'elle cuit, vous y mettez un morceau de beurre; lorfqu'elle eft cuite vous y ajou-tez du citron confit haché, un peu d'amandes bien pilées, du fucre en poudre, de la fleur d'orange grillée; vous mêlez bien le tout enfemble, & vous mettez de cette crême dans des moules à petits pâtés; vous mettez par-deffus quelques bandes de la même pâte; lorfqu'elles font cuites, vous les glacez avec le fucre: *il ne faut pas trop manger de ces tartelettes, elles font en général indigeftes*.

Si vous voulez avoir des *tartelettes à la chocolat*, & c'eft le fecond procédé, vous mettez dans une cafferole plein une cuiller à café de farine, que vous délayez avec quatre jaunes d'œufs, trois poiffons de crême; vous y mettez un peu de fucre, deux tablettes de chocolat, un peu de citron vert rapé; quand le tout eft bien délayé enfemble, vous le faites cuire fur le feu en tournant toujours; lorfque la crême eft cuite & à moitié froide, vous y mettez quatre blancs d'œufs fouettés, vous mettez fur des

M 4

moules à petits pâtés une pâte à feuilletage ; finiffez vos tartelettes comme les précédentes, faites-les cuire au four & glacez avec du fafran : l'on fait de cette façon les tourtes & petits gâteaux.

La derniere & trente-unieme efpece de pâtifferie, dont nous ferons mention, eft la *tourte* ; on s'en fert pour entrée, entremets ou deffert; nous en rapporterons les différentes préparations, lorfque nous traiterons les différentes fubftances dont on fait ufage pour les faire : la *tourte croquante* fera la feule dont on fera mention ici.

Pour la faire, prenez un ou deux blancs d'œufs, trois ou quatre cuillerées de fucre fin, & autant de farine ; délayez d'abord le fucre avec des blancs d'œufs, & enfuite la farine ; pêtriffez bien le tout jufqu'à ce qu'il foit maniable ; faites avec cette pâte une abaiffe fort mince, vous la poudrez de fucre, vous la mettez fur une tourtiere, vous en pincez les bords d'efpace en efpace , & vous la piquez avec la pointe d'un couteau, pour qu'elle ne bouffe point; vous façonnez le dedans de la tourte avec ce qui vous refte de votre pâte, en ne la filant pas plus gros qu'un lacet ; vous lui donnez telle forme que vous voulez , comme celle d'un foleil, de fleur de lis ; vous la faites cuire doucement au four, & avant de la fervir vous rempliffez les efpaces vuides de différentes marmelades, que vous couvrez en couleur : *cette tourte croquante eft très-faine & très-légere.*

PARAGRAPHE III.

Des fubftances potageres , légumineufes , farineufes & fruitières.

ON nomme *plantes potageres* les herbes néçef

faires pour faire un bon potage ; en général on comprend sous ce nom toutes les racines, plantes bulbeuses, salades, &c. qu'on cultive dans nos jardins, & qui peuvent servir à notre nourriture ; les plantes légumineuses sont celles qui portent des légumes avec des fleurs papillonacées, tels que les pois, les feves, &c.

Les plantes farineuses sont celles dont on peut tirer de la farine, telles que les plantes dont la graine est renfermée dans une cosse pleine de pailles, & qu'on nomme communément plantes *culiniferes*. Les plantes fruitieres sont celles qui fournissent des fruits préparés naturellement pour notre nourriture ; nous subdiviserons cette section en quatre numéros : dans le premier nous traiterons des plantes potageres ; dans le second des plantes légumineuses ; dans le troisieme, des plantes farineuses, & dans le quatrieme, des plantes fruitieres : nous suivrons pour chaque numéro l'ordre alphabétique.

SECTION I.

Des plantes Potageres.

Nous placerons dans le premier rang des plantes potageres d'Europe, en suivant l'ordre alphabétique, *l'ache des marais*, *apium palustre* : ce n'est autre chose que le céleri sauvage ; plusieurs personnes en mangent comme alimens, on en fait aussi une conserve ; on a observé que cette plante étoit très-nuisible aux personnes délicates. Il y a encore une autre espece d'*ache*, qui se nomme *ache des montagnes* : cette espece est commune dans les Alpes, elle est bonne à manger au printemps, lorsqu'on n'a plus de céleri ; ces jeunes tiges sont de bon goût, elles se mangent en salade.

La principale préparation qu'on fait avec l'ache est une conserve, qui ne se sert ordinairement qu'aux desferts ; pour la faire, prenez les feuilles les plus vertes d'ache, paſſez-les ſur le feu, & leur faites prendre trois ou quatre bouillons, enſuite vous les égouttez bien & les pilez dans un mortier : étant bien pilées, vous les paſſez à travers le tamis ; vous faites cuire du ſucre à la petite plume, & le bouillon étant abaiſſé, vous y jettez ce qui a paſſé par le tamis, & vous le délayez bien avec votre ſucre, vous travaillez enſuite ce mélange comme on fait pour les conſerves, & quand il faut une glace par deſſus, vous le vuidez dans des moules. *Cette conſerve eſt inciſive, ſtomachique, légérement échauffante, & apéritive ; elle convient aux perſonnes dont l'eſtomac eſt foible, qui ont des glaires, des vents, qui ſont ſujetes à la fievre, & aux jeunes filles dans les pâles-couleurs.*

La ſeconde eſpece dont nous parlerons, eſt l'ail, *allium ſativum. Bauh. Pin. & Linn.* L'ail eſt de fort peu d'uſage à Paris pour la cuiſine, l'on craint en général ſon goût, & on n'oſe preſque pas ſe préſenter nulle part quand on a mangé quelque choſe qui a eu le moindre ſoupçon d'ail ; mais Paris ne fait pas une regle pour tous les autres pays : autant ſon goût y eſt redouté, autant il plaît dans la plupart des provinces, & dans une partie de l'Europe ; dans les pays chauds, l'Italie, l'Eſpagne, l'Afrique & les lieux circonvoiſins, l'Allemagne même ne trouvant rien de bon ſi l'ail n'y entre pour quelque choſe ; on en frotte ſon pain à défaut d'autres ragoûts ; c'eſt le goût décidé de toutes les nations.

Cette plante a beaucoup de vertus, elle anime la circulation, augmente la tranſpiration, donne de l'appétit, rend la digeſtion plus prompte ; elle préſerve des maladies vermineuſes, putrides, ſcorbutiques ; elle en diſſipe même les légers commencemens ; elle eſt en outre apéritive, ſtomachique & cordiale : c'eſt pour toutes ces vertus que l'ail pris en petite quantité & comme aſſaiſonnement, eſt ſalutaire à la plupart des tempéramens.

On peut placer au troisieme rang l'algue d'Islande, *alga saccharifera*. Lorsque cette plante a été exposée pendant quelque temps aux rayons du soleil, il se forme sur sa surface de petits grumeaux d'un sel doux, & de bon goût, dont les habitans des côtes d'Islande se servent en guise de sucre ; ils recueillent aussi cette plante avant qu'elle soit recouverte de ce sucre, pour la manger en salade.

La quatrieme espece est *l'alleluia, l'oxalide, le pain de coucou, l'herbe de bœuf, la trefle aigre, oxalis acetosella. Linn. trifoliam acetosum vulgare. Pin.* Les feuilles de cette plante entrent quelquefois dans les fournitures de salade ; on peut s'en servir pour les potages, en guise d'oseille, dont elle a le goût & les vertus.

5° *L'alliaire ou herbe des aulx, alliaria, Pin. erysimum alliaria, Linn.* Quelques-uns mettent cette plante dans les ragoûts, au lieu d'ail ; mais une longue ébullition lui en ôte tout le goût.

6° *L'aneth, anethum.* On confit les graines d'aneth, quand elles commencent à se former, avec des cornichons ; il y a des endroits en Allemagne où on en assaisonne les mets.

7° *L'angélique, angelica sativa, angelica major ;* on cultive cette plante dans nos jardins, elle passe pour stomachique, pectorale, un peu échauffante & sudorifique ; on lui attribue aussi une vertu carminative ; elle divise les glaires & la pituite, facilite la digestion ; elle est encore anti-scorbutique ; elle communique une odeur agréable à l'haleine, & garantit quelquefois de la peste : quand elle est confite, soit à l'eau, soit au sucre, elle n'en est que plus efficace ; on en prépare en *compote, au liquide &* au sec.

Pour faire *l'angélique en compote*, vous coupez par morceaux des cardons d'angélique, vous en ôtez la peau qui est dessus, & vous les faites cuire dans l'eau, jusqu'à ce qu'ils fléchissent sous les doigts ; vous les ôtez du feu, & les laissez dans la même eau pour qu'ils se reverdissent ; ensuite vous les retirez à l'eau fraîche, & les mettez égoutter ; vous faites clarifier trois quarterons de sucre, pour une livre d'angélique, la mettez dans le sucre, pour lui donner un douzaine de bouillons ; vous ôtez du feu pour l'écumer ; il faut la laisser quelques heures dans le sucre, ensuite vous lui donnez encore quelques bouillons, jusqu'à ce que votre sirop ait la consistance ordinaire d'une compote & le dressez dans le compotier.

Si vous voulez faire une compote d'angélique dans les temps hors de la saison, vous prenez de celle qui est confite au liquide, & la mettez dans une poêle avec son sirop & un peu d'eau pour la faire décuire un bouillon ; placez l'angélique dans le compotier, & redonnez encore quelques bouillons au sirop : après l'avoir écumé, vous le verserez sur l'angélique.

A l'égard de *l'angélique au liquide*, rien n'est plus facile que de l'y préparer ; vous faites blanchir des cardons d'angélique, jusqu'à ce qu'ils fléchissent sous les doigts, vous les retirez du feu, & les laissez dans la même eau, pour qu'ils se reverdissent ; ensuite vous les jettez dans l'eau fraîche ; quand ils seront égouttés, il faut les remettre dans une poêle, avec autant pesant de sucre clarifié, pour leur faire prendre environ quartorze ou quinze bouillons : après les avoir écumés, il faut les laisser dans une terrine jusqu'au lendemain : vous les retirez du sucre, vous remettez le sucre dans une poêle, pour le faire recuire jusqu'au petit perlé ; vous placez les cardons dans la terrine, & le sucre par dessus, pour les y laisser encore trois jours, que vous les mettez égoutter & remettrez le sucre sur le feu, pour le faire cuire jusqu'au grand perlé ; remettez les cardons dans le sucre, pour leur donner quatre bouillons : quand ils seront à demi-froids, vous les mettrez dans les pots.

L'angélique au sec se confit de la même maniere que *l'angélique au liquide* ; quand vous l'aurez finie, vous la laisserez dans le sirop jusqu'au lendemain, que vous la mettrez égoutter ; ensuite vous la poudrerez par-tout avec du sucre fin, pour la mettre sécher à l'étuve, sur des feuilles de cuivre : lorsqu'elle sera bien seche, il faut la sucrer dans une boîte garnie de papier blanc.

La huitieme espece est *l'angélique sauvage*, *œgopodium podagraria*, Linn. Les Suédois mettent de cette plante dans leurs herbes cuites, pour les parfumer.

La neuvieme est *l'anis*, *pimpinella anisum*, Linn. On l'emploie dans plusieurs ratafias & liqueurs, qu'on boit pour son plaisir, & dont nous parlerons ci-après, en parlant des alimens liquides ; on l'emploie aussi dans certaines pâtisseries qu'on fait en beaucoup de pays ; on en met même dans le pain du côté de Rome, ainsi qu'en Allemagne ; c'est l'usage dans les cabarets, de servir de l'anis dans une assiette ; on en mange avec le pain ; les riches & les pauvres l'aiment également : pour que la semence d'anis soit bonne, il faut la choisir grosse, nette, récemment séchée, d'une bonne odeur, d'un goût doux, mais néanmoins mêlée d'une petite acrimonie agréable. On appelle l'anis commun, *anis vert* ; il nous en vient une grande quantité de la Touraine ; le meilleur & le plus gros vient de Malthe & d'Alicante ; l'anis aide la digestion & fortifie l'estomac, il chasse les vents, appaise la colique, & rend la bouche bonne quand on le mâche ; on le met dans le thé & le café, pour empêcher l'eau chaude de relâcher trop l'estomac, & pour donner de l'agrément : les Napolitains regarderoient un festin comme très-médiocre, si on n'y servoit pas de l'anis ; cette semence entre dans les biscuits de mer ; on fait aussi avec l'anis & d'autres substances une espece de bifcuit au fucre ; on s'en fert pour prendre le chocolat : les bifcuits d'Abbeville fe font avec l'anis, le fucre, & l'écorce de citron vert.

On fait avec l'anis des dragées & une glace : pour faire les dragées il faut prendre de bons anis bien doux, les mettre fécher à l'étuve pendant deux ou trois jours, ayant foin de les bien frotter fur un tamis, pour en ôter la pouffiere, faifant enforte qu'il n'y refte que le grain, puis les mettre dans la baffine fur un feu modéré, les charger d'une couche de fucre cuit à liffe, en les remuant continuellement avec la main, pour les faire fécher ; pour connoître quand il eft bien fec, il faut que le fucre paroiffe comme de la poudre fur le dos des mains, & le continuer de même jufqu'à ce qu'il foit affez gros pour le petit anis ; enfuite étant bien fec, paffez-le dans un gros tamis, celui qui refte dans le tamis fert à en faire de gros anis, que l'on charge à la groffeur que l'on fouhaite : *on vante beaucoup les anis de Verdun ; ces fortes d'anis font carminatifs & ftomachiques.*

Pour avoir une glace d'anis, faites infufer de l'anis dans une pinte d'eau tiede, avec trois quarterons de fucre ; vous aurez foin de l'égoutter, pour que l'eau n'en prenne pas trop le goût ; lorfque vous trouvez qu'elle a pris fuffifamment le goût d'anis, vous le paffez dans un tamis bien ferré, pour le faire prendre à la glace dans la fabotiere.

La dixieme efpece eft l'*arroche*, la *belle-dame*, la *folette* ; *atriplex hortenfis. Linn.* Cette plante eft très-utile pour les foupes & les farces ; on l'y emploie avec l'ofeille, au défaut de la poirée ; la blanche eft préférable à la rouge : on accommode auffi l'arroche comme les épinars, elle a néanmoins une fadeur que bien de gens regardent comme nuifible aux eftomacs foibles ; c'eft probablement pour cette raifon que les Anglois n'en font pas grand cas ; on confit l'arroche avec l'ofeille, le cerfeuil & la poirée, pour pouvoir en avoir facilement en hiver : pour ce faire, vous prenez de l'oseille, cerfeuil, poirée, *bonne-dame*, pourpier, concombres, & si c'est la saison, persil & ciboules ; vous mettez de ces herbes à proportion de leurs forces ; après les avoir épluchées & lavées plusieurs fois, mettez-les égoutter, après quoi vous les hacherez & les presserez dans vos mains, pour qu'il ne reste pas tant d'eau.

Vous prenez un chauderon de la grandeur que vous avez d'herbes à y mettre ; vous y jettez un gros morceau de beurre & vos herbes par-dessus, du sel autant qu'il en faut pour bien sécher les herbes ; vous les faites cuire à petit feu, jusqu'à ce qu'elles soient bien cuites, & qu'il n'y reste point d'eau : quand elles sont un peu refroidies, vous les mettez dans les pots qui leur sont destinés, que vous aurez soin de choisir bien propres.

Moins vous en ferez de consommation, plus vos pots doivent être petits, parce que, quand ils sont une fois entamés, les herbes ne se gardent tout au plus que trois semaines ; lorsque les herbes sont entiérement refroidies dans les pots, vous prenez du beurre que vous faites fondre, & vous le laissez jusqu'à ce qu'il soit tiede, vous le mettez ensuite sur les herbes.

Après que le beurre est bien pris, vous couvrez de papier les pots, & vous les mettez dans un endroit ni trop chaud ni trop froid : ces sortes d'herbes se conservent jusqu'à Pâques, & sont d'une grande utilité pour l'hiver. Quand vous voulez vous en servir, vous en mettez dans du bouillon, qui ne doit pas être salé, & vous avez de la soupe faite dans le moment. Si vous voulez vous en servir pour de la farce, vous les mettrez dans une casserole, avec un morceau de beurre, vous les faites bouillir un instant, & vous y mettez une liaison de quelques jaunes d'œufs avec du lait, & vous vous en servez pour votre besoin : le temps le plus convenable pour confire les herbes est sur la fin de septembre.

L'onzieme espece, que nous placerons ici, est l'artichaut, *cinara scolimus. Linn.* C'est une des plantes potageres des plus distinguées & des plus goûtées ; le riche & le pauvre en jouissent également & s'en nourrissent : on le mange à la sausse blanche, après avoir été cuit dans l'eau ; on le sert de même au bouillon, & c'est aujourd'hui la façon qui plaît le mieux , d'autant plus que les sausses blanches incommodent beaucoup de personnes ; on le mange frit en pâte ou sans pâte, soit au beurre fondu, soit au sain-doux, soit à l'huile : on le mange encore grillé dans une tourtiere ou sur le gril, après en avoir ôté la mousse, & mis en place une bonne cuillerée de bonne huile, ou un peu de beurre avec du poivre & du sel, ce qu'on appelle de la *brigoule* : on le mêle dans les fricassées de poulets & autres ragoûts ; on le mange encore cru & à la poivrade, quand il est jeune & tendre ; il sert encore au gras & au maigre, pour beaucoup d'usages différens ; on jouit de ce fruit depuis le mois de mai jusqu'en novembre & décembre, & on le peut conserver sec toute l'année.

Il y a plusieurs variétés d'artichauts : des blancs, des verts , des violets, des rouges & des sucrés de Gênes : le blanc est assez tendre , le vert est d'un bon goût & fort tendre, quand l'eau ne lui a pas été épargnée pour le cuire ; le violet est aussi tendre & aussi bon ; mais il fait beaucoup moins de profit, il est plus d'usage que le vert en bien des provinces ; c'est de l'artichaut vert qu'on consomme le plus à Paris ; le rouge est très-délicat à manger à la poivrade ; il n'est bon aux environs de Paris que dans sa naissance : le sucré de Gênes a encore plus de délicatesse que le rouge, il n'est bon qu'à manger cru : on mange la racine de ce dernier en gras & en maigre, sur-tout au jus, dans les entremets ; on le sert encore sous l'aloyau à la braise & sous le gigot.

L'artichaut cuit est un aliment très-sain, nourrissant ,

sant, stomachique, légérement échauffant & astringent : les personnes délicates, les estomacs foibles, les
gens sédentaires, le digerent assez bien, & il leur convient autant que l'artichaut cru peut leur nuire par
son acidité & son astriction trop forte.

Quand on veut conserver pour l'hiver, les artichauts, il faut d'abord éclater les pommes de leurs tiges, & non pas les couper, afin que les tiges entraî-
nent les filets qui sont annexés au col, ce que le couteau ne fait point ; on les jette ensuite tels qu'ils sont
dans l'eau bouillante, où on les laisse cuire à moitié ;
retirés de l'eau, & un peu refroidis, on arrache toutes les feuilles, on ôte le foin avec une cuilier, & on
coupe le dessous à l'épaisseur d'un petit écu ; on les jette
de suite dans de l'eau froide, & après y avoir resté deux
heures, on les met égoutter sur des claies exposées
au soleil, où on les laisse deux jours, d'où on les fait
passer au four pour achever de sécher, en observant
qu'il n'y ait qu'une très-petite chaleur ; on les y laisse
jusqu'à ce qu'ils soient bien secs, & on les enferme
ensuite dans un endroit où il n'y ait point d'humidité :
pour s'en servir on les fait revenir dans l'eau tiede, pendant quelques heures, & on les fait cuire à l'eau bouillante, en y jettant un morceau de beurre manié avec
de la farine ; on les apprête ensuite au jus ou à la sausse
blanche : on les mêle aussi dans les ragoûts ; mais c'est
un manger fort médiocre, & les bons Cuisiniers ne
s'en servent guere : confits à l'eau salée ou au vinaigre,
ils valent encore moins, car ils prennent un goût
mariné & désagréable, qui efface tout-à-fait leur véritable goût : pour les préparer selon cette derniere
méthode, & les rendre propres à se conserver, voici
comment il faut s'y prendre.

Vous préparez une saumure avec deux tiers d'eau,
un tiers de vinaigre & plusieurs livres de sel, suivant
la quantité de saumure, une livre pour trois pintes ;
vous faites chauffer la saumure sur le feu, jusqu'à ce

que le fel foit fondu , vous la laiffez repofer & vous la tirez au clair ; prenez des artichauts la quantité que vous voudrez confire , les plus tendres , les moins filandreux , bien épluchés , faites-les cuire dans l'eau bouillante , mettez-les enfuite dans l'eau pour les rerefroidir ; retirez-les , laiffez-les égoutter ; effuyez-les bien , & les mettez dans les pots qui leur font deftinés , que ces pots foient fur-tout bien propres : mettez votre faumure par-deffus , jufqu'aux bords des pots; verfez par-deffus de l'huile ou du beurre fondu , qui fe figeant fur la faumure empêche les artichauts de prendre l'évent ; mettez les pots dans un endroit qui ne foit ni trop chaud ni trop froid, ne les ouvrez que quand vous défirez vous en fervir : lorfque vous voudrez employer des artichauts ainfi confits , il faut les deffaler dans l'eau fraîche.

Il y a encore une autre méthode pour conferver pendant quelque temps les artichauts entiers ; on les fait blanchir jufqu'à ce qu'on en puiffe tirer le foin : on les met pour lors dans de l'eau fraîche, & quand ils font refroidis , on en ôte le foin , puis on les arrange dans un baril ; on le remplit de faumure, on le ferme bien , & on le tient dans un lieu frais : pour en manger , on fait chauffer les artichauts dans l'eau bouillante , & on les fert avec une fauffe blanche , ou avec de l'huile & du vinaigre.

Nous connoiffons quarante-huit façons de préparer les artichauts pour fervir fur nos tables ; nous allons les rapporter ici.

1° *Les artichauts en gras* : prenez de bon coulis , mettez-y un morceau de beurre , un filet de vinaigre; fel gros , poivre; faites lier la fauffe fur le feu , mettez-la dans les artichauts , & fervez pour entremets : *cette préparation eft fort fimple & en même tems très-faine , de même que la fuivante.*

2° *Les artichauts en maigre :* au lieu de coulis , vous

pourrez y mettre une sauce blanche, telle qu'on les fait ordinairement.

3° *Les artichauts à l'huile & au vinaigre :* lorsque les artichauts seront entièrement refroidis, faites une sauffe avec huile, vinaigre, poivre & sel : *cette préparation est encore très-simple.*

4° *Potage de croûtes aux culs d'artichauts :* tournez deux ou trois douzaines de petits culs d'artichauts, aussi égaux qu'il est possible, faites-les blanchir à l'eau blanche, qui se fait avec beurre manié, farine, sel & eau, autant qu'il en faut pour blanchir les culs d'artichauts ; ôtez-en le foin, parez-les proprement ; mettez-les mitonner dans un coulis clair de veau & de jambon ; mitonnez des croûtes avec du jus de veau, & les laissez attacher ; bordez le plat de culs d'artichauts ; mettez le plus grand au milieu ; jettez par-dessus les croûtes, le coulis de veau & de jambon, & servez chaudement.

5° *Potage de culs d'artichauts en maigre :* prenez deux ou trois douzaines de petits artichauts, les plus égaux que vous pourrez trouver, tournez-les proprement ; faites-les cuire dans un eau blanche, jusqu'à ce que le foin se retire ; tirez-les de la marmite, & quand vous les aurez bien nétoyés & parés tout autour avec un couteau, achevez de les faire cuire à petit feu, dans du bouillon de poisson ; mitonnez des croûtes dans le plat, où vous voulez servir le potage de bouillon de poisson.

Le potage étant bien mitonné, & d'un bon goût, garnissez votre plat d'artichauts, en mettant le gros au milieu ; mettez par-dessus un coulis d'écrevisses à demi-roux, & servez chaudement ; ou bien, quand les artichauts sont cuits & parés, farcissez-les d'une farce de poisson ; pannez-les de mie de pain, beurrez une tourtière, arrangez-les dedans, faites-les cuire au feu, ou sous un couvercle, qu'ils aient belle couleur, garnissez-en le bord du potage, & servez chaudement : *ces deux potages en gras & en maigre, sont assez sains, & celui en gras l'emporte néanmoins pour la salubrité.*

· *6° Tourte d'artichauts* : prenez des culs d'artichauts, faites-les cuire, empâtez-les avec fines herbes, ciboules menues, poivre, sel & beurre ; couvrez votre tourte, faites-la cuire & servez-la au jus ; ou bien pilez les culs d'artichauts, passez-les à l'étamine, avec beurre ou lard fondu, pour en faire comme une crême ; ajoutez-y deux jaunes d'œufs crus, avec sel ; mettez le tout sur une abaisse fine, couvrez d'une autre abaisse à l'ordinaire, faites cuire & servez avec un jus de mouton : on peut aussi dans cette crême d'artichauts, mettre un macaron pilé, du sucre, de l'écorce de citron confit, un peu de crême & de sel ; faites votre tourte sans la couvrir, quand elle est cuite, poudrez-la de sucre, arrosez d'un peu d'eau de fleur d'orange & servez : *ce mets n'est pas d'une digestion facile, il ne convient qu'à des jeunes gens, dont l'estomac est fort.*

7° Artichauts à la sausse blanche : faites cuire vos artichauts dans l'eau & du sel ; passez les culs dans une casserole avec beurre & persil, poivre blanc & sel : faites une sausse avec jaunes d'œufs, filet de vinaigre & bouillon : *ce mets est assez bon, de même que le suivant.*

8° Artichauts à la crême : faites cuire vos artichauts à l'eau bouillante ; passez-les au beurre dans la casserole ; mêlez-y de la crême, avec paquet de ciboules & persil, un jaune d'œuf ‡pour liaison & de bons assaisonnemens ; servez pour hors-d'œuvre & entremets

9° Artichauts frits : coupez vos artichauts par morceaux, ôtez-en le foin, maniez-les dans une casserole avec une petite poignée de farine, deux œufs, blancs & jaunes, un filet de vinaigre, sel & poivre ; faites-les frire jusqu'à ce qu'ils soient jaunes, & servez avec persil fort, ou bien faites-les seulement bouillir trois ou quatre tours dans l'eau ; faites-les tremper avec vinaigre, poivre & sel, farinez-les comme ci-dessus, & faites frire dans du sain-doux ou beurre affiné : *les artichauts ainsi préparés , sont autant légers qu'ils peuvent l'être , & d'une digestion facile.*

10° *Artichauts en fricassée de poulet :* coupez vos artichauts par morceaux , faites-les cuire dans l'eau un quart d'heure , mettez-les à l'eau fraîche ; accomodez-les en fricassée de poulet ; quand ils seront cuits , mettez-y une liaison : *cette préparation est fort saine.*

11° *Artichauts à la Minime :* parez-les & les faites blanchir , jusqu'à ce que vous puissiez en ôter le foin ; lavez-les & les mettez dans une casserole avec un demi-verre d'huile , sel , gros poivre , persil , ciboules , champignons , truffes , une pointe d'ail , un verre de vin de Champagne ; faites-les cuire à petit feu : quand ils sont cuits , pressez-y un jus de citron ; dressez-les dans un plat avec une sausse assaisonnée de bon goût : *ce mets n'est pas des plus sains , à cause des champignons , & de la grande quantité d'assaisonnement qu'on y fait entrer.*

12° *Artichauts à la Sultane :* parez-les , faites-les blanchir , jusqu'à ce que vous puissiez en tirer le foin ; foncez une casserole de bardes de lard , de tranches de veau & de jambon ; mettez les artichauts dessus , avec des tranches d'oignons , un bouquet de persil , ciboules , ail , thin , laurier , basilic , clous de girofle , sel & poivre ; mouillez avec un verre de vin de Champagne , & faites cuire à la braise ; quand ils sont cuits , dressez-les dans un plat avec une sausse à la Sultane : *cet aliment est trop échauffant.*

13° *Artichauts à la Gascogne :* parez-les à l'ordinaire , mettez-les ensuite cuire avec de l'eau , du sel , poivre , oignons en tranches , deux gousses d'ail , persil , ciboules , feuilles de laurier ; laissez-les cuire jusqu'à ce que vous puissiez en ôter le foin ; égouttez-les ensuite , mettez dans une casserole un demi-verre d'huile avec persil , ciboules , champignons hachés , sel , gros poivre ; passez-les sur le feu un moment , foncez une tourtiere de bardes de lard ; mettez les ar-

tichauts deſſus & les fines herbes, avec l'huile dans les
artichauts ; couvrez-les de bardes de lard , mettez-les
cuire au four ; quand ils ſont de belle couleur , ôtez
les bardes de lard & ſervez : *un pareil mets ne ſera pas
ſans contredit du goût de nos Pariſiens.*

14° *Artichauts à la barigoult* : coupez le vert de
deſſous , & la moitié des feuilles ; mettez-les dans une
caſſerole avec eau ou bouillon , deux cuillerées de
bonne huile ; un peu de ſel & du poivre , un oignon , deux racines , un bouquet garni : quand ils
ſont cuits & qu'il n'y a plus de ſauſſe , laiſſez-les riſſoler un peu dans l'huile ; mettez-les enſuite ſur une
tourtiere avec l'huile qui reſte dans la caſſerole ; ôtez
le foin , couvrez-les d'un couvercle de tourtiere bien
chaud, le feu ſur le couvercle , pour faire griller les
feuilles , ou bien mettez-les dans le four ; quand elles
ſeront d'une belle couleur, ſervez avec une ſauſſe à
l'huile , vinaigre , ſel & gros poivre : *cet aliment eſt
fort ſain.*

15° *Artichauts au verjus en graine* : ôtez le vert
de deſſous, coupez à moitié les feuilles de deſſus,
faites-les cuire dans un petite braiſe , aſſaiſonnez légérement: faites-les égoutter, ôtez le foin ; cela fait,
mettez dans une caſſerole un morceau de beurre ,
une pincée de farine , deux jaunes d'œufs , verjus ,
ſel , gros poivre; liez la ſauſſe ſur le feu , mettez-y
du verjus en grain , que vous ferez bouillir un inſtant ſur le feu , & ſervez : *cette eſpece de mets ſe digere
facilement.*

16° *Artichauts en purée* : faites cuire dans de l'eau ,
avec un morceau de beurre pêtri avec farine & ſel ,
vos culs d'artichauts bien lavés , juſqu'à ce qu'ils ſoient
comme une bouillie ; retirez-les, paſſez-les dans une
paſſoire à petits trous comme les pois ; faites-les mitonner à petit feu, avec beurre frais, ſel , poivre,
muſcade , clous battus, bouquets de fines herbes : prenez amandes douces bien pilées , écorce de citron con-

fit, biſcuits d'amandes ameres, jaunes d'œufs durs, quantité convenable de ſucre en poudre, mêlez bien le tout enſemble, avec eau de fleur d'orange ; incorporez ce mélange dans votre purée d'artichauts, remuez un moment ſur le feu & ſervez : *cet aliment eſt fort indigeſte.*

17° *Artichauts bouillis :* parez-les, faites-les cuire avec de l'eau, du ſel, un morceau de beurre ; quand ils ſont cuits & égouttés, vuidez-les de leur foin ; mettez dans une eſſence un morceau de beurre, un filet de vinaigre, ſel & gros poivre ; faites lier la ſauſſe & ſervez avec les artichauts : *c'eſt la vraie façon de ſervir les têtes ; ainſi préparés ils ſont d'une digeſtion aſſez facile.*

18° *Artichauts tournés au jus :* tournez les artichauts en coupant avec la pointe du couteau, juſqu'à ce que vous ayez attrapé le foin ; jettez-les à meſure dans de l'eau ; faites-les cuire dans un blanc de farine, avec ſel, poivre, du bouillon, la moitié d'un citron pilé, coupé par tranches ; quand ils ſont cuits, ôtez-en le foin, faites-leur faire un bouillon dans du jus, liez d'une eſſence, preſſez-y un jus de citron & ſervez : *cette façon de préparer les artichauts eſt fort ſaine.*

19° *Artichauts à l'Italienne :* parez-les à l'ordinaire, faites-les cuire dans une caſſerole avec huile, ſel, poivre, un bouquet & du bouillon ; couvrez les artichauts, faites-les cuire à la braiſe, que les feuilles ſoient riſſolées ; vuidez-les de leur foin, & ſervez avec une ſauſſe chaude à l'huile & au vinaigre, ſel & gros poivre : *ce mets ne doit pas être mal-ſain.*

20° *Artichauts grillés à la provençale :* parez-les, laiſſez-les entiers, ôtez-en le foin, lavez-les bien, faites-les mariner avec ſel & huile ; faites-en une caiſſe de papier, faites-les griller à petit feu pendant une heure & demie ; quand ils ſont cuits, faites griller un peu les feuilles, & ſervez avec un peu d'huile par deſſus ; on peut les faire frire avant de les griller ; quand ils sont grillés, on les sert de même avec un peu d'huile : *cet aliment est aussi passablement sain.*

21° *Artichauts à la polaque* : parez les artichauts, coupez-les par quartiers ; faites-les blanchir ensuite pour en ôter l'amertume : mettez-les à l'eau fraîche, égouttez-les, faites-les cuire dans une casserole avec lard, veau, jambons bien nourris, un peu d'huile, deux gousses d'ail, laissez cuire : quand ils sont cuits, égouttez-les, dressez-les dans un plat & servez avec une sausse hachée à l'Italienne, un jus de citron, ou bien avec leur *fond dégraissé* : *cet aliment ne convient nullement aux François, dont l'estomac est délicat.*

22° *Artichauts à la Saint-Geran* : choisissez de gros artichauts, parez-les, coupez-les en deux, faites-les blanchir & cuire ensuite dans une bonne braise, un peu de haut goût & bien nourris : quand ils sont cuits & égouttés, farinez-les, faites-les frire, & servez garnis de persil frit : *ce mets est sain.*

23° *Artichauts farcis* : parez-les, ôtez-en le foin sans les casser ; faites-les blanchir, égouttez-les ensuite, & les remplissez d'une bonne farce, telle que vous jugerez à propos ; unissez-la dessus avec un couteau trempé dans un œuf battu ; poudrez-les de mie de pain ; couvrez-les de bardes de lard, foncez une casserole de bardes de lard, mettez les artichauts dessus, avec bouillon, sel, poivre, un bouquet, & faites cuire à petit feu ; quand ils sont cuits, égouttez-les bien de leur graisse, & servez avec une essence : *ces artichauts ainsi préparés sont fort lourds.*

24° *Artichauts en surprise* : choisissez les plus petits pigeons, que vous pourrez trouver, échaudez-les, troussez-leur les pattes dans le corps, & les faites blanchir, mettez-les cuire dans un blanc d'œuf, avec autant de crêtes que vous aurez de pigeons ; passez des champignons & des ris de veau, coupez comme un salpicon, mouillez de bouillon, dégraissez & liez d'un coulis ; mettez vos pigeons dans le ragoût, &

le laiſſez refroidir : prenez autant d'artichauts que de pigeons, parez-les à l'ordinaire, faites-les blanchir, mettez-les dans l'eau fraîche, vuidez-les de leur foin, & mettez-les égoutter ; quand le ragoût eſt froid, mettez un pigeon dans chaque artichaut, avec un peu de ragoût ; couvrez le deſſus de chaque artichaut d'une farce faite avec du poulet cuit, un peu de veau paſſé avec du perſil, ciboules, champignons hachés, un morceau de beurre, une pointe d'ail, de la graiſſe de veau, & du lard blanchi, ſix jaunes d'œufs pour liaiſon & bons aſſaiſonnemens ; jettez un peu de mie de pain ſur cette farce, foncez un plat d'argent de tranches de veau & de jambon bien minces, & d'une barde de lard ; arrangez deſſus les artichauts & les faites cuire au four : quand ils ſont cuits ſervez-les, avec une bonne eſſence, & ſur chaque artichaut coupez un peu la farce, pour faire tenir la crête bien droite : *tou-res ces ſortes de farces ſont indigeſtes.*

25° *Artichauts frits en ſurpriſe :* vuidez-les de leur foin, & après les avoir blanchis, faites-les cuire dans une braiſe, laiſſez-les refroidir, rempliſſez-les d'un ragoût avec un petit pigeon, comme dans le numéro précédent ; couvrez les de même farce, frottez - les bien par-tout d'une pâte faite avec de la farine, des œufs & un peu de ſel ; faites-les frire enſuite dans une friture neuve & bien chaude ; quand ils ſont frits, ſervez garnis de perſil frit à l'entour : il faut mettre la friture dans une caſſerole ronde, bien creuſe, afin que les artichauts ſoient couverts de friture : *ce mets eſt un peu moins indigeſte que l'autre.*

26° *Artichauts en ſurpriſe à la Sainte-Menehould :* ils ſe font de même que les précédens, excepté qu'il faut mettre un petit pigeon dans le ragoût, & le ſer-vir avec une eſſence : il faut auſſi quelques jaunes d'œufs dans la Sainte Menehould.

27° *Artichauts à la poivrade :* prenez des artichauts qui ſoient tendres, coupez-les par quartiers, ôtez-en le foin & les petites feuilles, pelez auſſi le deſſous, ne laiſſez que les grandes feuilles, & à meſure qu'ils ſont pelés, jettez-les dans de l'eau fraîche, pour empêcher qu'ils ne ſe noirciſſent & ne deviennent amers; on les ſert dans un plat ou ſur une aſſiette arroſés d'eau; on ſert en même tems du poivre & du ſel battus enſemble : *les artichauts ainſi préparés ſont très-indigeſtes.*

28° *Cardes d'artichauts verts :* on les épluche bien & on n'y laiſſe rien que de bon, cela fait, on les coupe par morceaux, & après qu'on les a lavées & blanchies dans l'eau avec du ſel, du poivre & quelques tranches de lard, on les tire pour être ſervies avec une ſauce blanche, ou bien on prend du jus de mouton qu'on met dans une caſſerole avec elles & des fines herbes, de la moëlle de bœuf hachée, le tout aſſaiſonné de ſel & de poivre ; étant cuites, on les dreſſe dans un plat, après y avoir mis un filet de vinaigre : d'autres, après avoir lavé les cardes, les lient par petites bottes pour les faire cuire, juſqu'à ce qu'elles ſoient médiocrement molles, dans un pot, avec de l'eau & du ſel ; ils y ajoutent une mie de pain & un morceau de beurre, afin qu'elles ſoient plus blanches & de meilleur goût; étant bien cuites & égouttées, on les met dans une ſauce au beurre, qu'on aſſaiſonne de ſel, vinaigre & muſcade; on y ajoute auſſi de la chapelure de pain, puis on les fait bouillir un peu: ou bien quand elles ont cuit dans l'eau, on les met dans une ſauce au beurre roux, avec du jus de bœuf, du ſel & du poivre, que vous liez avec de la farine frite, puis vous les arrangez ſur le plat, & vous leur faites prendre une belle couleur avec la pelle rouge: *la premiere préparation eſt préférable à la ſeconde.*

29° *Artichauts aux oignons :* tournez ſix culs d'artichauts, que vous faites blanchir un quart d'heure dans l'eau, ôtez-en le foin, & les faites cuire avec du bouillon, bardes de lard, du verjus en grains, ou la moitié d'un citron en tranches & du ſel ; paſſez ſur

le feu des oignons coupés en dés, avec un morceau
de beurre, jufqu'à ce qu'ils foient cuits à forfait;
mettez dedans un anchois haché avec deux jaunes
d'œufs délayés dans un bouillon, faites lier & mettez ce ragoût fur les culs d'artichauts; prenez moitié de mie de pain & parmefan, faites prendre couleur au feu, ou fous un couvercle de tourtiere;
fervez fans fauce : *cet aliment eft indigefte.*

30° *Salade d'artichauts :* faites cuire cinq culs d'artichauts avec de l'eau, un peu de beurre manié de
farine, du fel, après quoi ôtez-en le foin, & les effuyez avec un linge blanc, dreffez fur le plat que vous
devez fervir ; mettez autour de la petite fourniture
de falade, & fur la fourniture des filets d'anchois
dreffés proprement ; affaifonnez avec de l'huile, vinaigre, gros poivre, fans fel : *cette falade convient
aux perfonnes qui jouiffent d'une bonne fanté.*

31° *Artichauts panés au blanc de veau :* prenez fix
culs d'artichauts, que vous faites cuire aux trois quarts,
avec de l'eau, un morceau de beurre manié de farine;
affaifonnez de fel, poivre, un bouquet ; quand ils
font prefque cuits, ôtez-en le foin & les effuyez,
mettez des bardes de lard dans le fond d'une tourtiere ;
hachez perfil, ciboules, échalottes, rocamboles, que
vous mêlez avec un morceau de bon beurre, deux
jaunes d'œufs crus, un peu de mie de pain, fel, gros
poivre ; mettez cet appareil fur les artichauts ; uniffez
avec de l'œuf battu, pannez de mie de pain, dreffez
les artichauts fur les bardes de lard ; faites prendre
couleur au four, ou fous un couvercle de tourtiere ;
effuyez leur graiffe, fervez avec une fauce légere au
blanc de veau & au jus de citron : *un pareil mets n'eft
pas d'une digeftion facile, il ne convient qu'aux bons
eftomacs.*

32° *Culs d'artichauts à la gelée :* ôtez le foin de fix
culs d'artichauts, après les avoir fait blanchir un quart
d'heure dans l'eau, faites cuire avec du bouillon, bar-

des de lard, du verjus en grain, ou la moitié d'un citron en tranches, & du fel; quand ils font cuits & bien effuyés, dreffez fur le plat que vous devez fervir, mettez deffus une gelée de veau que vous faites, en mettant dans une petite marmite, la moitié d'un jarret de veau, une tranche de jambon, carottes, panais, oignons, un bouquet de perfil, ciboules, deux rocamboles, des champignons; faites cuire & réduire à un bon verre; paffez cette fauce fur les artichauts, mettez au frais, pour faire prendre en gelée, fervez : *l'artichaut froid eft trop difficile à digérer; d'ailleurs ce mets ne convient pas à toutes fortes de perfonnes, à caufe des différens affaifonnemens qu'on y fait entrer ; les champignons font fur-tout très-dangereux.*

33° *Artichauts au fromage*: faites cuire un quart d'heure dans de l'eau, fix culs d'artichauts, rachevez de les faire cuire avec du bouillon, un bouquet, point de fel, enfuite mettez-les refroidir ; mettez dans une cafferole un peu de blanc de veau, avec du beurre, du gros poivre ; faites lier fur le feu, verfez de cette fauce dans le fond du plat que vous devez fervir, & du fromage de gruyere rapé par-deffus ; dreffez fur le fromage les culs des artichauts avec des filets de pain paffés au beurre ; arrofez avec le reftant de là fauce, couvert de fromage rapé : faites prendre couleur au four; fervez à courte fauce: *ce mets eft fort mal-fain.*

34° *Artichauts à la Piémontoife* : prenez quatre moyens artichauts, que vous appropriez deffus & deffous, coupez-les en fix morceaux, ôtez-en le foin & les feuilles les plus vertes ; faites cuire un quart d'heure dans l'eau, rachevez de cuire dans une braife, & les dreffez fur le plat ; mettez deffus une fauce que vous faites avec perfil, ciboules, échalottes, rocamboles : le tout haché, avec un peu d'huile, paffez fur le feu, mettez-y une pincée de farine, mouillez avec un verre de vin blanc, autant de bouillon, ſel, gros poivre, faites cuire juſqu'à ce que la ſauce ſoit réduite, dégraiſſez un peu, ſervez avec un jus de citron: *ce mets peut être eſtimé par les habitans des provinces méridionales.*

35° *Artichauts jumeaux* : tournez proprement huit culs d'artichauts, faites-les cuire un quart d'heure dans l'eau, ôtez-en le foin, faites cuire avec bon bouillon, ſel, poivre, un bouquet de perſil, ciboules, deux clous de girofle, une gouſſe d'ail, un peu de beurre; la cuiſſon faite, mettez refroidir.

Vous avez un petit ragoût de ſalpicon fait avec des champignons, des foies gras, truffes, que vous mettez dans une caſſerole avec un morceau de bon beurre, un bouquet; paſſez ſur le feu, mettez-y une pincée de farine, mouillez avez du bouillon, un demi-verre de vin blanc, ſel, gros poivre, faites cuire & réduire toute la ſauce; mettez refroidir: prenez les culs d'artichauts, ſoudez les bords avec de l'œuf battu; faites-en autant aux trois autres, trempez-les par-tout dans de l'œuf battu, pannez avec de la mie de pain, faites frire dans du ſain-doux, ſervez garni de perſil frit : *cet aliment, tout agréable au goût qu'il ſoit, n'eſt pas ſain.*

36° *Artichauts à la glace ou en cryſtaux* : ce n'eſt autre choſe que des artichauts violets, que vous mettez ſur un plat avec des morceaux de glace bien claire : *cela eſt indigeſte.*

37° *Artichauts au Bacha* : faites une ſauce avec du beurre, perſil, ciboules, échalottes, champignons hachés, paſſez ſur le feu, ſingez, mouillez de bon bouillon, laiſſez réduire; en finiſſant mettez-y trois jaunes d'œufs délayés avec cerfeuil haché, du verjus, ſel, gros poivre, muſcade; faites lier, & ſervez deſſus des culs d'artichauts, cuits dans un blanc & bien égouttés : *ce mets eſt dangereux à cauſe des champignons qu'on emploie ; d'ailleurs il eſt trop échauffant.*

38° *Artichauts à la Gendarme :* appropriez les artichauts & les vuidez de leur foin, avec le manche d'une cuiller, sans les casser ; faites-les frire à moitié, entiers ; retirez-les pour les mettre achever de cuire sur le gril, dans une caisse de papier, avec de l'huile, sel, gros poivre, & toutes sortes de fines herbes, sans être hachées ; servez avec leur sauce, après avoir ôté les fines herbes : *cette préparation, toute simple qu'elle soit, est assez saine.*

39° *Artichauts à la mariniere :* coupez des artichauts comme pour frire, ne laissez à chaque morceau qu'une ou deux feuilles ; faites-les blanchir à moitié cuits, & les mettez dans une casserole avec un demi-verre d'huile, persil, ciboules, échalottes, une pointe d'ail, champignons, le tout haché, sel, gros poivre, passez sur le feu, singez ; mouillez avec du jus, du vin de Champagne, faites cuire & réduire à courte sauce ; en finissant dégraissez & y passez un grand jus de citron, dressez sur le plat les feuilles en l'air : *ces artichauts ainsi préparés, ne sont pas bons aux personnes qui ont un estomac foible & délicat.*

40° *Artichauts au Prévôt :* prenez une demi-douzaine de gros oignons, & les passez dans un petit feu avec du beurre, jusqu'à ce qu'ils soient cuits ; en finissant mettez-y du gros poivre, deux anchois hachés, une liaison de trois jaunes d'œufs, avec de la crême, ayez des culs d'artichauts cuits à la braise & égouttés ; mettez-y les oignons en les remplissant comme il faut ; panez le dessus moitié mie de pain & parmesan, faites prendre une couleur au four, servez sans sauce : *ce mets est indigeste.*

41° *Artichauts à la Hollandoise :* ayez des culs d'artichauts, cuits à moitié dans un blanc, jusqu'à ce que le foin quitte ; mettez-les dans une casserole, avec deux pains de beurre maniés d'une pincée de farine, bon bouillon, un bouquet de fines herbes, sel, gros poivre : faites cuire & réduire à courte sauce ; en fi-

niſſant, ôtez le bouquet, mettez-y une bonne pincée de perſil blanchi, haché très-fin, & un grand
jus de citron : *ce mets ne convient nullement aux
François.*

42° *Artichauts au Pere Bernard :* coupez des artichauts en deux, après les avoir appropriés, ôtez-
en le foin & les faites cuire aux trois quarts dans une
bonne braiſe ; étant égouttés, vous les farinez ; faites
frire & ſervez garni de perſil frit : *cette préparation d'artichauts eſt une des plus ſaines.*

On pourroit auſſi mettre dans la claſſe des plantes
potageres *l'artichaut ſauvage & le chardon commun,*
quoiqu'on ne le cultive pas dans les jardins ; auſſi le
place-t-on ici dans le douzieme rang ; & en effet, on
mange les jeunes tiges, & les diſcs des fleurs de ce
chardon ; il eſt connu chez les Botaniſtes ſous les
noms *d'onopordon acanthium ſpina alba tormentoſa latifolia vulgaris. Pin.*

La treizieme eſpece dont nous allons parler, eſt
une plante bien eſtimée en France, c'eſt l'aſperge :
aſparagus officinalis, Linn. aſparagus ſativa, Pin. On
en mange les pouſſes cuites au jus, au beurre, à l'huile,
après avoir été jettées pendant quelques minutes dans
l'eau bouillante ; mais il faut les veiller de près, car
pour peu qu'elles ſoient trop cuites, elles perdent tout
leur goût & leur agrément ; hachées même, quand
elles ſont petites, on les apprête de la même maniere
que les petits pois : elles ſervent auſſi de garnitures pour
les ſoupes, & dans beaucoup de ragoûts ; on les aime
particuliérement avec les œufs brouillés.

On peut mettre l'aſperge au nombre des alimens
les plus ſains, mais elle eſt peu nourriſſante ; on peut
la permettre même aux perſonnes les plus délicates,
& à celles dont l'eſtomac n'eſt pas bon ; on lui attribue en médecine une vertu apéritive, rafraîchiſſante,
ſavoneuſe, ou légérement fondante, laxative, de facile digeſtion, propre à émouſſer l'âcreté des hu-

meurs, & fur-tout de la bile : les Italiens préferent
les afperges fauvages aux cultivées ; elles ont plus de
goût & de faveur, mais elles font toujours vertes, &
moins groffes que les cultivées.

Les afperges que l'on mange à Paris dans l'hiver,
qui ne font venues qu'à force de fumier, font toutes
blanches & fort tendres, mais elles n'ont prefque aucune faveur, ni bonne qualité : elles fervent plutôt
de montre fur les grandes tables ; il n'y a que la fauce
qui les faffe manger, fans qu'on en puiffe efpérer aucun des bons effets qu'elles ont coutume de produire,
quand elles font venues naturellement & fans artifice. L'afperge de Pologne eft délicate & d'un bon
goût.

On a publié depuis peu deux nouvelles méthodes
pour cuire des afperges : fuivant la premiere, ayez
une marmite ou un pot de terre verniffé, d'une
grande profondeur, dans le fond duquel vous mettez
une affez grande quantité d'eau, pour qu'elle ne ta-
riffe point pendant tout le tems qu'il fera néceffaire
de la faire bouillir ; trouvez moyen de fufpendre en
l'air, dans votre vaiffeau, vos afperges, en forte qu'elles
ne touchent point à l'eau, pas même en bouillant ;
un crochet ou un anneau attaché au milieu du couvercle de la marmitte fuffira pour cet effet ; on y
attachera le fil ou la ficelle, qui contiendra les afperges en botte ; le pot de terre eft fujet à plus de difficulté, mais on peut trouer le couvercle, auprès de
fa pomme ou de fon bouton, & paffer le fil par cette
ouverture, que l'on aura foin de boucher exactement
avec de la pâte ou de la terre graffe ; & fi on ne veut
pas trouer le couvercle, on difpofera en travers, dans
le vaiffeau, un bouton ou une branche de fer, fou-
tenue par deux montans, qui, pour plus grande fû-
reté, répondront à un pied, & auront, par ce moyen,
toute la confiftance requife : toutes chofes ainfi dif-
pofées, on couvrira la marmite ou le pot, & on lutte-

ra foigneufement avec de la pâte ou de la terre graffe,
le couvercle du vaiffeau, afin qu'en aucune façon la
vapeur n'en puiffe fortir ; mettez enfuite fur le feu ,
& faites bouillir auffi long - tems que vous jugerez
néceffaire : une heure fuffira pour les afperges , qui
cuiront fans entrer dans l'eau , & que vous trouverez
d'un goût infiniment fupérieur à celui qu'elles ont
étant préparées à l'ordinaire.

Voyons actuellement la feconde méthode : on peut
faire cuire les afperges dans une tourtiere, comme
on a coutume de faire cuire la pâtifferie, en mettant
du feu deffus & deffous ; cependant la forme de la
tourtiere n'étant pas commode pour les afperges &
autres légumes , on pourra faire faire des vaiffeaux de
cuivre étamés, d'une forme ovale , un peu applatie,
dont les deux parties puiffent fe joindre auffi parfaitement que la tourtiere avec fon couvercle ; on n'y
mettra point d'eau , & le Cuifinier prendra garde de
ne point d'abord donner un feu trop vif : les afperges
& tous les autres légumes cuifent ainfi doucement
dans leur jus , & confervent leur fel ; on y pourra
cuire , avec le même avantage , toute forte de racines
& de fruits.

Il eft à obferver que les afperges provoquent l'u-
rine, mais en la provoquant elles lui donnent une
couleur trouble, & une odeur défagréable , que l'eau
de fenteur ne peut même déguifer qu'en partie ; pour
détruire abfolument cette odeur , M. Macquer dit
qu'il faut mettre au fond du vaiffeau dont on fe fert
pour uriner, de l'eau affez chargée d'acide marin ,
connu fous le nom d'*efprit de fel ;* indépendamment
de cette utilité de pratique , une telle obfervation peut
conduire à connoître la nature du principe volatil
qui fe developpe de l'afperge , par l'effet de la digestion dans le corps humain.

Les différentes préparations d'afperges , que nous
rapportons ici , fe montent au nombre de douze : la

Tome I.   O

premiere eſt ce qu'on appelle *aſperges en ſalade* ; on ſait cuire les aſperges à l'eau , on les en tire pour les laiſſer égoutter , & on les poudre de ſel menu ; cela fait , on les arrange dans un plat , & on les ſert avec ſauce blanche , ou à l'huile & au vinaigre : *cette préparation eſt fort ſimple & fort ſaine.*

La ſeconde préparation ſe nomme *aſperges en petits pois* ; pour cet effet vous les caſſez en petits morceaux, vous les faites blanchir dans de l'eau bouillante, vous les paſſez à la caſſerole avec du beurre , après quoi vous y mettez de la crême , vous aſſaiſonnez le tout de ſel , d'un peu de poivre & de fines herbes ; & ſi-tôt que vous jugez que votre ragoût eſt cuit , vous dé-layez deux jaunes d'œufs avec de la crême , vous les jettez dans vos aſperges , & la ſauce étant bien liée , vous les ſervez ; on ne prend ordinairement pour cette préparation que les plus petites, & on ne caſſe & on ne coupe que les plus tendres , ou ſi elles ſont groſ-ſes , on les fend en quatre , & on les coupe en petits pois , juſqu'à ce que le couteau trouve de la réſiſ-tance : *cette préparation eſt aſſez ſaine.*

La troiſieme eſt ce qu'on appelle *aſperges au jus* : après avoir rompu les aſperges par morceaux, vous les paſſez à la caſſerole avec du lard fondu , perſil & cerfeuil hachés menu ; vous y ajoutez une ciboule, que vous aurez ſoin de retirer ; vous aſſaiſonnez de ſel & de muſcade , & vous laiſſez cuire à petit feu ; enſuite vous dégraiſſez & vous y mettez du jus de mouton & du jus de citron en ſuffiſante quantité : *ce mets eſt un peu échauffant.*

La quatrieme préparation eſt connue dans les cui-ſines ſous le nom d'*aſperges confites* : vous prenez les plus petites , vous les coupez en tranches , vous les ſaupoudrez avec beaucoup de ſel & des clous de gi-rofle groſſiérement concaſſés , vous les couchez dans un pot de terre plombé , faiſant une couche de ſel , enſuite une couche d'aſperges , juſqu'au haut du pot :

il faudra que le premier lit & le dernier foient de fel, enfuite vous les remplirez de bon vinaigre, & vous tiendrez le pot bien fermé ; lorfque vous les en retirez il faut que ce foit avec une cuiller d'argent, ou de bois, & non pas de fer ; prenez garde auffi que la main ne touche le vinaigre ; ou ôtez le dur de vos afperges, & après leur avoir fait prendre un bouillon avec eau, fel & beurre, remettez-les dans l'eau fraîche ; retirez-les enfuite, laiffez-les égoutter & les mettez dans un pot avec clous de giroffle entiers, fel, citron vert & moitié eau, moitié vinaigre ; couvrez-les d'un linge en double, & verfez par deffus deux ou trois doigts de beurre fondu ; ferrez-les dans un lieu tempéré : vous pourrez vous en fervir à la maniere ordinaire, comme fi elles étoient nouvelles ; ou bien encore,

On les garde toutes crues pendant cinq ou fix jours, afin qu'elles fe fanent, après quoi on les étend dans un vaiffeau & on les couvre de faumure & d'huile ou de beurre : *les afperges ainfi confites, ne font pas à beaucoup près auffi bonnes & auffi faines que celles qu'on a coupées tout récemment.*

La cinquieme préparation eft ce qu'on appelle *afperges en omelettes* : on les paffe au roux, & quand elles font cuites, on y met de la crême, on verfe dedans les œufs préparés pour l'omelette, on bat le tout enfemble, on fait l'omelette à l'ordinaire avec de bon beurre, & on fert chaudement : *ce mets eft un peu échauffant, tant par la nature de l'omelette, que par la qualité de l'afperge.*

Nous donnons à la fixieme préparation le nom *d'afperges au beurre* ; on les fait cuire dans l'eau avec un peu de fel, on prend garde qu'elles ne cuifent pas trop ; étant cuites à propos, on les tire & on les met égoutter ; on les dreffe dans un plat, & on fait une fauce avec beurre, fel, vinaigre & mufcade, ou poivre long, la remuant toujours, & on la verse sur les asperges, après les avoir arrangées : *cette maniere de préparer les asperges est assez connue, & ne paroît pas nuisible à la santé.*

La septieme préparation est *le ragoût des pointes d'asperges* : on met le vert des asperges bien blanchies dans une casserole, avec du coulis clair de veau & de jambon, & un peu d'essence de jambon ; on fait mitonner à petit feu ; quand elles sont cuites, & que le coulis est diminué à propos, on y met un petit morceau de beurre, manié avec un peu de farine ; on remue de tems en tems, on donne au ragoût une petite pointe de vinaigre, & on sert chaudement pour entremets : *ce ragoût n'est bon qu'à des personnes d'une santé parfaite.*

La huitieme préparation est le *potage d'asperges* : prenez des asperges pilées & passées par l'étamine, avec du bouillon d'herbes, pour faire une coulis vert ; passez d'autres pointes d'asperges à la poële, avec beurre frais, fines herbes & bons assaisonnemens ; laissez bien cuire le tout, faites mitonner votre potage, & rangez vos asperges par-dessus avec le coulis, auquel vous ajoutez crême naturelle ou jaunes d'œufs.

La neuvieme préparation est *le potage de croûtes aux pointes d'asperges* : faites blanchir à l'eau bouillante le vert de vos asperges, mettez-les cuire ensuite dans une marmite avec un peu de bouillon ; mitonnez de croûtes dans du jus de veau & les laissez attacher au fond du plat ; vous pouvez mettre un petit pain de profitrolle au milieu, & par-dessus un jus de veau à demi-lié ; servez chaudement : *ces deux préparations font assez faines.*

Nous plaçons dans le dixieme rang *le potage d'asperges à la purée verte* : on fait blanchir une poignée ou deux d'épinars, avec trois ou quatre ciboules, on les égoutte, on les presse bien, on les pile dans un mortier, avec une cuillerée à pot de pois cuits ; on y ajoute, si l'on veut, quelques pointes

d'afperges bien blanchies; on fait cuire dans une petite marmite, avec un bouillon de racines, quelques
petits paquets de pointes d'afperges blanchies, autant
qu'il en faut pour garnir fon potage : on met dans
une cafferole un morceau de beurre, quelques tranches d'oignons, quatre ou cinq tranches de carottes,
autant de panais, champignons & truffes, cerfeuil &
perfil; on paffe le tout enfemble fur le fourneau, on
le mouille moitié bouillon de racines, moitié bouillon
de poiffon; on y met la groffeur de deux œufs de mie
de pain, un peu de bafilic, fel, quelques clous; on
fait mitonner le tout enfemble, on délaie la purée dans
une cafferole, on la paffe à l'étamine, on la tient
chaudement dans une marmite, on fait mitonner des
croûtes moitié bouillon de racines, moitié bouillon
de poiffon; on met un petit pain au milieu, on garnit
le potage d'une bordure de pointes d'afperges, on
jette la purée par-deffus, & on fert chaudement : *cette
préparation fournit un mets excellent, mais en même
tems un peu pefant, & qui n'eft pas dénué de dangers,
à caufe des champignons qu'on y fait entrer.*

L'onzieme préparation eft la *tourte d'afperges*; coupez le tendre de vos afperges, paffez-les à l'eau, dreffez-
les dans une tourtiere fur une abaiffe de pâte fine,
avec lard fondu, ou beurre frais dans le fond, fines
herbes, ciboules, fel & poivre, couvrez votre tourte;
quand elle fera cuite, mettez-y crême ou jus de mouton; ou bien faites blanchir le vert de vos afperges,
mettez-les enfuite dans de l'eau froide, mettez dans
une cafferole du beurre de la groffeur d'un œuf; quand
il fera fondu, jettez-y une pincée de farine & remuez;
lorfqu'il fera roux, ajoutez-y un peu de bouillon de
poiffon, fel, poivre, bouquet & les pointes d'afperges; étant cuits, liez-les d'un coulis roux & laiffez
refroidir votre ragoût; foncez une tourtiere d'une
abaiffe de pâte feuilletée, dorez d'un œuf battu, &
mettez cuire : la tourte étant cuite, fervez chaude-

ment dans un plat : *ces tourtes ne font pas nuifibles à la fanté, pourvu qu'on en mange modérément.*

La douzieme & derniere préparation eft *le pain aux pointes d'afperges :* coupez des pointes d'afperges autant qu'il en faut pour un plat, & pour remplir un petit pain ; vous les faites cuire à l'eau bouillante, vous égouttez, vous les paffez dans une cafferole, avec bon beurre frais, bouquet, fel & poivre, un peu de farine, vous leur faites faire quelques tours fur le fourneau, & vous mouillez d'un jus de veau ; quand elles font cuites, vous les liez avec deux jaunes d'œufs & de la créme, vous y mettez un peu de fucre.

Ouvrez un pain chapelé par-deffous, ôtez-en la mie, rempliffez-le du ragoût de pointes d'afperges, rebouchez-le du morceau que vous aurez ôté, ficelez-le, mettez-le tremper dans du lait, égouttez-le, faites-le frire dans du fain-doux, qu'il prenne belle couleur ; mettez-le mitonner dans le ragoût d'afperges, que la fauce en foit un peu grande, retirez-le, dreffez-le dans un plat, votre ragoût par-deffus, fervez chaudement pour entremets : *ce mets eft indigefte.*

La quatorzieme efpece de plante dont on peut faire ufage dans les cuifines, eft l'herbe de Sainte Barbe : *eryfimum Barbarea, Linn.* Ses feuilles peuvent être mangées en falade.

15° On mange les racines de barbe de bouc, *tragopogon pratenfe, Lin.* cuites à l'eau ou frites comme celles du falfifis. Suivant les Botaniftes, il fe trouve encore une autre efpece de barbe de bouc, qui eft très-commune en Alface, & qui eft connue par Linnæus fous le nom de *tragopogon porrifolium.* Sa racine eft en tout femblable à celle de la fcorfonere, mais fa chair eft plus tendre & plus délicate ; on la fait cuire au jus ; on mange les jeunes pouffes de cette plante en guife d'afperges ; on prétend même que c'eft uniquement avec cette racine que Jules-Céfar a nourri fon armée, lorfqu'elle se trouvoit investie de toute part, & même assez long-tems, par l'armée de Pompée.

La dix-septieme espece est la barbe de chevre : *clavaria coralloïdes. Lin.* On fait sécher cette plante & on s'en sert dans les ragoûts.

Nous placerons au dix-huitieme rang la bardane : *arctium lappa. Linn.* On mange en quelques endroits les queues des feuilles de cette plante, & ses jeunes tiges crues ou cuites.

La dix-neuvieme est le basilic, *ocymum basilicum. Linn.* Quelques personnes aiment le basilic dans les fournitures de salade, on en fait aussi usage dans la plupart de nos alimens ; on l'arrache pour cet effet avant qu'il ne fleurisse, & on en fait des paquets, qu'o nmet sécher au plancher dans les cuisines, ou autre part, à l'ombre, dans un lieu bien aëré ; on l'enferme ensuite dans des boîtes, & on le pulvérise, lorsqu'on veut s'en servir dans les sauces avec les autres épices ; on le mêle aussi dans la pâte qu'on fait pour frire les pigeons, delà l'expression, *pigeons au basilic* ; on l'emploie encore dans les courts-bouillons du poisson sans le pulvériser ; il sert enfin d'aromates dans la plupart des ragoûts, & son goût plaît assez généralement ; il y a des Cuisiniers assez habiles pour employer avec tant d'art le basilic, le serpolet, la sariette, le thym & quelques autres herbes aromatiques, que les mets qu'ils préparent avec ces assaisonnemens sont aussi agréables au goût que s'ils employoient les épices des pays étrangers ; aussi ne faut-il pas s'étonner si quelques Epiciers sont aujourd'hui dans l'usage de faire entrer dans leurs compositions d'épices ces sortes d'aromates indigenes avec les exotiques.

Nous placerons au vingtieme rang le baume, ou menthe, *mentha. Tourn. & Linn.* Il y en a plusieurs especes : les jeunes pousses des especes qui ont une odeur agréable font partie des fournitures de salade pendant toute l'année : les personnes qui en aiment l'odeur & le goût, emploient de même les feuilles & les sommités, quoique les tiges soient fortes. Les especes les plus usitées sont celles que nos Jardiniers nomment le baume vert, le baume violet, le baume citroné, & le baume panaché : ce baume est en général très-bon à l'estomac ; il fortifie beaucoup ; il provoque l'appétit, chasse les vents & rend l'haleine agréable ; son usage trop fréquent échauffe : c'est une chose à laquelle on doit prêter attention.

La vingt-unieme espece est le *beccabunga*, *veronica beccabunga*. *Linn.* Cette plante est anti-scorbutique, on peut la manger en salade comme le cresson de fontaine.

La vingt-deuxieme est le calichou, le béhen blanc du pays, *cucubalus behen*. *Linn.* En Provence les paysans mangent cette plante pendant l'hiver.

La vingt-troisieme espece est la betterave : *beta vulgaris*. *Linn.* La racine de cette plante est fort saine, & quoiqu'elle ne plaise pas à tout le monde, beaucoup de gens s'en accommodent ; on la mange en salade avec la mâche ou céleri, cuite à l'eau ou au four, ou sous la cendre chaude ; on la mange aussi avec l'oignon cuit sous la braise, accompagnée de câpres, de capucines, d'anchois & de cornichons ; c'est une des salades d'hiver qui fait le plus de plaisir & d'honneur sur une table bien servie ; on l'apprête encore à la poële, avec l'oignon roussi dans le beurre ; mais ce ragoût, qui n'est guere connu qu'à Paris, a fort peu de partisans ailleurs. Les betteraves poussent dans les serres, pendant l'hiver, de petites feuilles, dont on fait usage pour les salades de cette saison elles sont agréables par leur couleur vive, qui tranche avec le blanc. On regarde en médecine la racine de betterave comme rafraîchissante, apéritive, passablement nourrissante & saine ; mais elle ne convient qu'aux bons estomacs. M. Margraff a tiré de la racine de la betterave un sucre pur & assez abondant ; ce savant Académicien de Prusse dit positivement que ce sucre est le même que celui que l'on tire des cannes.

On frit les betteraves & on les fricasse : pour les frire, après avoir fait cuire vos betteraves au four & les avoir pelées, on les coupe par tranches, de l'épaisseur d'un bon doigt ; on les met tremper dans une pâte claire, faite avec des œufs ou sans œufs ; on les fait frire dans le beurre affiné ; étant frites, on les sert dans un plat particulier pour entremets, avec du jus de citron ; on s'en sert, si l'on veut, pour garnir d'autres plats en maigre ; ou bien

On coupe de la tête à la queue, en maniere de soles, les betteraves, de l'épaisseur de trois ou quatre écus ; on les met tremper dans une pâte claire faite de vin blanc, fleur de farine, crême douce, jaunes & blancs d'œufs crus (*plus de jaunes que de blancs*) poivre, sel & clous de girofle ; on les tire de cette pâte, & on les poudre de farine, mie de pain & persil haché, ensuite on les fait frire, & étant seches on les sert dans un plat particulier pour ornement.

Pour fricasser les betteraves rien n'est plus facile : lorsqu'elles ont été cuites dans l'eau, au four, ou sous la cendre, on en ôte la peau, on les coupe par rouelles assez minces, & on les fricasse avec beurre, persil, ciboules hachées, un peu d'ail, pour ceux qui l'aiment ; une pincée de farine, du vinaigre suffisamment, sel & poivre ; on fait bouillir le tout un quart d'heure, & on les sert chaudement : *toutes ces préparations sont indigestes.*

La vingt-quatrieme plante dont on peut se servir dans la cuisine est le bon henri, *chenopodium bonus henricus. Linn.* On mange les feuilles de cette plante cuites, hachées & fricassées, comme des épinars ; on en cultive même dans les potagers. Linnæus dit qu'on fait cuire ses tiges comme des asperges.

La vingt-cinquieme est la bourrache, *borrago officinalis. Linn.* Les fleurs de cette plante sont employées dans les offices pour orner les salades ; on emploie ses feuilles fort utilement pour les soupes, on les mêle avec d'autres herbes ; mais il faut qu'elles soient jeunes & tendres ; les Italiens mangent aussi la bourrache cuite en salade, quand elle est nouvelle : ils en font un grand usage dans tous les mets d'herbes, dans la juste persuasion qu'ils ont que cette plante est salutaire. Lémery, dans son traité des alimens, prétend que les feuilles de bourrache sont humectantes & adoucissantes : elles tempérent, ajoute-t-il, les âcretés du sang & des autres humeurs ; ses fleurs, suivant le même Auteur, purifient le sang, raniment le cœur & les esprits, & tiennent leur place parmi les trois fleurs cordiales. Le seul défaut qu'on reproche à la bourrache est de ne pas se digérer facilement ; on a observé que les fleurs de bourrache mises dans du vin le rafraîchissement promptement, sans lui donner aucun goût : le suc de toute la plante mis dans un tonneau y travaille, & se façonne, sans qu'il soit besoin d'y rien mélanger ; il y devient une liqueur brune, claire & très-fine.

La buglosse suit de près la bourrache, aussi ses fleurs ont-elles les mêmes propriétés ; nous la plaçons dans le vingt-sixieme rang : en Uplande, on mange ces jeunes feuilles cuites comme des choux.

27° Le caille-lait, *gallium verum. Linn.* répand une odeur miellée, dont les feuilles sont très-chargées ; ce miel s'aigrit au soleil : sa fleur laissée quelque tems dans un peu d'eau de rose, puis exprimée & mise dans du lait, que l'on remue ensuite avec une cuiller de bois, le fait cailler promptement.

28° Vient ensuite la camomille commune, *chamœmelum vulgare. Diosc.* en suivant l'ordre alphabétique. M. Pingle a saupoudré de fleurs de camomille du bœuf maigre, la viande n'en contracta aucune odeur désagréable, pendant plusieurs jours qu'il la garda, & sa substance étoit si ferme, si dure & si seche, qu'elle paroissoit incorruptible. On a mis encore de la viande fuffifamment corrompue dans une infufion de ces mêmes fleurs , après avoir pompé l'air contenu dans la viande, l'odeur défagréable fe diffipa avant le troifieme jour , & la même viande ayant été mife pour lors dans une femblable infufion nouvelle, elle s'y eft confervée pendant un an , ferme & faine, ce qui prouve que la camomille eft anti-feptique , & qu'on pourroit par conféquent s'en fervir pour conferver la viande pendant l'été.

La vingt-neuvieme plante dont nous faifons mention ici , eft le creffon des prés , *cardamine pratenfis. Linn.* On mange fes jeunes feuilles en falade au printems.

Le cardon d'Efpagne , *cinara fylveftris latifolia , Pin.* forme la trentieme plante potagere ; la feuille , ou pour mieux dire la côte & la racine du cardon , qui font les parties les plus tendres & les meilleures , font tout fon mérite : on mange fa racine en gras & en maigre , & fur-tout au jus, dans les entremets : on la fert auffi fous l'aloyau & le gigot, & c'eft un mets très-eftimé des gens de goût ; d'ailleurs il eft affez fain ; mais le commun des hommes en fait peu d'ufage , parce que l'affaifonnement eft trop coûteux.

La trente-unieme efpece, dont on peut faire ufage pour les alimens, eft la carline , *carlina acaulis Linn.* Les habitans des Alpes, des Pyrénées & du Montd'Or , mangent les têtes de carline lorfqu'elles font encore jeunes & tendres ; mais de pareils alimens ne font bons qu'à des montagnards.

Nous placerons au trente-deuxieme rang la carotte, *daucus carotta. Linn.* La racine eft la feule partie qui eft en ufage pour toutes les foupes, tant graffes que maigres ; foit feule , foit accompagnée d'autres racines, elle donne un fort bon goût au bouillon, & le rend doré ; on la fricaffe avec l'oignon , & c'eft un manger affez commun dans plufieurs communautés ; lorf-

qu'elle eft jeune & tendre, on la fubftitue aux navets dans les ragoûts de mouton ; on en garnit auffi
différentes volailles, mifes parallelement en ragoût,
fur-tout les canards ; elle entre dans tous les jus de
viande qu'on fait : c'eft de toutes les racines enfin la plus
utile dans la cuifine, & le goût ménagé en plaît généralement, quoique beaucoup de perfonnes n'aiment
pas à la manger féparément : cette racine, quand elle
eft jeune, eft pleine de fuc tendre & très-agréable
au printems ; lorfqu'elle eft groffe, elle eft très-faine
& bonne, elle a une vertu pectorale, adouciffante &
un peu apéritive : on peut tirer de la carotte du fucre,
même fans beaucoup de peine.

On prépare les carottes de façon à pouvoir fervir
aux Mariniers dans les voyages de long cours ; après
les avoir lavées, ratiffées & coupées en tranches, on
les fait bouillir & on les réduit en pâte ; on y joint enfuite une égale quantité de fucre, jufqu'à la confiftance
de marmelade ; lorfque cette marmelade eft froide, on
la met dans des pots comme les autres confitures, elle
fe conferve dans les climats les plus chauds, & offre un
excellent anti-fcorbutique : on eft en ufage dans la Lorraine de faire avec des carottes, dans le tems des vendan-
ges, des confitures qui paffent pour être très-adouciffantes : on prend pour cet effet à volonté de ces racines, on les ratiffe parfaitement, & on les coupe de la
même longueur & groffeur que l'on fait pour les mettre
dans le pot ; on met de l'eau dans un chauderon fur
le feu, lorfqu'elle bout, on y jette les carottes, on
les y laiffe un bon quart d'heure, c'eft ce qu'on appelle blanchir ; on les tire enfuite, on les fait égoutter
& fécher fur des claies d'ofier : les carottes ainfi préparées, on a du vin doux, plus il fera doux, plus la confiture fera parfaite ; le meilleur eft celui qui coule lorfqu'on charge le preffoir, auffi le nomme-t-on la mere-
goutte. On doit régler la quantité de vin doux fur celle
des carottes, de façon néanmoins que le vin furnage

le fruit de la hauteur de la main : il ne faut pas y mettre aussi-tôt les carottes, il faut auparavant faire bouillir le vin ; on l'écume exactement, & ce n'est qu'après qu'il est bien écumé qu'il faut seulement y mettre les racines ; on les fait pour lors cuire sur un feu doux, & on les y laisse aussi long-tems qu'il est nécessaire pour qu'il ne reste de jus que ce qu'il en faut pour conserver la confiture ; ce fruit demande d'être bien cuit ; la marque à laquelle on reconnoîtra qu'il est à ce point, c'est par le jus ; on en tire sur une assiette, s'il s'épaissit aussi-tôt & brunit, il est à son vrai degré de cuisson, dès qu'on a mis les carottes dans le mout, il faut avoir soin d'y jetter aussi-tôt de la canelle en branches, & d'y délayer deux pintes de bon miel, qu'il faut auparavant rafiner ; on acheve ensuite la confiture, & on peut être sûr qu'elle sera très-saine & très-agréable ; le plus fin connoisseur ne peut démêler avec quoi elle aura été faite.

La trente-troisieme plante alimenteuse est le carui, ou cumin des prés, *carum carui*, *Linn.* Linnæus dit que les Suédois mangent ses feuilles & ses racines. Les feuilles de cataire, que nous placerons au trente-quatrieme rang des plantes alimentaires, entrent quelquefois dans les fournitures de salade.

La trente-cinquieme plante alimentaire dont nous allons parler, est le céleri, *apium graveolens*, *Linn.* On le mange cru en salade, & cuit, à la sauce blanche ; on le mêle aussi dans plusieurs ragoûts ; on le sert sous les viandes rôties, assaisonné avec le jus, & on l'emploie de même dans les soupes ; son goût relevé & un certain parfum qui l'accompagne le rendent d'un grand usage dans la cuisine ; le céleri, pour qu'il soit bon, doit être tendre, blanc, bien nourri, d'une saveur douce, mêlée d'un peu d'âcreté, & avoir été cultivé avec soin : il passe pour être apéritif, carminatif & hystérique ; il provoque l'appétit & dissout les phlegmes trop visqueux & grossiers ; il échauffe un peu, quand on en use

Parmi les champignons qui croiſſent en Savoie, on ne trouve une eſpece de truffe, qui peſe quelquefois juſ-qu'à deux livres, & qui a exactement le goût de l'ail; cette truffe eſt très-agréable pour les perſonnes qui ai-ment cette ſaveur. Dans le royaume de Naples, & principalement dans la Pouille, il croît un champi-gnon qui eſt fort charnu, excellent à manger, & qu'on recherche très-fort dans le pays où il ſe trouve; les meilleurs champignons ſont toujours nuiſibles à la ſan-té, ſur-tout quand on en fait trop d'uſage. Dioſcoride, Galien, & la plupart des Médecins prétendent qu'il n'y a aucun aſſaiſonnement, ni préparation, qui puiſſe empêcher qu'ils ne ſoient indigeſtes. L'uſage immo-déré des champignons, ajoutent-ils, engendre des cru-dités, épaiſſit les ſucs nourriciers, & occaſionne l'aſ-thme, l'apoplexie, la paralyſie, l'ardeur d'urine & la goutte; cependant les meilleurs correctifs des cham-pignons ſont le ſel, les aromates, le bon vin, le vi-naigre & même l'eau.

On diſtingue ordinairement les champignons en deux familles, en ceux qu'on peut manger, & en ceux qui ſont dangereux; nous allons rapporter ici l'énu-mération de ceux de la premiere, pour apprendre à les diſtinguer d'avec les mauvais: on en diſtingue de treize eſpeces, dont on peut faire uſage pour ali-ment.

La premiere eſt la chanterolle de J. Bauhin, *fungus anguloſus & velut in lacinias ſpectus. Pin.* Cette eſpece eſt connue en Provence ſous le nom de *bouligoule.* On en voit dans les bois en juillet, août & ſeptem-bre: ce champignon eſt de couleur d'un jaune d'œuf plus ou moins pâle; la baſe de ſon pédicule eſt en-tourée de petites tubercules: le chapeau, concave à ſon centre, forme une eſpece de vaſe peu profond, dont les bords courbés en deſſous ſont découpés à des profondeurs inégales; le deſſous du chapeau eſt formé de nervures branchues; quand on mâche ce champi-

gnon

gnon on sent sous la langue une légere impression ap‑
prochante de celle de la moutarde : on en mange beau‑
coup à Fontainebleau , pendant le séjour de la Cour ;
il donne aux sauces une couleur jaune.

La seconde espece se nomme *fungus minimus flaves‑
cens infundibuliformis. Pin.* On peut aussi mettre dans
ce rang le champignon qu'on appelle *fungus pileolo per
maturitatem instar agarici intybacei laciniato. Bot. Paris.*
Ces deux champignons ne se mangent que quand ils
sont jeunes ; en les mâchant on n'y trouve que le goût
de notre champignon ordinaire ; ils naissent l'un &
l'autre dans les bois , vers la fin d'Août & au commen‑
cement de Septembre ; le pédicule du premier , a de‑
puis un pouce jusqu'à deux de hauteur ; il est d'un jaune
d'or , épais de deux ou trois lignes , applati & comme
sillonné sur les faces ; le dessus du chapeau paroît d'a‑
bord d'un jaune sale & brun ; il devient ensuite brun
châtain , il fait l'entonnoir quand il est dans sa per‑
fection ; le dessous est jaune brun , avec une petite
fleur cendrée comme celle des prunes : quant au se‑
cond , il est à‑peu‑près de la même taille , il se dé‑
coupe par feuillets d'un gris de souris un peu foncé
& comme velu en dessous , cendré au‑dessus du cha‑
peau & sur le pédicule.

La troisieme espece de champignon qu'on peut
manger , suivant Lobel , sont tous les sauvages , dont
le chapeau est large , rond , plus ou moins blanc en
dessus , feuilleté , & d'un rouge pâle en dessous , dont
le pédicule est plein & nu. Les Botanistes les nom‑
ment *fungus pileolo lato & rotundo. Pin. & fungus pi‑
leolo lato , orbiculari , candicante. Pin.* ces champignons
viennenent dans des terres arides & incultes , & dans
les bois : celui à chapeau large & rond , & dont la chair
est blanche , *fungus pileolo lato & rotundo* , est à‑peu‑
près semblable aux champignons qu'on a levés sur
couche aux environs de Paris. Pour ce qui est du

Tome I.   P

second, il faut le manger avec du sel, après l'avoir fait rôtir : si on ne l'épice, il est trop fade.

La quatrieme espece est le *mousseron*, dont il sera parlé ci-après.

La cinquieme espece, dont on peut faire usage comme aliment, est celui que les Batonistes nomment *fungus pileo lato longissimo, pediculo variegato. Pin.* Il croît dans les bois au mois de Septembre ; son chapeau, avant d'être déployé, est à-peu-près de la forme d'un œuf ; il est d'un brun assez clair : à mesure qu'il se développe, la peau se gerse, & forme de petits lambeaux, qui laissent autant de taches sur un fond blanc : son chapeau s'étend en maniere de platine ; il a six à sept pouces de diametre ; sa chair est molasse, spongieuse & très-blanche ; ses feuillets, qui sont aussi blancs, ont environ six lignes de large; ils sont assez pressés & entre-mêlés d'une portion de feuillets ; son pédicule a souvent un pied de haut, il paroît bulbeux vers sa base, & forme un cône brun ; ce cône en se gersant en travers, paroît marbré de blanc & de brun ; on remarque que ce pédicule est garni d'une fraise ; qui a servi à tapisser le dessous du chapiteau ; la chair de ce champignon est d'un assez bon goût : on nomme ce champignon *potiron*, en Bas-Poitou ; on l'y mange cuit sur le gril & fricassé.

La sixieme espece bonne à être mangée, est le *fungus pileolo lato, puniceo, lacteum & dulcem succum scandens. Pin.* Tragus dit que de son tems on mangeoit cru ce champignon : il croît dans les bois en Septembre : quand il sort de terre, son chapeau est à-peu-près sphérique, taillé comme à facettes & comme de grosses croûtes épaisses : le dedans de cette espece de champignon est tapissé d'une membrane blanche, douce & drapée comme du chamois fin : son pédicule est plein, de la longueur de quatre à cinq pouces & de deux pouces & demi de diametre, vers la partie inférieure ; quand le champignon est à sa perfection, ce pédicule

s'alonge d'environ deux pouces : le chapeau de ce champignon a cinq ou six pouces de diametre, il eſt poli &
à facettes en deſſus, garni de quelques verrues, d'une
couleur ponceau, qui jaunit un peu vers les bords ; les
feuillets qui ſont en deſſous du chapeau ſont blancs,
ont environ six lignes de large, & ſont placés aſſez
près les uns des autres : la membrane qui tapiſſe l'intérieur du chapeau ſe rabat en forme de peignoir ſur
le pédicule, quand le chapeau eſt déployé : la chair de
ce champignon eſt d'une ſaveur douce ; quelques inſ-
rans après qu'on l'a coupé, il en ſort une eau rouſſâtre, qui a le goût & la couleur du cidre.

La ſeptieme eſpece eſt le *fungus totus albus*, *edulis* :
il paroît au mois d'Octobre, dans quelques prairies &
ſur quelques friches : la ſeule différence qu'il y a de ce
champignon à celui de couches, c'eſt uniquement par
le blanc de ſes feuillets, qui ſont fort ſerrés les uns contre les autres : ce champignon eſt d'un beau blanc, il
a l'odeur & le goût de champignon ordinaire.

Les payſans mangent d'une huitieme eſpece de
champignons, qui croît ſous la ſouche des chênes,
des ormeaux, des noyers & des peupliers ; ces champignons ſe trouvent toujours pluſieurs enſemble ; ils
ſont blancs & ont à-peu-près la forme du nombril. Les
Botaniſtes les nomment *fungus umbilicatus parvus &
multiplex. Tourn.*

9° Un excellent mets pour les Provençaux, eſt
un champignon dont les bords ſont recourbés en
deſſous : ce champignon eſt la neuvieme eſpece de ceux
qui ſont mangeables, il ſe nomme chez les Botaniſtes
fungus orbicularis, *oris intra reflexis. Pin.*

10° Il croît communément pendant 'l'automne,
après les pluies de la Saint-Michel, ſur la racine
du chardon à cent têtes, un champignon que les
Botaniſtes appellent pour cette raiſon *fungus eryngii.
Bot. Monſp.* & à qui les Provençaux ont donné,
de même qu'à celui de la premiere eſpece, le nom

de *bouligoule* : ce champignon eſt le meilleur & le plus délicat de tous les champignons bons à manger.

11° Un champignon qu'on nomme en Provence *bouligoule* ou *boutille* , eſt celui dont le chapeau eſt plat, rouſſâtre en-deſſus , blanc en deſſous , & découpé ſur les bords ; il vient dans les bois , il eſt connu par les Botaniſtes ſous le nom de *fungus pileolo pleno ſubfuſco, oris laceris. Fin.* & eſt bon à manger.

Une douzieme eſpece de champignons , que mangent auſſi les habitants de la Provence , malgré ſa mauvaiſe odeur , eſt celui qu'ils nomment *pinedo* , parce qu'il vient ſous les pins ; ſon chapeau eſt couleur de chair , il a environ quatre pouces de diametre , & eſt relevé par les bords, en ſorte qu'il forme parfaitement un entonnoir ; ſon pédicule a un pouce de groſſeur , & environ quatre de haut ; à ſon centre ſe trouve un trou , qui ne contribue pas peu à compléter la forme de l'entonnoir : ce champignon , dont l'odeur n'eſt pas ſans contredit agréable , ſe trouve dans les foréts de pins , après la pluie , en octobre & en novembre.

La treizieme & derniere eſpece eſt le *cépe de Gaſcogne* , *fungus poroſus magnus & craſſus. J. Bauh.* Il ſe trouve au mois de Septembre : ſon chapeau a communément dix à onze pouces de diametre , le deſſus eſt d'un brun clair ; en deſſous ce ne ſont pas des feuillets , mais des tuyaux qui ſont d'un blanc ſale ; les Gaſcons font un uſage habituel de ce champignon , qu'ils eſtiment beaucoup.

Les eſpeces dangereuſes ſont innombrables, il ſeroit trop long de les rapporter toutes ici. M. Paulet , Médecin , a fait des expériences ſur les champignons , & il a conſigné ſes expériences dans un mémoire qui ſe trouve inféré dans le premier volume de ceux de la Société royale de Médecine.

Il y a pluſieurs manieres d'accommoder les champignons, pour les servir sur nos tables ; nous n'en rapporterons ici que neuf, qu'on feroit très-bien de rejetter.

La premiere maniere de les accommoder est en farce, aussi appelle-t-on ce mets *champignons farcis* : on les prend un peu gros , lorsqu'ils sont pelés , on ôte les feuillets ou tuyaux qui sont dans le chapeau , ensuite on les lave , & on les met à sec incontinent , parce qu'ils n'auroient pas de goût , s'ils demeuroient long-tems dans l'eau : pendant qu'ils trempent , il faut hacher un morceau de veau ou de volaille , avec du lard pilé & de la graisse coupée menu , en y ajoutant du sel , un peu de thym , de la marjolaine & une ciboule : le hachis étant fait , il faut le lier avec un ou deux jaunes d'œufs crus , y mêler un peu d'épices , après quoi remplir les champignons de cette farce ; on les met dans une tourtiere couverte , ou entre deux plats d'argent , avec un peu de beurre , de bouillon de pigeon ou d'autre volaille , & un petit feu dessous & dessus ; après qu'ils sont cuits , on les met sur une assiete creuse ; on y fait une sauce blanche , composée d'un peu de verjus & de quelques jaunes d'œufs ; & le tout étant prêt , on y ajoute du |jus de viande : les champignons ainsi farcis , s'emploient pour garnir les potages en gras & en maigre.

2° On frit aussi les champignons , & c'est la seconde maniere de les accommoder ; on les fait amortir à la poële , dans du bouillon , on les poudre de farine , de sel & de poivre moulu ; on les fait frire dans du beurre ou du sain-doux , puis on les sert avec un peu de persil & un jus d'orange.

3° Pour préparer les *champignons en ragoût*, après que vous les aurez coupés , vous les passerez à la casserole avec un peu de beurre frais, vous y mettez du sel , du poivre , de la muscade , & un bouquet de fines herbes, vous faites une liaison avec un peu de farine, des jaunes d'œufs & du jus de citron.

4° Si on veut *confire des champignons*, après les avoir fricassés, on les met dans un pot, on verse encore par-dessus du beurre fondu, qui ne soit guere chaud, & jusqu'à ce qu'il en ait l'épaisseur d'un travers de doigt, pour les empêcher de s'éventer ; trois semaines après ou environ, on les met sur le feu pour faire fondre la sauce, & la séparer des champignons, qu'il faudra mettre dans d'autre beurre, qui soit salé & qui surnage d'un bon travers de doigt : on fait la même chose de mois en mois, pour empêcher qu'ils ne soient gâtés par l'humidité qu'ils jettent, ce qui les fait pourrir ; il faut les garder dans la cave ou dans un autre lieu frais.

5° On accommode aussi les *champignons à la crême :* on les coupe en dés, on les fait cuire à grand feu, dans une casserole avec beurre, sel, poivre, muscade, bouquet de fines herbes ; lorsque la sauce est réduite, on y met de la crême fraîche & on sert.

Le sixieme mets qu'on prépare avec les champignons, est ce qu'on nomme *champignon au four :* on les met dans une terrine avec lard, beurre frais, persil, ciboules entieres, sel, poivre & muscade ; on fait cuire au four : quand ils seront bien rissolés, on les prend & on les sert avec persil frit ; ou bien

On prend les plus gros, on les épluche, & on les laisse entiers, on en hache quelques-uns avec persil, ciboule & pointe d'ail, on passe le tout un tour ou deux sur le feu avec de l'huile ; on dresse sur un plat, l'huile par-dessus, fines herbes, sel, gros poivre : on saupoudre de mie de pain & on met au four.

7° On fait encore un *ragoût de champignons au gras :* on prend pour cet effet les petits, on les épluche, on les lave, on les égoutte, & on les met dans une petite cafferole avec lard fondu, bouquet, fel, poivre; on mouille de jus de veau & on fait mitonner à petit feu; on dégraiffe & on lie d'un coulis de veau & de jambon: il fert pour tout ce qu'on veut, & pour entremets.

8° Pour avoir du *jus de champignons*, nétoyez-les bien, & les paffez à la cafferole, au lard ou au beurre; faites-les bien riffoler, jufqu'à ce qu'ils s'attachent; lorfqu'ils font bien roux, mettez-y un peu de farine, & faites-les riffoler encore avec les champignons; mouillez de bon bouillons gras ou maigre; faites bouillir un inftant, retirez & mettez le jus à part; affaifonnez de fel & d'un morceau de citron: quant aux champignons hachés menus ou entiers, ils peuvent encore fervir pour garnitures de potages, entrées ou entremets.

9° La *poudre de champignons* eft très-en ufage dans les cuifines: on prend de bons champignons à volonté, autant de morilles & de truffes; épluchez bien le tout, faites fécher au foleil ou au four, après le pain cuit, pilez le tout dans un mortier, paffez au tamis, & mettez cette poudre dans une boîte bien clofe; on s'en fert toute l'année dans les ragoûts, pâtés chauds & froids, pour affaifonner des cardons.

Nous pourrions encore rapporter d'autres préparations de champignons, mais elles font prefque toutes nuifibles à la fanté, & ne different les unes des autres que par le plus ou le moins d'infalubrité; nous rapporterons, ainfi que nous l'avons déjà dit dans la partie de cet ouvrage qui traitera du regne végétal, des expériences que M. Paulet a faites à ce fujet, & dont la plupart fe trouvent déjà confignées dans d'autres ouvrages.

La trente-huitieme plante dont on peut faire ufage, en guife de plante potagere, eft le chardon de marais, *carduus paluftris. Pin· & Linn.* On mange dans quelques endroits les queues des feuilles de ce chardon, & fes jeunes riges crues ou cuites.

La trente-neuvieme eft le chardon maritime, *eryngium maritimum. Pin.* Les jeunes tiges fe mangent avec délice dans l'Irlande, en guife d'afperges : on les vante contre le fcorbut & le calcul.

La quarantieme eft la chicorée cultivée, l'endive fcariole, *cichorium endivia. Linn.* Les ufages qu'on fait de l'endive pour la table, chez les grands & chez les petits, font très-familiers ; on la mange crue en falade après qu'on l'a fait blanchir ; on la mange auffi cuite, tant en gras qu'en maigre, & elle s'allie parfaitement avec les viandes, foit bouillies, foit rôries ; principalement fous le gigot & l'aloyau ; elle eft fort bonne fous les poulets en ragoût : apprétée au lait & au beurre dans la cafferole, avec des œufs durs par-deffus ; elle fert très - fréquemment dans tous les ménages ; on l'emploie encore dans la foupe ; enfin, les bons Cuifiniers la mettent à toute fauce, & elle plaît de toutes les façons.

La chicorée fauvage, l'endive frifée, *cichorium intybus. Linn.* doit fuivre immédiatement la chicorée cultivée ; auffi la plaçons-nous dans le quarante-unieme rang : fes feuilles fe mangent en falade avec du fel, de l'huile & du vinaigre, ou du fucre & du jus d'orange ou de citron.

Le chou eft une des plantes potageres les plus ufitées dans la cuifine, c'eft la quarante-deuxieme plante dont nous faifons mention ici : on mange le chou à la foupe, & apprêté, foit au beurre, foit à la graiffe, foit avec le petit-falé ; on le mange de même en ragoût avec le pigeon, les queues de mouton & autres viandes ; on le frit, on le cuit à la broche ;

on le mange confit ; c'eſt un des légumes qui s'allie le mieux avec les viandes , & dont il ſe fait le plus de conſommation dans ce pays.

Lorſqu'on veut conſerver les choux, on en nétoie la pomme de toutes feuilles , & on en ôte les plus groſſes peaux des côtons , on les coupe par tranches en longueur, de l'épaiſſeur d'un doigt , & on leur fait jetter un bouillon dans l'eau bouillante, où on a fait fondre un peu de ſel ; on les retire enſuite du feu , & on les met égoutter : quand ils ſont reſſuyés , on les range ſur des claies au ſoleil , & deux jours après on les paſſe au four , qui ne ſoit néanmoins que tiede ; on les y remet deux ou trois fois, s'il eſt beſoin , juſqu'à ce qu'ils ſoient bien ſecs, on les renferme enſuite dans des ſacs de papier : lorſqu'on veut s'en ſervir, on les fait revenir dans l'eau tiede pendant quelques heures , après quoi on les fait cuire à l'eau bouillante, dans laquelle on jette un morceau de beurre manié ; on leur fait enſuite une ſauce , comme l'on juge à propos , & de même que s'ils étoient frais : cette méthode ſe pratique en Hollande.

Le chou blanc de Strasbourg eſt un chou pommé , réguliérement parfait ; c'eſt avec ce chou que les Allemands font la *ſoud-kroud*, mets ſi vanté chez eux ; ils s'en ſervent en guiſe d'alimens pendant tout l'hiver, cuit avec du petit-ſalé, des ſauciſſes & du mouton : voici la maniere dont ils préparent cette eſpece de confiture dans le pays : on a des inſtrumens faits exprès, qui taillent pluſieurs têtes de choux à la fois , avec une viteſſe incroyable ; mais à défaut de ces outils on peut ſe ſervir de quelque couteau , dont la lame ſoit large & mince, diſpoſée à-peu-près comme ceux dont ſe ſervent les Boulangers pour couper leur pain : on place le chou ſous le couteau , qui eſt retenu en place par un bout, & on le coupe par tranches auſſi minces qu'on le peut ; on doit préalablement avoir préparé un tonneau plus ou moins grand, suivant la quantité qu'on en veut faire, & s'il a servi à du vin, il faut le laver avec de l'eau chaude dans laquelle on aura fait bouillir des feuilles de fenouil, de pêcher ou de noyer : ce vaisseau se trouvant bien lavé, on y jette des choux, à mesure qu'on les coupe, & un jeune homme, après s'être auparavant lavé les pieds, entre dedans & les trépigne le plus également qu'il peut ; dès qu'il y en a à la hauteur de six pouces, on les couvre d'un petit lit de sel, avec quelques grains de génievre, jusqu'à ce qu'il soit plein & un peu comble ; on étend ensuite par-dessus quelques grandes feuilles de choux biens choisies, & sur ces feuilles on pose une couverture de bois, faite exprès, suivant le diametre du tonneau, qu'on charge de grosses pierres, pour affaisser les choux de plus en plus ; cette double pression qu'ils éprouvent leur fait rendre une eau qui doit surnager par-dessus, & il est nécessaire qu'elle surnage, sans quoi il faudroit y aider, en jettant un peu d'eau naturelle ; on les laisse en cet état, & bientôt après cette masse s'échauffe, bout & jette une écume, qu'on retire au bout de six semaines ; on ôte les feuilles de choux qui les couvrent, de même que ce qu'il a vomi sur la superficie, & on met à la place un linge blanc, sur lequel on remet toujours le couvert de bois, & la charge de pierres ; on peut commencer dès-lors d'en faire usage & jusqu'au dernier lit ; il faut toujours remettre la même couverture : ils se conservent bons tout l'hiver & au-delà. On peut faire en petit la même chose : ceux qui craignent la trop grande aigreur de ce chou, peuvent, au sortir du vaisseau, les faire tremper quelques heures dans de l'eau fraîche ; ils y perdent la plus grande partie de cette aigreur.

Il y a une espece de choux qui se nomme *brocolis* : ce chou se mange cuit en salade, chaud ou froid, ſuivant le goût d'un chacun ; on le met dans la ſoupe , en obſervant de ne le mettre au pot qu'un quart-d'heure avant de le retirer ; car , pour peu qu'il cuiſe trop , il ſe réduit en bouillie ; il faut y prendre garde avec la même attention qu'on le fait pour les aſperges ; on l'apprête encore à la ſauce blanche : de quelque façon enfin qu'on le veuille manger il eſt délicieux & délicat , tendre & porte avec lui un agréable parfum.

On diſtingue encore deux ſortes de choux rouges ; l'un pommé & l'autre qui ne l'eſt pas ; le choux rouge pommé ſe mange ordinairement cuit en ſalade , coupé très-menu , avec l'oignon & la betterave , quoique néanmoins en Flandre & en Hollande on le mange également cuit & cru.

Le chou-fleur eſt une eſpece de chou ; on le mange à la ſauce blanche , ou au jus , & c'eſt un plat d'entremets fort uſité ; il ſe frit en pâte comme les artichauts ; il s'allie avec toute ſorte de viande rôties & bouillies , & ſert de garniture dans beaucoup de ragoûts : il y a encore des choux qu'on nomme choux-raves & choux-navets , on les emploie dans la cuiſine aux mêmes uſages que les autres.

En général le chou eſt aſſez adouciſſant , apéritif , laxatif , ſavoneux ou fondant , propre à corriger les humeurs acides , à hâter la digeſtion , à prévenir le ſcorbut , ou à en empêcher les progrès : certains pulmoniques s'en trouvent bien , ſur-tout de ceux qu'on nomme *choux-rouges* ; cependant il n'y a que les perſonnes fortes , & les meilleurs eſtomacs , qui puiſſent faire du chou un de leurs alimens & le digérer ; & tous les différens mets de choux , dont nous allons rapporter les préparations , ſont également indigeſtes & flatueux , & doivent conſéquemment être bannis de la plupart de nos tables , & réſervés aux ſimples habitans des campagnes , dont les eſtomacs ſont plus forts & plus robuſtes ; ces mets ſont au nombre de dix-ſept :

on en peut préparer d'autres manieres ; mais ceux que nous indiquons suffisent pour faire voir comment on peut faire ces autres accommodages.

Le premier mets dont il est question ici, est le *chou à la Flamande* : prenez un bon chou, que vous coupez menu ; faites-le blanchir, hachez de l'ail, échalotes, persil, ciboules, champignons ; passez le tout avec un morceau de beurre, égouttez les choux, & les exprimez pour en faire sortir l'eau ; faites-les cuire avec les fines herbes, sans les mouiller, assaisonnez de sel, gros poivre ; quand ils sont cuits comme il faut, servez à courte sauce.

2° *Le chou en ragoût* : faites bouillir pendant un quart-d'heure, dans l'eau, un chou bien lavé, mettez-le ensuite dans de l'eau fraîche ; étant refroidi, pressez-le, puis ôtez les feuilles l'une après l'autre, & y mettez à chacune un peu de farce, après quoi remettez les feuilles comme elles étoient, entourez le chou d'une ficelle, & faites-le cuire dans une braise, laquelle se fait avec sel, poivre, persil, ciboules, thym, laurier, clous, oignons, racines ; mouillez avec du bouillon, lorsqu'il est cuit, pressez-le légérement dans un linge blanc, pour faire sortir la graisse, coupez-le en deux & servez-le sur un plat avec du coulis par-dessus ; ou bien

Coupez en quatre la moitié d'un gros chou, faites-le blanchir, & le mettez dans l'eau fraîche, ficelez-le, après l'avoir égoutté, & faites cuire à la braise, coupez-le ensuite en plusieurs tranches ; faites suer dans une casserole une tranche de jambon, mouillez-la de jus & de bouillon, avec un bouquet, champignons, truffes, clous & pointes d'ail, demi-feuille de laurier : faites bouillir quelque tours, passez cette essence, & la mettez sur vos choux, faites un peu bouillir, & servez avec quelle viande vous jugerez à propos.

3° *Chou à la bavaroise* : coupez un chou de Milan, en quatre, faites-le blanchir, & faites blanchir d'autre part une endouille ordinaire ; coupez-la en deux ; ficelez le tout féparément, & le faites cuire enfemble dans une bonne braife avec bouillon , fel , poivre , bouquet de toutes fortes de fines herbes , trois clous & deux oignons ; tirez & dégraiffez , fervez l'andouille au milieu , les choux autour , & fur le tout une fauce claire de bon goût: les cervelas & les fauciffes fe fervent de même.

4° *Potage de choux en maigre* : nétoyez vos choux, lavez & faites blanchir ; ficelez & les empotez , avec une douzaine d'oignons , carottes , panais & racines de perfil , mouillez d'une purée claire, quelques clous & fel ; quand ils feront à demi-cuits , mettez deux cuillerées de jus d'oignons , faites un petit coulis aux roux d'oignons & de racines , en coupant par tranches quatre ou cinq oignons , des carottes & des panais , que vous pafferez dans une cafferole avec de bon beurre : étant cuits, poudrez-les d'un peu de farine , remuez jufqu'à ce qu'elle ait pris un peu de couleur, mouillez-les de quelques cuillerées de bouillon de poiffon , ou de racines ; mettez-y quelques croûtes , un peu de perfil & de bafilic , & laiffez mitonner ; paffez le tout à l'étamine , & mettez ce coulis dans votre marmite aux choux : achevez d'y faire cuire le tout : mitonnez des croûtes dans un plat , où vous mettrez votre bouillon de choux , mettez un pain au milieu, tirez les choux de la marmite , faites-en un cordon tout autour , & verfez fur vos croûtes ce qu'il faudra de bouillon.

5° *Choux-fleurs au beurre* : épluchez-les bien , fans laiffer de feuilles & de peau aux tiges qui forment la tête ; faites-les cuire à l'eau avec fel , poivre & beurre ; faites-les égoutter , & les fervez fur un plat, avec une fauce deffous, faite avec beurre frais , fel , poivre , mufcade & un filet de vinaigre : pour lier mieux la fauce , il faut manier le beurre d'un peu de farine avant de le faire fondre.

6° *Choux-fleurs au jus de mouton* : après les avoir fait cuire de la maniere indiquée numéro cinq, vous les passez à la poële, avec lard fondu, persil, ciboules entieres & sel: faites mitonner, & pour servir mettez du jus de citron, poivre blanc & un filet de vinaigre.

7° *Choux-fleurs au parmesan* : faites cuire les choux-fleurs dans un blanc de farine, mettez-les égoutter ; faites une sauce avec du coulis, un morceau de lard, du gros poivre sans sel : mettez au fond d'un plat du parmesan rapé, & rangez dessus vos choux - fleurs, votre sauce par- dessus avec du parmesan : faites chaufer & attacher le parmesan, glacez le dessus avec la pelle rouge, ou au four.

8° *Ragoû: de choux-fleurs* : après les avoir fait cuire & égoutter, comme il est dit numéro cinq, vous les passez dans une bonne essence, avec un morceau de beurre, sel & gros poivre ; si c'est pour servir avec la viande, mettez la viande au milieu du plat, des choux autour ; si c'est pour entremets, servez - les seuls la sauce par-dessus.

9° *Salade au choux-fleurs* : les choux-fleurs étant cuits, ainsi qu'il a été dit numéro cinq, on les mange avec huile d'olive & du vinaigre.

10° *Choux pommés farcis au gras* : prenez une bonne tête de chou, ôtez-en le pied, & un peu dans le corps, & faites blanchir, tirez votre chou de l'eau ; quand il est blanchi, étendez-le sur une table, de façon que toutes les feuilles tiennent ensemble : après l'avoir ouvert, garnissez-le d'une farce faite ainsi : prenez de la chair de quelques volailles, & un morceau de cuisse de veau, du petit lard, de la moëlle de bœuf, ou bien de la graisse de jambon cuit, truffes & champignons hachés, persil, ciboules, sel, poivre, mie de pain, deux œufs entiers & deux ou trois jaunes, une pointe d'ail ; hachez bien le tout ensemble, & le pilez dans un mortier : remplissez votre chou de cette farce : renfermez-le, ficelez-le bien, & le mettez dans une casserole : prenez ensuite des tranches de bœuf ou de veau bien battues : rangez-les dans une casserole, comme pour en faire du jus ; étant coloré, mettez-y une pincée de farine, à laquelle vous ferez aussi prendre couleur ; mouillez le jus de bon bouillon, assaisonnez de fines herbes & de tranches d'oignons ; étant à demi cuit, mettez le tout avec votre chou, les tranches & le jus, & faites cuire ensemble ; quand tout sera cuit, dressez vos choux dans un plat sans bouillon ; mettez par-dessus un ragoût de champignons, ou bien un ragoût de ris de veau, champignons, culs d'artichauts, sel & poivre ; le tout assaisonné de bon goût & bien lié, & servez chaudement,

11° *Choux farcis en maigre* : on peut aussi farcir un chou en maigre, avec de la chair de poisson & autres garnitures, comme si l'on vouloit farcir une carpe ou tout autre poisson.

12° *Pains de choux* : faites blanchir un chou de Milan entier : mettez-le dans de l'eau fraîche, levez-en les feuilles, ôtez-en les grosses côtes, faites mariner une noix de veau avec huile fine, persil, ciboules, champignons, ail, échalottes, le tout haché, sel, gros poivre, avec quelques restes de jambon : étendez sur la table quelques feuilles de choux bien pressées, pour en faire sortir l'eau : mettez par-dessus des tranches de veau & restes de jambon, & un peu de marinade ; continuez ainsi lit par lit, jusqu'à ce que vous ayez formé la grosseur d'un petit pain, faites-en autant que vous voudrez, faites-les cuire dans une braise bien nourrie ; quand ils sont bien cuits, essuyez-les de leur graisse, & servez dessous une sauce à l'Espagnole.

13° *Potage aux choux en gras* : il se fait de la même maniere que le *potage en maigre*. Voyez art. IV, à l'exception seulement qu'il faut faire cuire les choux dans du bouillon gras, ou bien avec la piece de gibier ou de volaille, que l'on doit servir sur le potage : on fait de même une bordure de choux autour du plat, la peau du gibier ou volaille sur le potage ; on passe du bouillon dans un tamis, qu'on jette sur le potage, & l'on sert chaudement : lorsqu'on veut servir le potage aux choux liés, il n'y a qu'à se servir d'un petit coulis clair de veau, ou de jambon, qu'on jette par-dessus.

14° *Potage aux choux en maigre & à la Provençale* : faites cuire dans une marmite toute sorte de légumes, un demi-litron de pois, une mignonette, un chou blanchi coupé en quatre & ficelé, avec de l'eau & un verre d'huile : les légumes étant cuits, le bouillon salé à propos, passez-le au clair, mitonnez le potage avec, servez garni de choux.

15° *Choux-fleurs au jus pour entremets* : vous épluchez vos choux-fleurs & les faites blanchir à l'eau blanche, grasse, c'est-à-dire, vous prenez une marmite, que vous remplissez à moitié d'eau, un peu de farine, un morceau de beurre, deux ou trois bardes de lard, & ensuite du sel : lorsque votre eau bout, vous y mettez cuire vos choux-fleurs un peu plus qu'à demi : vous les retirez & les mettez égoutter ; vous les arrangez dans une casserole, & y ajoutez un coulis clair de veau & de jambon, suffisamment pour qu'il trempe : vous les faites ensuite mitonner sur un fourneau à petit feu, & lorsque vous êtes prêt à servir vous avez un morceau de bon beurre, de la grosseur d'une noix ou deux, que vous maniez dans un peu de farine, que vous mettez en cinq ou six morceaux autour de la casserole, & que vous remuez sur le feu : vous observez qu'il soit de bon goût, vous leur donnez une pointe légere de vinaigre, & les servez chaudement.

16° *Choux farcis à la broche* : prenez un bon chou de Savoie, que vous ferez blanchir, & le farcirez comme les choux ordinaires, & bardez de lard & de jambon ; ficelez-le pour l'embrocher dans une broche, ou atelette ; mettez-le ensuite au feu, & le faites cuire pendant une heure & demie, ayez soin de l'arroser de bon beurre & sain-doux, assaisonnez légérement ; il faut l'envelopper de papier, de crainte qu'il ne desseche ; vous le servez au coulis de jambon : vous pouvez mettre

tre dans ce chou des pigeons ; ortolans , cailles & tour-
terelles : on peut auſſi en faire trois petits choux , obſervant qu'ils ſoient bien ronds & bien cuits : vous
pouvez les faire de même au four dans une tourtiere ,
& de tems en tems les retourner , afin que le goût
pénetre , & ils n'en ſont que mieux : vous pouvez
encore les faire cuire dans du papier comme des truffes,
les laiſſer cuire pendant cinq ou ſix heures, & de tems
en tems mettre un peu de feu ; mais le ſuc & l'aſſaiſonnement ne ſont jamais ſi bons que de les mettre
au four ; cela eſt bon quelquefois pour changer de
goût : on peut les ſervir au parmeſan & au jus , &
même ſeulement paſſés tout ſimplement : on peut les
ſervir au coulis d'écreviſſe , ou à la Reine , ou au coulis de perdrix.

17° *Choux friſés en purée* : prenez deux ou trois
choux friſés , ôtez les groſſes côtes , & hachez le reſte
bien fin : mettez dans une caſſerole bien épaiſſe , avec
un morceau de jambon , une livre de petit - lard ,
huit pains d'excellent beurre ; mettez ſur un petit feu ,
& remuez ſouvent pendant deux heures : quand ils
ſont diminués & preſque cuits , ôtez le jambon & le
lard , mouillez avec du blond de veau bien doux , achevez de faire cuire , & ſervez avec un croûton de pain
deſſous , & de petites ſauciſſes autour , ſi vous voulez : ayez toujours attention que cela cuiſe doucement.

Nota. Quoique toutes les différentes préparations
de choux ſoient très-indigeſtes , on a obſervé que les
mets préparés avec ceux qu'on nomme choux-fleurs,
l'étoient beaucoup moins que les autres ; & parmi
les différens mets de choux-fleurs , ceux qui ſont préparés en ſalade ſont encore moins indigeſtes ; mais
pour ce qui concerne les choux pommés farcis en
gras , les potages aux choux en gras , les choux friſés
en purée , & autres mets de cette nature , ils ſont

Tome I. Q

très-indigestes & très-flatueux , occasionnent des vapeurs & des rots.

La quarante-troisieme plante potagere est la ciboule , *cepa sessilis*. On l'emploie dans la plus grande partie des ragoûts , tant en gras qu'en maigre , dans les œufs & les légumes de toute espece ; on la mange aussi en salade avec la laitue, lorsqu'elle est jeune ; c'est une des plantes les plus nécessaires pour la cuisine.

Nous placerons au quarante-quatrieme rang la cicutaire bulbeuse : *cicutaria bulbosa. Pin. Chœrophyllum radice turbinatâ carnosâ. Linn.* Quoique cette plante ne soit pas en usage parmi nous, cependant en Poméranie les habitans estiment beaucoup ses jeunes racines coupées par tranches : ils nomment *kopken-sulet* la salade qu'ils font avec elles. A Vienne on les mange pendant le carême , cuites avec de l'huile & au jus, ou bien on les mange crues en salade.

La quarante-cinquieme plante alimentaire , dont nous parlerons ici, est la citrouille : *cucurbita citrullus, Linn.* On nomme ainsi un gros fruit qui rampe sur terre , dont la chair est semblable à celle du concombre, ferme, blanche & d'un goût agréable ; elle est moins nourrissante qu'agréable : ses semences sont mises au nombre des quatre semences froides : ce fruit n'est , à proprement parler , qu'une espece d'eau figée , dont le propre est de rafraîchir extrêmement ; aussi cet aliment ne convient guere avec le poisson , & n'accommode nullement les tempéramens froids & les estomacs trop humides; mais les personnes naturellement seches & pleines de feu , s'en doivent bien trouver , sur-tout lorsque le ventre est resserré: la citrouille sert à faire des potages, des fricassées, même du pain , ainsi que nous l'avons déjà observé : sa semence entre dans la composition de cette boisson rafraîchissante qu'on boit en été, autant pour le plaisir que pour la santé, dont nous parlerons après, en parfant des différentes boiſſons , & qui eſt connue ſous le nom d'orgeat, parce qu'anciennement l'eau d'orge en étoit la baſe ; mais actuellement elle n'y entre plus. Nous allons rapporter ici trois méthodes différentes, pour préparer la citrouille.

La premiere préparation eſt ce qu'on appelle *citrouille en andouilletes* : vous les faites bien cuire & égoutter : vous les maniez avec du beurre frais , des jaunes d'œufs durs , perſil & fines herbes hachées , ſel, poivre & girofle en poudre ; vous en formez des andouilletes, vous les mettez enſuite dans une terrine au four , avez beaucoup de beurre : quand elles ſont cuites , vous les dégraiſſez & vous les faites riſſoler.

2° *Pour fricaſſer la citrouille* : vous la coupez en morceaux , vous la faites bouillir dans l'eau ſuffiſamment pour l'amollir , vous la faites égoutter & vous la fricaſſez avec lait , beurre, ſel & poivre ; vous ajoutez ſur la fin deux jaunes d'œufs délayés dans la crême.

3° Le *potage au lait de citrouille* eſt aſſez bon pour la ſanté : vous coupez pour le faire la citrouille en petits morceaux , vous la paſſez à la poële , au beurre blanc , avec ſel , poivre , perſil , cerfeuil & autres fines herbes hachées , vous la mettez enſuite dans un pot de terre , avec du lait bouillant , vous lui faites faire quelques bouillons ; vous dreſſez votre potage avec un peu de poivre blanc , garni de croûtons frits.

La quarante-ſixieme plante potagere eſt la cive , l'appétit : *cepa foliis capillaceis ; minima , purpuraſcente flore. Tourn. Cepa ſectilis juncifolia perennis. Moris.* La feuille de cette plante ſert aſſez fréquemment au printems , dans les fournitures de ſalade , & quelquefois dans les omeletes.

47° Le cnicaut , *cnicus oleraceus* , ſuit par ordre alphabétique la cive : on ſe ſert en Ruſſie des feuilles de ce chardon , au lieu de choux.

Nous placerons dans le quarante-huitieme rang,

le concombre, *cucumis sativus*, *Linn*. On le mange cru ou cuit, de vingt façons différentes, tant en gras qu'en maigre : on en garnit les soupes, & quand il est farci, la farce le releve beaucoup : on le met sous des poulets ou des poulardes, & c'est un ragoût distingué : on met encore des concombres sous des viandes rôties, après les avoir fait cuire & égoutter ; on les hache avec différentes viandes, de même qu'avec le poisson, & on en fait une farce très-délicate ; on les fricasse à la poële avec du beurre, de l'oignon : on les apprête aussi dans la casserole avec la crême, le persil & la ciboule : enfin, les Cuisiniers ont un plaisir particulier à varier le goût & l'assaisonnement de ce légume, qui est goûté & souhaité sur les meilleures tables.

Pour le manger cru en salade il y a deux façons différentes de le préparer ; les uns, après l'avoir pelé & coupé par tranches, le saupoudrent de gros sel, entre deux plats, & le remuent de tems en tems, jusqu'à ce que la liqueur aqueuse en ait découlé ; ils l'assaisonnent ensuite de vinaigre, d'huile & de poivre : les autres coupent le fruit par tranches & le laissent pendant une nuit entre deux plats ; le lendemain ils le pressent entre les mains, pour en faire sortir le suc, & quand ils veulent le manger ils répandent dessus l'huile & le vinaigre, avec le poivre & le sel, & quelques fines herbes hachées menu ; de l'une & l'autre maniere il est très-bon au goût.

On confit les concombres ; quand ils sont petits, on les nomme pour lors *cornichons* ; on choisit les plus blancs, on éclate, on coupe la queue, & on les met dans un linge blanc, en les frottant les uns contre les autres, pour les dépouiller de leur duvet ; on les fait ensuite blanchir, c'est-à-dire on les jette dans une eau bouillante pendant l'espace de quatre minutes, & on les remet tout de suite dans l'eau fraîche ; on les retire & on les fait égoutter sur un linge blanc, on les remet ensuite dans le vaisseau où l'on veut qu'ils demeurent, soit cruche, soit bouteille : on les range dedans le mieux que faire se peut, en entre-mêlant quelques feuilles de laurier franc, & quelques poivres longs, & on verse du vinaigre blanc par-dessus jusqu'à la superficie, après l'avoir fait bouillir un peu dans un poëlon ; on y ajoute encore une once de sel ou environ, sur chaque pinte de vinaigre, & on couvre le vaisseau avec un parchemin double lié autour ; huit jours après ils seront bons à manger, & se conserveront d'une année à l'autre ; on peut encore ajouter une poignée de percepierre, d'estragon, ou de côtes de pourpier, selon le goût.

On fait des especes de cornichons avec le bled de Turquie : on prend de ce bled pendant qu'il est vert, & encore en moële, on le fait cuire à moitié dans de l'eau ; après l'avoir rafraîchi dans une autre eau, on le mettra égoutter & confire de la même façon que les vrais cornichons, & il servira au même usage.

Le concombre passe pour un fruit aqueux, rafraîchissant, humectant & peu nourrissant : quand il est mûr & bien cuit, si on en mange une certaine quantité, il rend le ventre libre : cet aliment convient aux personnes qui sont sujetes aux ardeurs d'entrailles, coliques, irritations, difficulté d'uriner, ardeur d'urine : on ne mangera pas les concombres amers, souvent ils purgent & causent des tranchées ; les concombres confits avant leur maturité ne conviennent pas aux estomacs délicats, qui ne peuvent les digérer.

Nous allons rapporter six façons différentes d'accommoder les concombres : la premiere façon est ce qu'on appelle *concombres farcis à la matelote* : on fait une farce de blanc de volaille ou de veau haché, avec lard blanchi & graisse blanche, jambon cuit, champignons, truffes, fines herbes bien assaisonnées ; on farcit les concombres, on les fait cuire avec du bouillon gras, ou de bon jus, & on sert avec le jus de bœuf deſſus. On peut encore, après avoir dégraiſſé la ſauſſe, y mettre un bon coulis & un filet de vinaigre ; on les ſert encore farcis en ragoût, ou à la ſauce blanche.

2° Pour *fricaſſer les concombres*, on les coupe par rouelles, avec un oignon coupé de même ; on les paſſe à la caſſerole avec du beurre, ſel, poivre, perſil haché ; on laiſſe mitonner le tout, & on ſert avec un jaune d'œuf délayé dans le verjus, ou dans la crême douce : *ce mets eſt aſſez ſain*

3° Si on veut faire un *ragoût de concombres*, on les coupe par tranches, on les fait mariner pendant deux heures, avec ſel, poivre & vinaigre, deux oignons en tranches, on fait égoutter & on paſſe à la caſſerole au lard fondu ; on mouille de jus, & on laiſſe mitonner à petit feu ; on dégraiſſe & on lie d'un coulis de veau & de jambon : on ſert pour toute ſorte d'entrées aux concombres, ſoit à la broche, ſoit à la braiſe : *ce ragoût eſt aſſez léger & de digeſtion facile.*

4° On farcit encore *les concombres en maigre* : on fait pour cet effet une farce avec chair de carpe, d'anguilles, champignons & truffes, le tout bien haché & aſſaiſonné de ſel, poivre, clous, fines herbes, bon beurre, un peu de mie de pain trempée dans de la crême, deux jaunes d'œufs crus, le tout pilé enſemble. On farcit les concombres vuidés de leurs ſemences par un des bouts, & on les pele bien ; on les fait cuire enſuite à petit feu, dans une caſſerole, avec bouillon de poiſſon ou purée claire ; étant cuits on les dreſſe dans un plat, coupés par la moitié de leur longueur, & on les ſert avec un coulis de champignons deſſous ; au lieu d'un coulis de champignons on pourra ſe ſervir d'un ragoût de laitance & de champignons : *ce mets eſt agréable au goût, mais il n'eſt pas ſain, à cauſe des champignons qu'on y fait entrer.*

5° On fait un *excellent potage en maigre avec des concombres* : on les fait blanchir, & on les met cuire dans de bon bouillon de purée, avec un oignon pi-

qué de clous, quelques racines, & de petites herbes ;
on y fait une liaison avec jaunes d'œufs ; cela fait,
on dresse, on garnit de concombres : on peut aussi
les farcir de poisson ou d'herbes.

6° On se sert encore de *concombres farcis pour piquer une entrée de piece de bœuf* : on choisit pour cet
effet des concombres qui ne soient pas bien gros, on
les pele bien & on les vuide de leurs semences, sans
les couper ; on fait une farce de chair, composée
de blanc de volaille, & si on veut, d'un morceau de
veau, le tout bien haché avec du lard blanchi & un
peu de graisse blanche, du jambon cuit haché, des
champignons, des truffes, & toutes sortes de fines
herbes, tout cela bien haché & assaisonné ; on en farcit
les concombres qu'on aura un peu blanchis, on les
met cuire dans de bon jus, ou bouillon gras ; étant
cuits on les tire, on les coupe en deux, & on les laisse
refroidir : on fait ensuite une pâte à beignets de farine délayée avec de l'eau, un peu de sel, gros comme
une noix ou deux de beurre fondu, & un œuf, le
tout bien battu ensemble ; on fait après cela de petites brochettes, on passe les morceaux de concombres au travers, de façon que les bouts soient tous
du même côté, pour le pouvoir piquer dans une
piece de bœuf ; on les trempe dans cette pâte, on
les fait frire dans du beurre affiné ou sain-doux, qu'on
aura tout prêt, jusqu'à ce qu'ils aient belle couleur ;
la piece de bœuf étant dressée, avec une sauce hachée
de jambon & les marinades par-dessus, on la pique
de ces concombres farcis ; si on a de la farce de reste,
on la roule avec la main trempée dans de la farine, on
en fait des petites boules comme un œuf, on les fait
cuire en même tems que les concombres, le tout doucement, afin que la farce se tienne : on les sert ensuite de la même maniere : *ce mets est plus agréable
au goût qu'il n'est sain.*

La quarante - neuvieme plante potagere est la

corne de cerf : *plantago coronopus* , *Linn.* Les feuilles de cette plante sont employées dans les fournitures de salade , cependant on en fait aujourd'hui très-peu d'usage.

On place aussi parmi les plantes alimentaires la courge : *cucurbita longa folio molli , flore albo* J. B. La chair du fruit de cette plante est rafraîchissante , mais assez insipide dans plusieurs provinces ; on la mange avec plaisir , cuite avec le bouillon de la soupe ; elle ne fond point comme le potiron , & néanmoins elle est fort tendre : on en fait aussi une confiture qui est fort estimée.

La cinquante-unieme plante dont nous parlerons ici est le grand raifort , *cochlearia armoriaca. Linn.* La racine de cette plante, qui est la seule partie dont on fasse usage comme aliment , réveille l'appétit ; on la mange crue avec la viande , en place de moutarde ; étant rapée fraîchement , son goût est presque le même , & c'est pour cela qu'on l'appelle la moutarde des Allemands ; on la mange également avec le beurre frais , dont on fait des tartines : c'est le déjeûner ordinaire des Flamands ; c'est aussi une ressource utile dans les campagnes éloignées , où on n'a pas toujours de la moutarde sous la main , sur-tout pour ceux auxquels les viandes naturelles ne piquent pas assez le goût.

La cinquante-deuxieme plante alimentaire est le cresson de fontaine : *sisymbrium nasturtiun aquaticum ;* il se mange amorti au vinaigre , sous la volaille & en salade ; on en met aussi dans les potages & dans les farces ; le cresson commun ou alenois , qu'on cultive dans les jardins , sert pour les fournitures & salades : toutes les plantes de ce genre sont saines & échauffantes , que plusieurs personnes ne digerent point, ou du moins avec peine ; celles qui sont délicates , sédentaires, & qui ont l'estomac foible, feront bien de s'en abstenir : si les scorbutiques, auxquels ces plantes font très-falutaires, ne les digerent pas aifément, ils doivent en faire mettre le fuc dans les divers mets où ils peuvent entrer.

53° Nous mettrons encore au rang des plantes alimentaires, ou du moins parmi les épices, le cumin, *cuminum femine longiore, feu cuminum officinale.* Pin. On emploie quelquefois fes femences comme aromates & affaifonnement ; elles font de la même nature que celles du carui, quoiqu'elles ne foient pas fi agréables.

54° On confit au vinaigre les petits boutons de cytife, *cytifus.*

55° La doucette, *campanula fpeculum veneris*, fe mange en falade comme la mâche.

La cinquante-fixieme plante dont nous parlerons, eft l'échalote, *cepa afcalonica, Linn.* Le bulbe de cette plante eft d'un grand ufage dans toutes les cuifines ; il excite l'appétit, & pique agréablement le goût ; on le mêle dans la plupart des fauces, tant en gras qu'en maigre, & il s'allie particuliérement bien avec l'huile & le vinaigre ; il ne laiffe point de goût après lui comme l'oignon & l'ail, quand on en a mangé, c'eft en quoi il plaît mieux à beaucoup de perfonnes : cette plante fournit d'ailleurs un affaifonnement fort fain, propre à faciliter la digeftion, en augmentant les forces de l'eftomac & l'action des fucs digeftifs. Si l'on en fait un ufage fréquent, elle devient capable d'empêcher ou de corriger la putridité des humeurs internes.

Nous placerons dans le cinquante-feptieme rang l'épicerie, *nigella femine aromatico.* On emploie fa graine dans les alimens au lieu des quatre épices ; elle a tout à la fois le goût de la mufcade, du girofle, de la canelle & du poivre ; l'ufage en eft très-familier en Italie.

On peut rappeller à la cinquante-huitieme efpece de plante potagere l'épinard, *fpinacia oleracea. Linn.* L'épinard s'emploie en gras & en maigre ; mais la

façon de le préparer eft toujours la même: on épluche bien & on lave bien d'abord toutes fes feuilles,
on les jette dans l'eau bouillante, où on les fait amortir, & on les retire au bout d'un demi-quart-d'heure,
pour les faire égoutter; l'ufage le plus commun eft
de hacher les épinards lorfqu'ils font cuits; mais les
bons Cuifiniers ne le font pas, & les apprêtent tels
qu'ils fortent de l'eau: la méthode de quelques autres
eft de les faire cuire fans eau, d'autant qu'ils en rendent affez d'eux-mêmes. Dans quelques pays on les
mange crus en falade, lorfqu'ils font jeunes & tendres: ce mets fert pour les entremets dans les tables
les plus délicates, foit au jus, foit à la crême, & c'eft
toujours le plat le premier pris, accommodé fimplement au beurre, & relevé par l'oignon & les épices;
d'autres y mettent de la crême avec une écorce de
citron, & quelques gouttes de fleur d'orange; fous l'a-
loyau & le gigot, il n'eft point d'herbage fi délicat,
& qui prenne mieux le jus de viande: on en fait encore des tourtes excellentes; il eft employé auffi dans
les farces avec l'ofeille, pour adoucir fon acidité, de
même que dans la foupe; l'eau où on les fait cuire a
une qualité particuliere pour dégraiffer & nétoyer le
fer, particuliérement les tournebroches.

En général l'épinard eft une plante aqueufe, légérement acide, peu nourriffante, facile à digérer:
fon ufage fréquent rafraîchit, donne des fucs doux,
légers, tient le ventre libre; il convient très-fort aux
perfonnes délicates, fédentaires, aux enfans, aux gens
âgés, aux convalefcens, à tous ceux dont l'eftomac
eft foible: on prétend que fon ufage continuel guérit
les afthmatiques; mais il faut pour que les mets qu'on
prépare avec cette plante foient fains, qu'ils ne contiennent que peu de beurre ou de jus de viande; on
préfere alors la crême, le bouillon épais, & il n'y entrera
que la quantité de beurre ou de jus de viandes qui eft
abfolument néceffaire.

Nous allons rapporter ici quatre différentes manieres de préparer les épinards. Le premier mets qu'on en prépare eſt ce qu'on appelle *crême d'épinards* : vous prenez la groſſeur de deux bons œufs d'épinards bien cuits, bien égouttés, un demi-quarteron d'amandes douces pilées, un peu de citron vert, trois ou quatre biſcuits d'amandes ameres, du ſucre à proportion, une chopine de crême, un demi-ſetier de lait, ſix jaunes d'œufs ; vous mélez bien le tout, & le paſſez à l'étamine dans un plat ; vous couvrez ce plat d'un couvercle de tourtiere, & vous mettez du feu par-deſſus ; vous laiſſez juſqu'à ce que votre crême ſoit priſe, & vous ſervez chaude ou froide : *cette crême eſt tout à la fois agréable au goût & bonne pour la ſanté.*

La ſeconde préparation eſt la *tourte d'épinards* : vous épluchez bien vos épinards, vous en ôtez les queues, vous les lavez à pluſieurs eaux, vous les mettez dans une caſſerole avec de l'eau ſur un fourneau, vous les retirez enſuite & vous les mettez égoutter : quand ils ſont froids, vous les preſſez bien, vous les pilez dans un mortier avec de l'écorce de citron vert confit, du ſucre ce qu'il en faut, un morceau de beurre frais avec un peu ſel ; quand le tout eſt bien pilé, vous foncez une tourtiere d'une abaiſſe de pâte feuilletée, & étendez deſſus les épinards le plus également que vous pourrez ; faites-y des façons de bandes de feuilletages, & un cordon autour, & mettez cuire ; quand la tourte eſt cuite, rapez du ſucre deſſus, & la glacez avec la pelle rouge ; dreſſez-la dans un plat & ſervez chaudement : *ce mets eſt aſſez léger quoiqu'en tourte.*

Le troiſieme mets eſt ce qu'on appelle *riſſoles d'épinards* : après avoir bien épluché vos épinards, lavez-les à pluſieuts eaux, mettez-les dans une caſſerole avec un verre d'eau, & les faites bouillir ; lorſqu'ils ſont cuits & tirés, mettez-les égoutter ; après qu'ils ſeront refroidis, preſſez-les bien & les pilez dans un mortier ; mettez-y enſuite du beurre frais ce qu'il en faut, de l'écorce de citron vert, deux biſcuits d'amandes ameres, un peu de ſucre & un peu d'eau de fleurs d'orange, le tout bien pilé enfemble; formez vos rif-foles, faites-en une abaiffe d'une pâte de feuilletage, qui foit bien mince; coupez-la en plufieurs petits morceaux, mettez à un coin de ces petites abaiffes la groffeur d'une moitié de noix de votre farce, & les mouillez tout autour; couvrez-les du refte de la pâte, & quand elles feront couvertes, parez tout autour les riffoles avec un couteau; faites-les frire enfuite dans de la friture maigre, & quand elles font de belle couleur, mettez-les égoutter, dreffez-les proprement fur un plat, faupoudrez-les de fucre, glacez-les avec la pelle rouge, & fervez chaudement pour entremets: *cet aliment eft fort léger.*

Le quatrieme & dernier mets eft le *potage d'é-pinards* : mettez dans un pot des épinards lavez, avec de l'eau, beurre, fel, petit bouquet de marjolaine, baume, oignons piqués de clous; lorfqu'ils font à demi-cuits, on y met du fucre, une poignée de raifins fecs, des croûtons ou croûtes féchés au four; achevez de faire cuire, & dreffez fur une foupe cou-pée à l'ordinaire.

La cinquante-neuvieme plante potagere, dont il fera fait mention dans cet article, eft l'eftragon, *ar-temifia dracunculus. Linn.* On emploie cette plante dans les fournitures de falade avec le cerfeuil, la pim-prenelle & autres; on s'en fert auffi dans les ome-letes, après l'avoir haché bien menu; on en fait un vinaigre particulier, en mettant fimplement infufer dedans la feuille; mélée avec les cornichons, elle en releve le goût: au furplus, cette plante fournit un affaifonnement fort fain; elle augmente l'appétit, fa-cilite la digeftion, préferve les humeurs de putri-dité, ou les corrige, fait périr les vers, eft légére-ment apéritive & calmante.

Le fenouil, *anethum fœniculum. Linn.* eft la foixan-tieme plante potagere dont il fera queftion; cette plante eft aromatique, échauffante, ftomachique,

apéritive, qui ne peut que rendre plus sains les alimens où elle entre.

Quelques personnes mêlent les ombelles de cette
plante, chargées de graines, avec les différens fruits
confits au vinaigre, qu'on nomme cornichons : en
Provence on met ses feuilles seches dans les ragoûts,
& les olives confites : on s'y sert aussi des sommités
de fenouil dans le court-bouillon du poisson, pour le
rendre plus savoureux. Les Italiens font sur-tout grand
cas de cette plante ; ils la mangent en salade, après
l'avoir fait blanchir comme du céleri ; ils l'assaisonnent avec l'huile, le poivre & le sel, ou simplement
avec le sel ; ils en mettent aussi dans leurs soupes ;
ce qu'il y a de certain, c'est qu'en Italie, la pointe
des jeunes feuilles de fenouil, est une excellente fourniture de salade, & qu'on y peut manger même l'extrêmité des jeunes branches, sans aucun assaisonnement ; mais cependant il faut avouer que cette plante
a à Rome une qualité qu'on ne lui découvre pas
ailleurs.

Dans quelques pays on fait griller les maquereaux,
sur des feuilles de fenouil, qu'on étend sur le gril ;
outre qu'on les empêche de s'attacher, on prétend
que cette plante leur donne un relief qu'ils n'auroient
pas sans elle.

La soixante-unieme plante qu'on pourroit mettre
au nombre des potageres, quoiqu'elle n'en soit point,
est le genêt, *spartium scoparium. Linn.* Les boutons
de ses fleurs confits au vinaigre, comme les câpres,
ont servi pendant long-tems d'assaisonnement dans
le pays, & font encore en usage en plusieurs endroits
de l'Allemagne & des Pays-Bas.

Nous ne parlerons pas ici de la grille, de la chan-
terelle, *agaricus chantarellus. Linn.* puisque c'est une
espece de champignon ; cependant on pourroit la
placer dans le soixante-deuxieme rang des plantes alimentaires ; on la mange cuite sur le gril, & on la
fait entrer dans presque tous les ragoûts.

63° La graſſette, *pinguicula vulgaris. Linn.* Les feuilles fraîches de cette plante font cailler le lait ; Linnæus dit que les Lappons ont coutume de verſer par-deſſus le lait de leurs rennes, récemment trait & encore tout chaud, après quoi elles le laiſſent repoſer un jour ou deux, afin qu'il s'aigriſſe : cette préparation fait acquérir au lait plus de conſiſtance, ſans que la ſéroſité s'en ſépare, & le rend très-agréable au goût ; il ſuffit de mettre une demi-cuillerée de ce lait caillé ſur de nouveau lait, pour le faire cailler de même, & ainſi de ſuite, ſans que le dernier ſoit inférieur au premier ; néanmoins ſi on le garde trop long-tems, il ſe convertit en ſéroſité.

La ſoixante-quatrieme eſpece eſt l'herbe aux cuillers, le cochléaria, *cochlearia folio ſubrotundo. Pin.* Le cochléaria qui croît ſous la zone froide, eſt plus âcre & meilleur que le nôtre : on fait de la ſalade avec ſes feuilles crues, ou bien on les mange avec du pain frotté de beurre ; quand elles ſont cuites, on les aſſocie avec les chairs trop humides ; les habitans de la Norwege en font confire au ſel pour l'hiver ; il y a des perſonnes qui mettent de cette plante dans leur biere.

Le houx frélon, *ruſcus aculeatus. Linn.* eſt la ſoixante-cinquieme plante dont on peut faire uſage dans la cuiſine pour aliment ; ſes jeunes pouſſes ſe mangent comme des aſperges.

66° Linnæus dit que dans le nord on ſubſtitue les feuilles de joubarbe, *ſemper vivum tectorum. Linn.* à celles de pourpier.

67° On mange en Suede les feuilles cuites de laiteron, *ſonchus oleraceus. Linn.* ainſi & de même qu'en pluſieurs provinces de France ; on les aſſaiſonne comme les autres légumes : on prétend que la décoction de ces mêmes feuilles eſt très-bonne pour augmenter le lait au nourrices.

La ſoixante-huitieme plante potagere eſt la laitue, *lactuca ſativa capitata. Linn.* On mange cette plante crue en salade, avec l'huile, le vinaigre & le sel: cuite, on la mange dans la soupe; on la mêle aussi avec différens légumes, sur-tout avec les pois : elle est rafraîchissante, humectante. Les Européens ne mangeoient autrefois de la laitue qu'à la fin du repas, & le soir, pour se procurer le sommeil; mais dans le tems de Domitien on changea d'ordre, & elle servit d'entrée chez les Romains,

Les Médecins regardent la laitue crue, ou en salade, comme rafraîchissante, calmante, apéritive, assez nourrissante : il faut néanmoins un bon estomac pour la digérer ; & lorsqu'on ne peut pas se rendre ce témoignage, ou qu'on mene une vie appliquée, sédentaire, il faut s'en priver ; elle ne produiroit que des sucs grossier, & rendroit les digestions des autres alimens imparfaite : la laitue cuite est moins rafraîchissante que la crue; mais outre qu'elle possede encore un peu de cette qualité, elle adoucit, calme, nourrit, se digere assez facilement ; elle convient aux personnes sujetes aux irritations & ardeurs de l'estomac & des intestins; mais il faut qu'il y entre peu de beurre & de jus.

Les différens mets qu'on prépare avec la laitue, & dont nous ferons mention ici, se montent à neuf: le premier est connu sous le nom de *laitues farcies à la dame Simone :* on les fait blanchir un moment, on égoutte, on déplie les feuilles, sans qu'elles quittent le tronc, jusqu'à ce qu'on soit parvenu au petit corps; on l'ôte, & à sa place on y met un morceau de farce fine de volaille : on ficele les laitues, on coupe par tranches deux livres de rouelle de veau, on en fonce une casserole, avec des bardes de lard, tranches dloignons ; on fait suer sur le feu, on y met un peu de farine; quand cela commence à s'attacher, on remue avec une cuiller sur le fourneau, pour que cela roussisse un peu ; on mouille de moitié jus & moitié bouillon, avec sel, poivre, clous, laurier, basilic,

perfil & ciboules entieres ; arrangez vos laitues farcies
dans une marmite, mettez-y cette braife, mouillez
& faites cuire : fi vous voulez les fervir au blanc, tirez-les de la marmite ; ôtez les ficelles, égouttez, mettez dans une caſſerole avec un coulis blanc, & y faites mitonner vos laitues : dans l'une & l'autre maniere,
dreſſez proprement & fervez chaud.

Le fecond mets de laitue eſt ce qu'on nomme *laitues farcies frites* : procédez d'abord comme il a été dit
ci-deſſus, égouttez enfuite vos laitues : battez quelques œufs en omeletes, trempez-y vos laitues une à
une ; prenez-les & faites frire au fain-doux de belle
couleur ; fervez fur une ferviete, garnie de perfil
frit : elles peuvent fervir de garniture aux groſſes
entrées.

Le troiſieme mets eſt le *pain aux montans de laitues romaines* : prenez un petit pain d'une demi-livre,
ôtez-en la mie, rempliſſez-le d'un ragoût de pigeons,
ficellez-le & le faites tremper un moment dans du lait,
farinez-le enfuite & le faites frire de belle couleur,
fervez autour un ragoût de montans de laitues romaines, faites-les cuire dans un blanc ; quand ils font
cuits, mettez-les faire quelques bouillons dans une
eſſence claire, dreſſez-les autour du pain & l'eſſence
par-deſſus.

Le quatrieme mets eſt le *ragoût de laitues au gras* :
prenez des cœurs de laitues pommées ; faites blanchir
un moment à l'eau bouillante, & les mettez à l'eau
fraîche ; égouttez bien & mettez cuire dans une braife ;
faites égoutter, coupez-les en dés & les mettez dans
une caſſerole avec de l'eſſence de jambon & un coulis clair ; laiſſez mitonner, aſſaiſonnez de bon goût ;
vous pouvez les fervir avec une éclanche, des filets,
des fricandeaux, perdrix, poularde, &c.

Le cinquieme mets eſt le *ragoût de laitues en maigre* ; faites-les cuire à l'eau blanche, & y faites la fauce
fuivante : prenez du beurre fin, un peu de farine,

fel

sel & poivre, muscade ; mouillez d'un peu de vinaigre & d'eau, ajoutez du coulis d'écrevisses, ou autres coulis maigres ; tirez vos laitues, égouttez & les mettez dans cette sauce, faites chauffer jusqu'à ce que le ragoût soit lié, & servez.

Le sixieme mets est ce qu'on nomme *laitues farcies*, frites différemment de celles rapportées N° III : vous prenez huit ou dix laitues pommées, vous les faites blanchir, vous en abattez les feuilles, après les avoir mises dans l'eau fraiche & pressées ; vous mettez dans le cœur des laitues une farce faite de blanc de volaille, graisse de bœuf & lard blanchi, persil, ciboules, champignons, une pointe d'ail, le tout haché & lié de quelques jaunes d'œufs : assaisonnez de bon goût, recouvrez cette farce avec les feuilles de laitue, qui doivent tenir ensemble, ficelez-les, & les faites cuire dans une braise : quand elles sont cuites, tirez-les & les laissez refroidir : trempez-les dans l'œuf battu, & les pannez ; faites-les frire, garnissez-les de persil, & les servez pour entremets.

Le septieme mets est *le ragoût de montans de laitues romaines* : vous prenez vos laitues & une marmite de la grandeur qu'il faut, vous y mettez de l'eau à moitié, avec un morceau de beurre manié d'un peu de farine, deux ou trois bardes de lard, un oignon piqué de clous & de sel ; lorsque cela bout, mettez-y les laitues à demi cuites, retirez-les & les mettez dans une casserole, avec un coulis clair de veau & de jambon ; mettez-les mitonner à petit feu ; après qu'elles l'ont été, mettez la casserole sur un fourneau allumé, faites diminuer le coulis à propos, mettez-y la grosseur d'une noix de beurre manié tant soit peu de farine & le remuez ; que le ragoût soit d'un bon goût & d'un bel œil, & que le jus ne soit point trop lié : dressez-les proprement, & les servez chaudement pour entremets.

Le huitieme mets est le *ragoût de laitues romaines en*

maigre : faites cuite la laitue à l'eau blanche, étant cuite, faites-y une sauce de cette maniere : prenez un morceau de beurre frais, avec une pincée de farine, du sel, du poivre, un peu de muscade, le tout mouillé d'un peu de vinaigre & d'un peu d'eau ; ajoutez-y une demi-cuillerée à pot de coulis d'écrevisse, ou autre coulis en maigre ; tirez les laitues de la marmite où elles ont cuit, égouttez-les & les mettez dans la casserole où est la sauce : mettez-les sur un fourneau & les remuez de tems en tems, jusqu'à ce qu'elles soient liées ; si elles sont d'un bon goût, dressez-les dans un plat, & les servez chaudement pour entremets.

Le neuvieme mets est le *potage de laitues farcies en maigre* : farcissez vos laitues d'une bonne farce de poisson, de la maniere qu'il a été dit dans la premiere préparation ; étant ficelées, mettez-les cuire dans une petite marmite, avec du bouillon de poisson, & lorsqu'elles seront cuites, mitonnez des croûtes dans le plat où vous voulez servir le potage de bouillon de poisson, & après que le tout est mitonné, mettez-y un petit pain farci par le milieu ; tirez les laitues & les déficelez ; coupez-les par moitié, faites-en une bordure autour du potage ; jettez dessus le potage un coulis roux de poisson, ou bien un coulis au blanc, & servez chaudement : on peut y mettre, au lieu de coulis, une purée claire.

On peut placer dans le soixante-neuvieme rang l'ortie morte, l'ortie rouge, *lamium purpu reum*. *Linn.* quoique ce soit une plante champêtre, puisqu'on en mange dans quelques pays les feuilles cuites.

70° Il en est de même de la lampsane, *lapsana communis*. *Linn.* Cette plante cuite devient amere, mais crue, c'est une fort bonne salade, dont on fait usage à Constantinople, & dans plusieurs de nos provinces.

71° Le laurier, *laurus nobilis*. *Linn.* est trop usité dans nos cuisines pour n'en pas parler ici : ses feuilles féchées entrent dans la plupart des ragoûts & des courts-bouillons, tant en gras qu'en maigre ; on en couronne les jambons, & elles servent également, entrelaffées avec les fruits, à égayer les defferts d'hiver : il y a une efpece de laurier, connue fous le nom de laurier-cerife ; on s'en fert dans la cuifine pour donner au lait bouilli un goût d'amandes : on en met une feuille ou deux dans les foupes, & certains petits fromages mous qu'on mange au deffert ; mais l'ufage en eft dangereux.

La foixante-douzieme plante dont on peut faire ufage dans les cuifines, eft le maceron, le gros perfil de Macédoine, *fmyrnium olufacrum. Linn.* Quelques perfonnes retirent de terre la racine de cette plante en automne, & la confervent dans le fable pendant l'hiver, afin de l'attendrir & de la rendre plus propre à entrer dans les falades ; c'étoit autrefois une plante d'un grand ufage en plufieurs lieux : on mange fes jeunes pouffes comme le céleri, mais ce dernier a pris le deffus.

La foixante-treizieme plante propre à être employée en alimens, eft la mâche, *valeriana locufta. Linn.* On mange les feuilles de mâche crues ; c'eft la meilleure falade d'hiver, fur-tout lorfqu'elle eft cultivée ; les uns la mangent feule, d'autres la mêlent avec le céleri ou la chicorée, & d'autres encore avec la betterave & l'anchois : la mâche ou doûcette eft excellente avec la fauce de carpes à l'étuvée ; la falade de mâche peut fe permettre à ceux qui ont un bon eftomac, des fucs digeftifs fort actifs, & qui font de l'exercice ; mais elle ne convient pas aux perfonnes qui fe trouvent dans les circonftances oppofées, elles ne la digerent pas, ou elles en retirent des fucs qui reftent trop groffiers pour les nourrir ni les rafraîchir.

74° Nous pourrions omettre ici la marjolaine, *origanum majorana. Linn.* car elle n'eft pas d'une grande utilité à l'égard des alimens; cependant on l'y mêle affez fouvent, non-feulement pour les rendre plus agréables, mais encore pour corriger ce qu'ils ont de flatueux & en faciliter la digeftion, & c'eft particuliérement avec les pois, les feves & le poiffon.

75° On pourroit auffi placer parmi les plantes potageres la grande mauve, *malva rotundifolia*. *Linn.* On en mange en quelques pays les feuilles cuites, de même que celles de la petite mauve.

Dans un befoin on pourroit auffi fe fervir des feuilles de méliffe, & ce feroit la foixante-feizieme plante, *meliffa officinalis*. *Linn.* On les met en fourniture dans les falades; quelques perfonnes en mettent dans les omeletes, comme on y met le perfil, mais cela n'eft pas commun.

77° Le mélilot, *trifolium melilotus officinalis*. *Linn.* quoiqu'il ne foit pas une plante potagere, il pourroit néanmoins s'y affimiler; fi on veut donner aux lapins domeftiques une efpece de fumet, il ne s'agit que d'introduire un bouquet de cette plante dans le corps de l'animal, avant de le mettre en broche.

Nous placerons dans le foixante-dix-huitieme rang des plantes potageres le melon, *cucumis melo*. *Linn.* On le mange cru, lorfqu'il eft à fon point de maturité; c'eft un manger agréable, rafraîchiffant & facile à digérer, lorfqu'on en mange modérément; les Italiens font une confiture excellente avec la côte de ce fruit, qui, chez eux, eft très-épaiffe, & femblable à-peu-près à celle de nos melons de Provence. Nous confifons en France, au vinaigre, à la maniere des cornichons, ceux qu'on ramaffe & qu'on éclaircit au mois de mai, lorfqu'il y en a trop de noués & lorfqu'ils font parvenus à la groffeur d'une olive d'Efpagne: les connoiffeurs les trouvent fort délicats. La femence du melon entre dans la compofition de l'orgeat. Dans les vaftes campagnes de Saron, dans la Paleftine, on cultive en été une grande quantité de melons d'eau, qui font d'une groſſeur extraordinaire, & qui peſent quelquefois juſqu'à dix livres : ce ſont ſans contredit les meilleurs fruits de la Paleſtine. Le melon convient d'autant plus, qu'on a un tempérament chaud, ou échauffé accidentellement ; en pareil cas on peut en manger beaucoup & ſouvent : les perſonnes dont l'eſtomac eſt foible, froid, qui ne ſe trouvent bien que des alimens échauffans, qui ſont ſujetes aux indigeſtions & devoiemens, doivent s'en abſtenir. On accuſe ſouvent le melon d'être indigeſte, tandis que les ſelles qu'il a occaſionnées ont été cauſées par ſa qualité fondante & qu'il a délayé ou fait couler la bile retenue ou épaiſſie : quelquefois auſſi n'étant pas mûr, il agit comme purgatif.

On fait avec l'eſpece de melon le plus commun, c'eſt-à-dire avec le melon d'eau, qui ne mûrit pas parfaitement dans ce pays, une ſorte de potage, qu'on prépare de deux manieres différentes : on le coupe comme la citrouille, on le paſſe de même à la caſſerole avec de bon beurre ; on aſſaiſonne de ſel, poivre & fines herbes ; on paſſe à l'étamine avec bouillon, dont on ſe ſervira pour mitonner les croûtes ; & après avoir dreſſé le tout, on ſert, garni de melon frit & de grains de grenade. On peut encore faire ce potage comme celui de la citrouille au lait, ſinon qu'il y faut mettre du ſucre, & le broder de macarons, de pralines & de biſcuits d'amandes ameres : on ſert ſans mitonner.

La ſoixante-dix-neuvieme plante potagere eſt le melongene, *ſolanum melongena. Linn.* Son fruit eſt d'une nature qu'on ne doit ni trop louer ni trop mépriſer : il eſt délicat, mais d'un goût un peu ſauvage & fade en même tems ; la façon de le manger dans les pays méridionaux eſt de le couper en long par la moitié, de lui ôter la ſubſtance fangeuſe, où eſt attachée la graine, quand il eſt d'une certaine force, & de le faire cuire ſur le gril à petit feu, en l'imbitant peu-à-peu d'huile ou de beurre frais, avec un peu de poivre & de fel, à quoi l'on ajoute quelquefois des herbes fines; quelques uns y mettent un anchois, qui fond avec l'huile : cet accompagnement corrige beaucoup la fadeur du fruit, auquel l'habitude achève de faire prendre le goût; quelques autres le font cuire au feu entre deux plats, ou dans une tourtiere préparée de la même façon que ci-deffus : il eft par cet apprêt moins fujet à prendre la fumée. Ici on le mange plus communément frit en pâte comme des artichauts; voici comme on le prépare :

Il faut choifir, autant qu'on le peut, les fruits un peu jeunes : on les coupe en long par tranches minces, fans en rien ôter; on les range enfuite fur un plat proportionné à la quantité, & on les faupoudre de gros fel; on les laiffe dans cet état pendant cinq à fix heures; le fel fond & emporte en même tems le fuc vicieux de ce fruit, d'où il coule une liqueur noire; on les égoutte & on les exprime encore dans la main, pour ôter à cette pulpe le refte de la liqueur aqueufe; après quoi on les jette dans la pâte & delà dans la poële. Ils font encore fort bons & délicats, coupés par morceaux & mêlés avec les viandes en ragoût, après avoir trempé deux ou trois heures dans l'eau fraîche, & préalablement avoir été pelés; mais il ne faut les jetter dans le ragoût qu'une demi-heure avant de le tirer; s'ils y reftent plus long-tems, ils fe réduifent en bouillie.

80° On fe fert des morilles, fraîches au printems, ou feches pendant l'année, *phallus efculentus*, *Linn.* pour les affaifonnemens; il faut les choifir tendres, de la groffeur d'une noix, de couleur jaunâtre, ou d'un blanc tirant fur le jaune : ainfi choifies elles fournissent un affaifonnement échauffant, ftomachique, favoureux, affez fain, pourvu qu'on n'en mange qu'une petite quantité : elles ne conviennent néanmoins

qu'aux personnes en santé & dont l'estomac est bon ;
nous n'osons même les conseiller à qui que ce soit,
& elles sont plus agréables au goût, que bonnes pour
la santé. Nous allons rapporter ici dix façons de les
préparer, mais sans nullement les exalter.

La premiere préparation est ce qu'on appelle *morilles à l'Italienne* ; après les avoir lavées en plusieurs
eaux tiedes, égouttez-les bien ; faites-les cuire sur la
cendre chaude, avec persil, ciboules, champignons,
pointe d'ail, le tout haché, de bon beurre, une cuillerée d'huile, sel & poivre : quand elles sont cuites,
servez-les sur un croûton passé au beurre.

2° *Les morilles frites :* coupez-les en long, faites-
les bouillir avec du bouillon à très-petit feu ; lorsque
le bouillon sera consommé, farinez bien, & faites
frire dans le sain-doux ; faites une sauce avec le reste
du bouillon, assaisonné de sel & de muscade, que
vous servirez sous vos morilles avec du jus de mouton.

3° *Les morilles au lard :* coupez-les en deux &
les nétoyez ; après les avoir fait égoutter, mettez-
les dans du lard fondu, embrochez-les ensuite dans
de petites atelettes ; prenez-les & les faites griller de
belle couleur : coupez du petit lard en tranches bien
minces, arrangez-les dans une poële, faites-les frire
en quatre, arrangez-les dans un plat, vos morilles
dessus, après les avoir retirées des atelettes, & servez à sec.

4° *Ragoût de morilles :* coupez vos morilles en long,
lavez-les bien dans plusieurs eaux, mettez-les égoutter & les passez dans une casserole avec un peu de
lard fondu, un peu de persil haché, & un bouquet ;
mouillez-les de moitié jus de veau, & de moitié essence de jambon, & les laissez mitonner à petit feu ;
avant de servir liez-les d'un bon coulis, donnez un
peu de pointe à votre ragoût, assaisonnez de sel & de
poivre, & servez pour entremets.

5° *Ragoût de morilles à la créme en gras* : coupez vos morilles par moitié, lavez-les dans plusieurs eaux, pour en ôter le gravier, mettez-les égoutter & les vuidez dans une casserole avec un peu de lard fondu & un bouquet : assaisonnez de sel & de poivre ; passez-les sur un fourneau, jettez-y tant soit peu de farine, mouillez-les de bouillon & les laissez mitonner à petit feu ; quand elles sont cuites, faites une liaison de deux jaunes d'œufs & de créme ; mettez la casserole sur le fourneau, & les liez avec ce mélange : servez pour entremets.

6° *Croûte aux morilles* : après avoir fait le ragoût, comme il a été dit à la cinquieme préparation, mettez une croûte de pain bien seche au fond d'un plat, le ragoût par-dessus, & servez de même pour entremets.

7° *Ragoût de morilles à la créme, en maigre* : néroyez-les & les coupez par moitié, mettez-les dans une casserole sur un fourneau, avec un morceau de beurre, sel, poivre, un bouquet, un peu de persil haché : après les avoir passées, mouillez-les d'un peu de bouillon de poisson, & les laissez mitonner à petit feu ; liez votre ragoût avec deux jaunes d'œufs, & de la créme, dressez-le dans un plat, & servez chaudement pour entremets.

8° *Tourte de morilles* : faites un ragoût de morilles, après quoi dressez la tourte de pâte feuilletée, mettez votre ragoût dedans, couvrez d'une abaisse de même pâte, faites un cordon autour, dorez-la d'un œuf battu & la mettez cuire ; lorsqu'elle est cuite, dressez-la dans un plat & servez chaudement.

9° *Pain aux morilles* : prenez un pain bien rond & qui ne soit point ouvert, faites une ouverture par-dessous, gardez le morceau, ôtez-en la mie le plus que vous pourrez ; remplissez le pain d'un hachis de perdrix ou autre, refermez-le avec le morceau que vous avez ôté ; ficelez-le, de peur qu'il ne tombe, mettez-le ensuite tremper dans du lait, & le faites

frire dans du fain-doux, qu'il prenne belle couleur ;
cela fait, coupez vos morilles en deux ou en quatre,
lavez-les dans plufieurs eaux, paffez-les dans une cafferole, avec un peu de lard fondu, un bouquet, fel
& poivre ; mouillez-les de jus, & les laiffez mitonner
à petit feu ; après les avoir dégraiffées, liez-les d'un
coulis de veau & de jambon ; mettez-y mitonner un
moment votre pain, dreffez-le enfuite fur un plat,
faites un cordon de vos morilles autour du pain, jettez le jus par-deffus, & fervez chaudement pour entremets.

10° *Morilles farcies :* ôtez la queue & les lavez,
faites une farce de blanc de volaille cuite, & les fri-
caffez, uniffez avec de l'œuf battu ; faupoudrez de
mie de pain, foncez une cafferole de veau & jambon, mettez-y du lard fondu & un bouquet, arran-
gez-y vos morilles, couvrez-les de bardes de lard, &
faites cuire à très-petit feu à la braife : quand elles
font cuites, retirez-les, dégraiffez, mettez du coulis
dans la cafferole, faites frire un bouillon pour dégraiffer, paffez la fauce au tamis, fervez deffus les morilles avec un jus de citron.

La quatre-vingt-unieme plante dont il fera fait
mention ici, eft le mouffelet, *thlafpi perfoliatum.
Linn.* Dans nos provinces méridionales on en met
les feuilles dans les falades, elles plaifent à ceux qui
aiment l'ail.

La quatre-vingt-deuxieme eft le moufferon, *agaricus moufferon :* il s'emploie dans les affaifonnemens,
frais au printems, & fec en hiver ; il eft très-bon
pour aiguifer l'apétit & faciliter la digeftion, parce
qu'il n'échauffe que légérement ; on n'a pas remarqué qu'il foit auffi nuifible que les autres champignons,
il paroît fe digérer facilement ; cependant nous nous
garderons bien d'en confeiller l'ufage aux perfonnes
délicates, ou qui ont un eftomac foible, & même
aux perfonnes fédentaires, fous quelque forme qu'on

puiffe les apprêter ; conféquemment les mets dont nous allons donner ici la préparation, font plutôt faits pour contenter le goût, que pour conferver la fanté ; quoi qu'il en foit, nous en allons rapporter de fept efpeces.

La premiere efpece eft le *mouferon à la Proven-*çale : épluchez & paffez avec demi-verre d'huile, un verre de vin de Champagne, bouquet de perfil, ciboules, deux cuillerées de réduction, une de coulis, une tranche de jambon, fel & gros poivre ; faites mitonner le tout, dégraiffez enfuite, ôtez le jambon & le bouquet, coupez de la mie de pain en petites pieces, paffez-les à l'huile, égouttez-les, mettez-les dans le ragoût avant de fervir, avec un jus de citron.

2° *Pain aux mouferons* : prenez un pain bien rond & qui ne foit point ouvert, faites une ouverture pardeffous & gardez le morceau ; ôtez toute la mie, rempliffez enfuite le pain d'un hachis de perdrix ou autres ; bouchez-le avec le même morceau, ficelez-le, de peur qu'il ne tombe ; faites-le tremper dans du lait, & enfuite frire dans du fain-doux, qu'il prenne belle couleur ; prenez une poignée de mouferons, mettez-les mitonner dans une cafferole, avec de l'effence de jambon ; quand ils font cuits liez-les d'un coulis de veau & de jambon ; mettez votre pain un moment mitonner dans le ragoût dreffez-le enfuite dans un plat, après en avoir ôté la ficele, jettez le ragoût par-deffus, & fervez chaudement pour entremets : *cet aliment eft indigefte.*

3° *Ragoût de mouferons* : épluchez, lavez vos mouferons, paffez les au lard fondu, avec bouquet, fel & poivre, mouillez de jus de veau ; faites mitonner, dégraiffez & liez d'un coulis de veau & de jambon : fervez pour entremets.

Ou bien, après avoir épluché & lavé comme cideffus, paffez au lard fondu, avec bouquet & perfil haché : poudrez d'un peu de farine, & mouillez d'un peu de bouillon , avec fel & poivre , laiffez mitonner ; ajoutez deux cuillerées de coulis blanc , liez avec deux jaunes d'œufs & de la crême , fervez pour entremets : *cet aliment n'eft pas abfolument nuifible.*

4° *Croûte aux moufferons* : faites un ragoût de moufferons , comme il eft dit au numéro 3 , mettez une croûte feche & bien chapelée , au fond d'un plat , fervez votre ragoût deffus pour entremets , ou bien prenez un pain bien chapelé , coupez-en les croûtes de la grandeur d'un écu ; faites-les tremper dans du lait , & frire enfuite de belle couleur : faites égoutter , dreffez dans un plat , & par-deffus le ragoût de moufferons , fervez pour entremets.

5° *Tourte de moufferons* : faites un ragoût (voyez numéro 3) ; foncez une tourtiere d'une abaiffe de feuilletage , mettez deffus votre ragoût , recouvrez d'une même abaiffe , finiffez à l'ordinaire , mettez au four , & quand elle fera cuite fervez chaudement : *ces deux préparations font plus agréables au goût que faines.*

6° *Potage de croûtes aux moufferons* : prenez des moufferons au lard fondu ; mouillez de jus de veau & laiffez mitonner : dégraiffez & liez d'un coulis de perdrix roux ; mitonnez de croûtes , moitié jus , moitié bouillon , laiffez - les attacher , & jettez deffus le ra- goût & le coulis clair : fi vous la voulez en maigre , faites le ragoût de moufferons au beurre , & liez d'un coulis maigre ; faites mitonner des croûtes au bouil- lon de poiffon & laiffez attacher : mettez au milieu un pain farci d'un hachis de carpes ou autres poiffons : *ce potage eft affez agréable au goût.*

7° *Poudre de moufferons* : prenez une demi-livre de champignons , autant de morilles & de truffes , une livre de moufferons ; épluchez bien le tout , & faites fécher au foleil , ou au four , à une chaleur mo- dérée : pilez le tout & le paffez au tamis ; tenez cette poudre bien clofe , pour vous en fervir au befoin :

elle donne un relief singulier aux ragoûts où on l'emploie.

La quatre-vingt-troisieme espece de plante qu'on emploie dans les cuisines, est la moutarde de sénevé, *sinapis nigra. Linn.* La graine de cette plante étant préparée s'emploie comme aliment avec la plupart des viandes, avec le poisson & les légumes : le cochon demande plus particuliérement cet accompagnement, de quelque façon qu'on le mange ; le boudin, les saucisses, les andouilles & les pieds ne seroient pas supportables sans moutarde ; on la mange aussi avec le bœuf bouilli ; mêlée avec de l'huile & quelques fines herbes, elle fait à la volaille froide un assaisonnement appétissant, qu'on appelle remolade ; elle plaît aussi en salade avec le céleri ; on en fait avec l'oignon roussi une sauce fort usitée, sous différentes viandes rôties, & c'est ce qu'on nomme la *sauce à Robert* ; on la mêle dans l'assaisonnement des navets, des truffes, des choux, des salsifis ; elle s'allie encore fort facilemens avec différens poissons : enfin, quoique son goût piquant déplaise à quelques personnes, on peut dire qu'elles sont en petit nombre, & qu'elle est utile & presqu'indispensable, outre l'avantage pour la santé, pour cuire les alimens : elle n'a d'ailleurs aucune qualité nuisible.

Nous allons actuellement rapporter la méthode qu'on emploie pour préparer la moutarde, afin de la conserver toute l'année : vous prenez deux onces de semences de moutarde en poudre, & une demi-once de canelle commune aussi en poudre ; vous faites une masse avec de la fleur de farine, & une suffisante quantité de vinaigre & de miel, dont vous ferez de petites boules, que vous laisserez sécher au soleil ou dans un four, lorsque le pain en aura été retiré ; pour vous en servir, détrempez une ou deux de ces petites boules avec du vin ou du vinaigre, ce sera une fort bonne moutarde ; ou bien :

On prend du moût à volonté, on le fait évaporer sur le feu, jusqu'à ce qu'il soit reduit au tiers ;
on y délaie ensuite de la semence pilée de moutarde,
& on met dans ce mélange un fer rouge, pour lui
donner de la consistance.

Nous placerons dans le quatre-vingt-quatrieme rang
des plantes potageres le navet : *brassica napus. Linn.*
On fait avec la navette, qui est la graine de cette
plante, une huile, qu'on pourroit employer dans la
cuisine. Linnæus dit que les pauvres mangent ses feuilles cuites comme des choux ; le navet cultivé n'est
qu'une variété à grosses racines : il y en a de noires
& de blanches. Leurs racines qu'on nomme pareillement navets, sont très-employées dans la cuisine pour
des potages & des ragoûts : on les mange en gras &
en maigre ; on s'en sert avec la viande de toute espece ; mais particuliérement avec le mouton & le
canard : on les appréte à la sauce blanche & à la
moutarde ; on les frit en pâte dans certains pays : ils
sont susceptibles de toutes sortes d'accommodements,
& c'est un manger sain , quoiqu'on l'accuse d'être un
peu venteux. Le turneps est une espece de navet
d'Angleterre, dont on fait une grande consommation
pour les domestiques & les journaliers.

Tous les Médecins s'accordent à dire que le navet
bien cuit est un aliment adoucissant , facile à digérer ,
& assez savoureux ; son jus relâche, calme les irritations internes , & est principalement salutaire aux
gens maigres , échauffés, d'un tempérament sec , sujets à la toux , à des douleurs d'entrailles : nous allons
rapporter trois façons différentes de préparer les na-
vers pour alimens.

La premiere préparation est le *potage aux navets
en gras* : ratissez & coupez en dés, ou en long, des navets , farinez-les & les faites frire au sain-doux de
belle couleur ; égouttez - les , mettez-les dans une
marmite , mouillez-les de bon bouillon , & faites cuire,

mitonnez auffi des croûtes de bon bouillon ; garniffez votre potage de navets cuits à part, & mettez le jus qu'ils auront rendu fur le tout, avec le jus de veau : fi vous voulez fervir le potage lié, fervez-vous d'un coulis clair de veau & jambon, avec lequel vous lierez leur bouillon : *les navets ainfi préparés font affez fains, quoiqu'un peu venteux.*

La feconde préparation eft le *potage aux navets en maigre* : apprêtez vos navets comme il vient d'être dit, & faites-les frire au beurre affiné, après les avoir farinés ; quand ils auront belle couleur, faites-les égoutter, & les mettez cuire enfuite dans une marmite, avec du bouillon de poiffon ; mitonnez pareillement des croûtes de bouillon de poiffon, & vous arrangerez enfuite vos navets fur le potage ; jettez le bouillon par-deffus, & fervez ce potage chaudement : *cette préparation n'eft pas moins bonne que la précédente.*

La troifieme préparation eft le *ragoût de navets* : coupez-les proprement, faites-leur faire un bouillon dans l'eau, mettez-les cuire enfuite avec du bouillon, du coulis & un bouquet de fines herbes ; quand ils font cuits & affaifonnés de bon goût, dégraiffez le ragoût ; on le fert avec des viandes cuites à la braife : fi l'on veut une façon plus fimple, quand la viande eft à moitié cuite, on y met des navets, pour faire cuire le tout enfemble, & quand on a affaifonné de bon goût on dégraiffe le ragoût avant de le fervir.

85.° On peut manger les tubercules du nénuphar, *nymphæa*, de même que fes graines.

La quatre-vingt-fixieme plante alimentaire eft l'oignon : *allium cepa. Linn.* Chacun connoît les ufages de cette plante pour la vie, & fes propriétés font telles, qu'il n'y a prefqu'aucun mets où il n'en entre au moins le fuc, quoiqu'il y ait des perfonnes qui le craignent ; fon goût étant adouci avec les viandes ou légumes, eft fupportable à fes plus grands ennemis,

& conftamment il fe trouve peu de bonne fauce fans
le mélange de l'oignon ; il entre dans tous les fucs de
viande , il fert dans les foupes, donne bon goût au
bouillon , fe mêle dans les falades vertes, fe mange
auffi en falade, cuit à la braife, feul, ou avec la betterave, les câpres & les cornichons; dans beaucoup
de pays on l'aime fi fort qu'on le mange cru
comme une pomme; il n'eft point de légume enfin dont on faffe une auffi grande confommation.

En général l'oignon eft un affaifonnement fain,
ftomachique & peu nourriffant, très-apéritif, fudo-
rifique, propre à corriger certains vices des humeurs,
& fur-tout les vices dartreux , fcorbutiques & fcro-
phuleux; mais les perfonnes qui font très-fenfibles
n'en peuvent pas manger beaucoup, & celles qui ont
l'eftomac foible n'en doivent prendre que le fuc: quoiqu'on prépare différens mets avec les oignons, nous
nous contenterons feulement d'en rapporter de fix
fortes.

1° *Les oignons à l'étuvé :* vous faites un roux de
belle couleur avec du beurre & farine ; vous mouillez avec une chopine de vin rouge, un peu de bouillon maigre ; vous y mettez huit gros oignons cuits
un quart-d'heure à l'eau , avec un bouquet de perfil,
ciboules, une gouffe d'ail, trois clous de girofle, une
feuille de laurier , thym , bafilic.

Si vous avez des culs d'artichauts , après les avoir
fait cuire un quart-d'heure dans l'eau, vous les mettez dedans, avec des œufs de carpes, fel, gros poivre ;
vous faites cuire, vous fervez à courte fauce, garnie
de croûtons paffés au beurre , carpes entieres , anchois hachés : *ce mets ne convient qu'à des eftomacs
forts & robuftes , il occafionne fouvent des rots.*

2° *Sauce aux oignons :* prenez du jus de veau, mettez-le dans une cafferole, avec deux oignons coupés
en tranches, fel & poivre ; laiffez mitonner à petit
feu ; paffez enfuite cette fauce à l'étamine ; mettez-

la dans une sauciere & servez chaudement : *cette sauce est assez saine.*

3° *Ragoûts d'oignons :* faites cuire des oignons sous la cendre chaude , pelez-les , mettez-les dans une casserole , & les mouillez d'un coulis clair de veau & de jambon ; quand ils ont mitonné quelque tems , liez ce ragoût d'un peu de coulis un peu plus nourri ; on peut , en servant , y mettre un peu de moutarde , surtout lorsqu'on sert ce ragoût pour toute sorte d'entrées aux oignons : *cette préparation a le défaut de toutes les préparations aux oignons, elle est un peu lourde sur l'estomac.*

4° *Potage d'oignons en gras :* mettez dans une marmite , deux ou trois tranches de bœuf un peu épaisses, faites cuire sur un fourneau : étant attachées , mouillez-les d'un bouillon de mitonnage , retirez-les ensuite , liez-les en paquet , remettez-les dans la même marmite , avec champignons entiers , deux navets , un paquet de carottes & de navets , un bouquet ; faites cuire le tout ensemble : pelez de petits oignons blancs d'égale grosseur , faites-les blanchir à l'eau bouillante , faites-les cuire ensuite à part , dans une petite marmite , avec du bouillon de mitonnage , ajoutez-y une tranche de jambon , avec aussi du bouillon de mitonnage , & un bouquet où il y ait un peu de basilic ; quand ils sont cuits , mitonnez des croûtes avec du bouillon de la grande marmite , & les arrosez de bouillon d'oignons ; faites ensuite un cordon d'oignons autour du plat , & servez chaudement : *cet aliment est assez agréable au goût, & passablement sain , mais un peu lourd sur l'estomac.*

5° *Potage de santé aux oignons :* prenez un chapon ou poularde , ou poulet , ou même un jarret de veau , lavez-les à l'eau tiede , & mettez-les à l'eau froide ; essuyez-les bien , couvrez-les d'une barde de lard , ficelez & mettez cuire dans une marmite avec de bon bouillon ; pelez des oignons blancs ce qu'il en faudra
dra

dra pour faire le cordon du potage, faites-les blanchir & les retirez ensuite : faites cuire dans une marmite à part , avec du bouillon ; mitonnez aussi les croûtes de bon bouillon, tirez votre chapon, ôtez la barde, dressez-le sur le potage, garnissez d'oignons, passez du bouillon dans un tamis, jettez sur le potage avec un jus de veau.

6° *Potage d'oignons en maigre de trois façons* , 1° *au blanc* : pelez deux ou trois douzaines d'oignons , d'une grosseur moyenne, faites-les blanchir à l'eau bouillante, tirez-les ensuite & les mettez cuire dans une marmite avec du bouillon de santé ; faites un coulis blanc, avec deux onces d'huile d'amandes douces, pelées & pilées dans un mortier, les arrosant d'un peu de lait, ajoutez-y trois ou quatre jaunes d'œufs durs, un peu de mie de pain trempée dans du bouillon, le tout bien pelé & passé à l'étamine , avec quelques cuillerées de bouillon de santé ; conservez ce coulis chaud, mitonnez des croûtes du bouillon où on cuit les oignons ; garnissez le plat d'un cordon d'oignons , mettez un peu de pain dans le milieu , jettez ce coulis blanc par-dessus, & servez chaudement.

2° *Au roux* : pelez quelques douzaines d'oignons d'égale grosseur, farinez-les & les faites frire dans du beurre affiné ; quand ils sont frits & bien colorés, emportez-les, & les mouillez de bouillon de poisson ; mitonnez de croûtes du même bouillon, mettez un petit pain au milieu, garnissez d'un cordon d'oignons, & jettez sur le tout le bouillon d'oignons.

3° *Par tranches* : coupez par tranches une douzaine d'oignons, passez-les au beurre roux, poudrez-les d'un peu de farine , mouillez d'une purée claire , ou simplement d'eau , assaisonnez de sel & de poivre, faites bouillir une bonne demi-heure, & ajoutez une *pointe* de vinaigre ; mitonnez des croûtes du même bouillon , & jettez ensuite le bouillon & les oignons par-dessus.

Tome I.   S

Nous placerons au quatre-vingt-septieme rang l'orchide : *orchis bifolia. Linn.* Les racines de cette plante féchées, réduites en poudre, délayées dans de l'eau ou du lait, avec du fucre, font une bonne nourriture d'ufage en Turquie, fous le nom de falep ou falop ; on n'en donne ici qu'aux malades, fpécialement à ceux qui font attaqués de confomption : nous en parlerons plus au long dans la fuite.

La quatre-vingt-huitieme plante, qu'on pourroit placer parmi les potageres, eft l'origan : *origanum fylveftre. Linn.* Les habitans du nord s'en fervent dans leurs fauces au lieu de marjolaine, & font ufage de fes feuilles rôties en guife de thé.

La quatre-vingt-neuvieme efpece eft l'orme : *ulmus campeftris. Linn.* Les écoliers mangent les paquets de fruits verts de cet arbriffeau en falade ; c'eft un ragoût de fantaifie : Ruel dit que fes jeunes pouffes fe mangent de même.

La quatre-vingt-dixieme eft l'orobanche : *erobanche major. Linn.* On mange les poffues de cette plante comme les afperges.

La quatre-vingt-onzieme eft l'oronge : *fungus georgii. Linn.* efpece de champignon qui fe cuit fur le gril, & qui entre dans plufieurs ragoûts. Voyez ci-deffus *champignons.*

La quatre-vingt-douzieme eft l'ortie blanche : *lamium album. Linn.* on en mange les feuilles cuites dans quelques pays.

L'ortie grieche : *urtica urens. Linn.* mérite encore d'occuper un rang parmi les plantes alimentaires ; ce fera la quatre-vingt-troifieme de notre lifte : on peut l'employer au lieu de chou dans les potages, & quand elle eft jeune, elle peut fe manger en guife d'épinards.

94° L'orvale, *falvia fclarea. Linn.* Ray rapporte que les Anglois font des gâteaux avec les feuilles d'orvale, des œufs, de la crême, & un peu de farine;

on les frit dans la poële : ces gâteaux font agréables, on les fert au deffert.

La quatre-vingt-quinzieme plante potagere eft l'o-feille, *rumex acetofa. Linn.* C'eft une plante fort faine & affez nourriffante, fon acide la rend rachaîchiffante, & propre à corriger les vices des humeurs qui tendent à la putridité ; principalement les affections fcorbutiques, dartreufes, éryfipélateufes : elle eft ftomachique, légerement apéritive, & laxative : fon ufage convient aux perfonnes fujetes aux hémorrhagies, aux embarras, aux engorgemens du foie, aux mauvaifes digeftions, à la conftipation : on fait entrer fes feuilles dans les farces & les potages : au défaut de feuilles d'ofeille ronde, les Lappons font cuire les feuilles d'ofeille longue, dont il s'agit ici, dans du lait : on fait auffi avec l'ofeille longue une farce, qui fe mange fous les œufs, fous les fricandeaux & fous différens poiffons ; on s'en fert encore pour colorer les purées, & pour plufieurs autres ufages : fon goût aigrelet réveille l'appétit, & plaît affez généralement ; il ne contribue pas peu à rendre les viandes plus agréables : on fe fert à la Cayenne des feuilles d'une efpece d'ofeille qui y croît & qu'on nomme *ofeille de Guinée*, au défaut de l'ofeille ordinaire : on en fait auffi dans ce pays une boiffon agréable & des confitures.

Nous allons rapporter ici trois manieres de préparer l'ofeille : on nomme la premiere préparation *ofeille confite* : vous prenez de l'ofeille, cerfeuil, poirée, bonne-dame, pourpier, perfil, ciboules, vous mettez de ces herbes à proportion de leurs forces ; après les avoir épluchées & lavées, vous les faites égoutter : vous mettez un bon morceau de beurre dans un grand chauderon, vos herbes par-deffus, & autant de fel qu'il en faudra pour les bien faler : vous les faites cuire à petit feu, jufqu'à ce qu'il ne refte point d'eau ; étant refroidies, vous les mettez dans des pots bien nets : moins on en confommera, plus les pots doivent être petits, parce que quand ils font entamés, les herbes ne fe confervent tout au plus que trois femaines : lorf-qu'elles font dans les pots, faites fondre du beurre, & lorfqu'il eft tiede, couvrez-en vos herbes : lorfque le beurre eft froid, couvrez vos pots : mettez-les dans un endroit fec, ni trop chaud ni trop froid, pour vous en fervir au befoin, foit pour la foupe, foit pour des farces.

La feconde préparation eft la *farce à l'ofeille* : on fert de cette farce fous les œufs ; on s'en fert pour farcir les poiffons, on en fait quelquefois un plat par-ticulier : pour le faire, il faut hacher de l'ofeille bien épluchée, lavée & égouttée : on la met dans une caf-ferole, avec de bon beurre frais, fel & poivre, perfil, ciboules & cerfeuil, un peu de mufcade : on laiffe mi-tonner, & pour adoucir & lui ôter cet acide, qui lui eft propre, on peut y mettre fur la fin un peu de crême.

La troifieme préparation eft le *ragoût d'ofeille en gras* : épluchez vos ofeilles, lavez, faites cuire à l'eau bouillante ; faites égoutter enfuite comme les épinard, mettez-les dans une cafferole, mouillez de coulis clair de veau & jambon, avec fel & poivre ; faites miton-ner à petit feu : le ragoût mitonné, mettez-y un peu d'effence de jambon, & vous en fervez pour toutes les entrées à l'ofeille.

Une plante qui mérite une place très-diftinguée parmi les plantes potageres, c'eft le panais, *paftinaca fativa. Linn.* elle occupe, fuivant notre plan alpha-bétique, le quatre-vingt-feizieme rang dans cette énu-mération : on emploie fa racine pour les foupes & pour les jus ; mais il n'eft pas ordinaire de la manger fri-caffée, ni en ragoût avec les viandes : fon goût douce-âtre plaît bien à quelques-uns, mais non pas au grand nombre ; on prendra garde qu'il y a une ef-pece de nerf dans le cœur de cette racine, qu'il faut ôter en la coupant, d'autant que ce nerf eft défagréable à ceux qui veulent manger de la racine : cette racine eft légérement apéritive, fondante & déterfive ; on la peut faire entrer dans tels mets que l'on fouhaite, elle ne le rendra pas plus mal-fain ; mais il n'y a que les perfonnes qui ont un bon eftomac qui puiffent manger une certaine quantité de panais : le vinaigre aiguife un peu le goût douceâtre de ces racines.

97° La racine du panicaut, *eryngium campeftre. Linn.* fe confit au fucre , comme celle du panicaut de mer.

98° Les racines de pafferage , *lepidium latifolium. Linn.* tenoient autrefois lieu de celles du cran dans les ragoûts : fi on mange fes feuilles à jeun, elles excitent l'appétit. Simon Pauli dit qu'en Danemarck les Cuifiniers mêlent avec le vinaigre le fuc qu'on a exprimé de la pafferage , pour en faire des fauces aux viandes rôties.

99° La pomme de terre , *folanum tuberofum. Linn.* eft actuellement trop renommée pour n'en pas parler ici : voyez ce que nous en avons dit dans la premiere *fection fur le pain.* On mange les tubercules de fa racine , à l'eau, ou même mieux, cuits fous la cendre enfuite fricaffés de diverfes manieres. Les Américains, après les avoir fait cuire, les détrempent dans l'eau, & en tirent une fort bonne boiffon : les meilleures manieres pour les apprêter, font de les couper cuits, par tranches minces , & de les faire frire au beurre ou à l'huile , après les avoir faupoudrés légérement, ou bien de les faire cuire dans l'eau, de les couper enfuite par tranches, & de les fricaffer au beurre avec l'oignon , ou enfin , & c'eft la méthode qu'on doit préférer , de les hacher après qu'ils font cuits , & d'en faire une pâte avec la mie de pain, quelques jaunes d'œufs, & des herbes fines , dont on fait des boulettes, qu'on met rouffir au beurre dans la cafferole ; on apprête encore les tubercules à la fauce blanche, on les fait auffi cuire au vin. A Stockholm, on tire de l'eau-de-vie de ces racines. Nous avons affilé chez feu M. le Préfident Logier, ancien Ambaffadeur du Roi en Danemarck, à un repas fort fplendide, où les plats des mets de chaque fervice s'y trouvoient préparés tous avec des pommes de terre.

La centieme plante, qu'on peut placer parmi les potageres, eft la patience-violon, *rumex pulcher. Linn.* On fe fert de cette plante dans nos provinces méridionales, en guife d'ofeille : quelques - uns mangent auffi dans leur potage, les feuilles d'une efpece de patience, qu'on nomme *fang de dragon.*

Le peigne de Venus, *fcandix pecten. Linn.* eft la cent-unieme plante dont nous ferons mention ici ; quelques perfonnes la mangent tendre & crue en falade, ou cuite avec du beurre & de l'huile.

102° La percepierre, *crithmum maritimum. Linn.* ne s'emploie guere que pour les falades d'hiver, où on la mêle avec les anchois, la betterave, les câpres, les cornichons confits au vinaigre ; elle excite l'appétit & flatte le goût : la maniere de la confire eft la même que celle des cornichons, avec lefquels on la mêle ordinairement.

Le perfil, *apium petrofelinum. Linn.* fuit immédiatement la percepierre, c'eft la cent-troifieme : il eft d'un grand ufage dans la cuifine, pour relever le goût des viandes, du poiffon, des œufs & de la plupart des légumes ; fa racine fert auffi dans plufieurs ragoûts, & donne un fort bon goût à la foupe ; il paffe pour affaifonnement légérement apéritif, échauffant & ftomachique, qui donne plus de faveur aux mets où il entre, & les rend plus fains.

La cent quatrieme eft la picride épineufe, *picris echioides. Linn.* Ses feuilles peuvent fe manger cuites, comme celles des afperges.

105° La pimprenelle, *poterium fanguiforba. Linn.* eft la fourniture des falades champêtres ; la culture l'a rendue plus agréable.

Nous placerons au cent-fixieme rang le piffenlit,

leontodon taraxacum. Linn. On mange au printemps ſes feuilles en ſalade ; & au cent-ſeptieme le poireau, *allium porrum. Linn.* On l'emploie uniquement dans les ſoupes, & même très-communément ; on en mêle auſſi dans les purées de pois & les étuvés : cette der-niere plante paſſe pour un aſſaiſonnement qui a les qualités de l'ail, mais à un léger degré, ſans en avoir le déſagréable ; elle échauffe un peu, favoriſe l'écoul-lement des urines, corrige, dépure les humeurs, prévient leur putridité ou y remédie.

La cent-huitieme plante, dont nous parlerons, eſt la poirée : *beta vulgaris. Linn.* Elle s'emploie parmi les alimens, où on la mêle avec l'oſeille pour adoucir, ſoit pour les ſoupes, ſoit pour les farces : elle eſt douce & fort ſalutaire.

La cent-neuvieme eſt la porcelle : *hypochæris ma-culata. Linn.* Linnæus rapporte que les payſans de l'iſle de Smoland ramaſſent les feuilles de cette plante, lorſqu'on fait les foins, & les mangent cuites comme des choux.

La cent-dixieme eſt le pourpier, *portulaca oleracea. Linn.* Cette plante, quand elle eſt jeune, entre dans les ſalades ; plus avancée, on en met dans les pota-ges, & on la mange cuite ſous la viande, ou même ſeule en gras ou en maigre ; quand elle eſt prête à fleurir, on confit ſes tiges au vinaigre, pour ſervir dans les ſalades comme les cornichons. La culture nous a fait gagner le pourpier doré. Dans beaucoup de pays on apprête le pourpier à la crême, mais ce mets n'eſt pas connu à Paris : il faut pour cela que ſes tiges ſoient de la groſſeur de deux plumes, unies & droites, ſans branches collatérales. On emploie auſſi les feuilles du pourpier noir, qui eſt l'arroche en ar-briſſeau, parmi les alimens ; on les confit dans la ſaumure, pour les manger en ſalade.

Cette plante eſt plutôt un aſſaiſonnement qu'un aliment, elle paſſe pour rafraîchiſſante, vermifuge, adouciſſante ; mais il n'en faut pas uſer habituellement, ni en manger une quantité trop conſidérable, parce qu'elle ſe digere difficilement, & fournit des ſucs trop viſqueux.

On prépare le pourpier de différentes manieres ; d'abord on le confit : on choiſit le plus petit, ſur l'arriere-ſaiſon, & celui qui eſt doré ; on le coupe à petits morceaux, que l'on ſaupoudre avec beaucoup de ſel & de clous de girofle groſſiérement concaſſés ; on le met enſuite dans un pot de terre plombé, faiſant une couche de ſel, puis une de pourpier ; le premier & le dernier lit doivent être de ſel : on remplit enfin le pot de bon vinaigre, & on le tient bien bouché ; lorſqu'on veut en tirer pour manger, on ſe ſert d'une cuiller de bois, & on prend garde de tremper le bois dans le vinaigre.

On frit *le pourpier :* pour cet effet, on le prend dans ſon entier, on le lave & on le trempe dans une pâte faite avec œufs battus, farine, ſel, poivre & vinaigre ; on fait frire à petit feu ; on ſert, garni de perſil frit : ou bien on trempe le pourpier dans l'œuf battu ſimplement avec un peu de ſel ; on le fait frire, & on le glace enſuite avec du ſucre & la pelle rouge.

Lorſqu'on veut faire un ragoût de pourpier, on prend des côtes de cette plante, de la longueur du doigt, bien épluchées ; on les fait cuire à demi dans une eau blanche ; on les égoutte, & on les paſſe avec du coulis clair de veau & de jambon ; on fait mitonner à petit feu : on fait réduire ; on y met enſuite un peu de beurre manié de farine, on donne au ragoût une pointe de vinaigre, on le ſert avec toute ſorte d'entrées, avec fricandeaux de veau, poulet, cuiſſes de dindon, pigeons, mouton & autres.

111° La pulmonaire, *pulmonaria officinalis,* pourroit auſſi obtenir une place parmi les plantes potageres. Ray dit que les Anglois en mangent les feuilles cuites dans les potages, les farces, & qu'ils les ap-

pellent fauce de Jerufalem , de Bethléem. Jean Bauhin rapporte que cette plante peut fe placer parmi les
légumes , & que les femmes en mettent les feuilles
dans les bouillons & les omeletes.

La cent-douzieme eft le raifort, le radix, *raphanus
fativus.* Cette racine n'eft bonne à être mangée que
crue , avec le fel ; c'eft un légume dont tout le monde
généralement parlant eft empreffé, fur-tout au printems, & dont il fe fait une confommation immenfe tant
à Paris que dans les provinces ; quoique cette racine
foit ftomachique , apéritive , antifcorbutique , elle ne
convient néanmoins qu'aux bons eftomacs , & à ceux
qui la mâchent bien ; elle a les mêmes propriétés
que la racine de rave : *braffica napa. Linn.* Cette derniere eft la cent-douzieme plante , elle fe fert parmi
les alimens.

Il faut en choifir les racines tendres, bien nourries , & d'un bon goût , qu'elles aient peu de feuilles ,
& que le navet en foit long : les payfans d'Auvergne
& du Limoufin les mangent cuites fous la cendre :
nous nous en fervons quelquefois fur la foupe , à laquelle elle communique un très-bon goût.

113° Nous parlerons auffi ici de la raiponce, *campanula rapunculus. Linn.* On en mange les feuilles &
les racines avant qu'elles ne pouffent en tiges : c'eft
une falade d'hiver ; on la mêle le plus fouvent avec la
doucette ou la mâche

114° On dit que dans la Pouille les payfans mettent les feuilles de rapette , *afperugo procumbens. Linn.*
dans la foupe.

115° Il y a des pays où l'on mêle les feuilles de re-
noncule douce des prés, dans la falade & autres alimens.

La cent-feizieme eft la roquette, *fifymbrium tenui-
folium. Linn.* Dans nos provinces méridionales on
fe fert des feuilles de cette plante en guife de fournitures pour les falades : on choifit les plus tendres
& l'extrémité des tiges , qu'on hache avec les autres
fournitures,

117° On ne fait en France aucun ufage de la rhue, *rhuta graveolens. Linn.* parmi les alimens ; mais en Italie on mange les jeunes pouffes en falade, & même fans aucun affaifonnement : elle n'y a point l'âcreté & la mauvaife odeur qu'elle a ici.

118° Le falfifis d'Efpagne, *fcorfonera Hifpanica. Linn.* mérite encore une place parmi nos alimens : fa racine fe fert en maigre, depuis la Touffaint jufqu'à Pâques ; mais c'eft principalement dans le Carême qu'on en fait ufage: on l'affaifonne à la fauce blanche, ou on la frit avec une pâte comme les artichauts ; les bons Cuifiniers l'accommodent encore de plufieurs autres façons, & lui donnent différentes formes : on en fait auffi des entremets en gras, qui font fort eftimés.

La cent dix-neuvieme eft le falfifis commun, *tragopogon porrifolium. Linn.* Sa racine fert très-utilement pendant le carême, & fournit un aliment fort fain ; on la mange apprêtée de la même façon que la fcorfonere, qui eft l'efpece précédente.

120° Le principal mérite de la fariette, *fatureia hortenfis. Linn.* dans la cuifine, eft de relever le goût des feves de marais, avec lefquelles elle s'allie fort bien ; elle entre auffi quelquefois dans certaines fauces, qui demandent les herbes fortes : les Allemands la mettent dans leurs choux confits, qu'ils appellent *faud-kraudt*; ils prétendent qu'elle fert à conferver les choux plus long-temps.

La fauge, *falvia officinalis. Linn.* ne jouit pas en France de la même réputation qu'à la Chine, quoique nous la placions ici dans le cent-vingt-unieme rang des plantes alimentaires; les habitans de cet Empire aiment tant cette plante, qu'ils s'étonnent comment les Européens viennent chercher le thé dans leur pays, pendant qu'ils ont chez eux une plante excellente, & qui réellement lui eft préférable; ils donnent trois caiffes de thé vert en échange pour une caiffe de fauge : ils la prennent en infufion théiforme.

122° On mange en Normandie les jeunes pousses du sceau de notre-dame : *tamus communis. Linn.* & à Constantinople, celle du sceau de Salomon, *convallaria polygonatum. Linn.* aussi est-ce la cent vingt-troisieme plante dont nous parlons.

124° Le serpolet, *thymus serpillum. Linn.* fait, à ce qu'on dit, cailler le lait.

125° Les boutons de fleurs de souci d'eau , *caltha palustris. Linn.* peuvent s'employer en guise de câpres , suivant Linnæus.

126° Autrefois on employoit le fruit de sumach , *rhus coriaria. Linn.* dans les cuisines pour assaisonner les viandes : cela se pratique même encore chez les Turcs.

127° Les Suédois font entrer les feuilles du tanaisie , *tanacetum vulgare. Linn.* dans leurs ragoûts, comme un assaisonnement , ainsi que le rapporte Linnæus : dans quelques pays on fait , vers le temps de Pâques , des gâteaux dans lesquels on fait entrer les sucs & les jeunes feuilles de cette plante ; on s'en sert , disent les continuateurs de la matiere médicale de Geoffroy , pour fortifier l'estomac , & dissiper les vents , que les alimens de Carême engendrent ordinairement.

128° On emploie le thym , *thymus vulgaris. Linn.* en alimens avec les autres herbes fines , pour relever la saveur des viandes & du poisson, sur-tout des courts-bouillons : il n'a d'autre utilité.

La cent vingt-neuvieme plante est le topinambour , *helianthemus tuberosus. Linn.* Sa racine se mange à la sauce blanche , après avoir été cuite dans l'eau ; d'autres la fricassent au beurre avec l'oignon : son goût approche assez de l'artichaut , ou du salsifis ; mais elle est molasse & pâteuse : elle se conserve l'hiver jusqu'à Pâques.

La cent trentieme plante est le tournesol : *corona solis vulgaris. Linn.* Les jets & les jeunes tiges de cette plante bouillis dans de l'eau , & cuits ensuite dans du vin, avec du beurre, du sel & du maïs, fourniffent une nourriture très-délicate : on les prépare comme les afperges.

131° Les enfans de la Suede mangent avidement les fleurs du trefle des *prés*, à fleurs rouges.

132° En Suede on mange le triquemadame : *fedum rupeftre. Linn.* Quelques perfonnes de Paris en mettent dans leurs falades.

133° On mange encore dans les falades les feuilles de triqueblanche : *fedum album. Linn.*

La derniere, qui eft la cent trente-quatrieme plante, que nous placerons dans le rang des plantes potageres, eft la truffe : *lycoperdon tuber. Linn.* On mange les truffes cuites, feules ou dans les ragoûts, &c. Le terfez eft une truffe d'Afrique, qu'on fait cuire fous les cendres ou bouillir dans l'eau ; on en fait auffi de la bouillie : elle eft fort nourriffante, fon goût approche de celui de la chair ; quant aux propriétés médicinales des truffes, lorfqu'elles font fermes, faines, avec parfum, & tirées de la terre depuis peu de tems, elles fourniffent un affaifonnement ftomachique, un peu échauffant, & qui favorife la digeftion ; mais fi on en mange beaucoup, elles forment un aliment de difficile digeftion, qui ne donne que des fucs groffiers & âcres, dont l'ufage habituel eft nuifible. Les truffes en affaifonnement conviennent même aux perfonnes délicates, & dont l'eftomac eft foible ; mais il ne faut pas s'en permettre un ufage fréquent, ni en prendre en auffi grande quantité que des alimens ordinaires.

Nous allons rapporter ici les différentes manieres de les préparer ; ces préparations, font, 1° des *truffes à la braife* : on les lave & on les nétoie bien ; on les effuie, on met des bardes de lard fur du papier, bien affaifonnées, on y met les truffes, on affaifonne deffus comme deffous, on couvre de tranches de jambon & de bardes de lard ; on plie le tout en plufieurs papiers, on met cuire fous la cendre, avec un peu de feu deffus, on les dreffe enfuite chaudement, fur une ferviete bien pliée : on les sert aussi cuites sous la cendre , sans apprêt.

2° Le *ragoût de truffes en gras* : on pele des truffes , on les coupe par tranches , on les passe avec du beurre le plus fin , on mouille de bouillon , & ensuite d'un blond de veau ; on assaisonne , on dégraisse , & on sert pour entremets.

3° Le *ragoût de truffes en maigre* : on apprête de même , on mouille de bouillon de poisson , on fait mitonner avec bouquet , sel & gros poivre ; on lie d'un coulis d'écrevisses & on sert.

4° Les *truffes à la Périgord* : on les nétoie , on les met cuire avec sel & une bouteille de vin de Champagne , pendant un quart-d'heure , & on sert.

5° Les *truffes à la Lyonnoise* : pelez & coupez en tranches des truffes & champignons, passez avec beurre, bouquet de persil , ail , trois clous , thym , laurier, basilic : mouillez d'un verre de vin de Champagne , coulis , sel & gros poivre ; faites cuire à petit feu , servez garni de croûtons frits.

6° Le *potage aux truffes* : pelez-les & les coupez par tranches , mettez dans une marmite , avec jus de veau , faites cuire à petit feu ; étant cuites mettez-y un coulis clair de perdrix , mitonnez de croûtes , mettez au milieu un pain de profiteroles farci ; jettez le ragoût par-dessus & servez chaudement.

7° Le *potage de croûtes aux truffes* : faites cuire des truffes comme dessus , liez d'un coulis clair de veau & jambon , mitonnez des croûtes de jus de veau , faites un cordon de tranches de truffes , jettez dessus le ragoût & le jus.

8° Le *pain aux truffes* : ayez un pain farci & frit , pelez & coupez des truffes par tranches , faites cuire à petit feu , avec du jus de veau , liez d'un coulis de veau & jambon , faites-y mitonner le pain , dressez-le ensuite & jettez le ragoût dessus.

9° Les *truffes au court-bouillon* : nétoyez-les & les mettez dans une marmite , avec sel , poivre, oignons

piqués de clous, laurier, ciboules & vin blanc ; faites
cuire, essuyez & les dressez sur une serviete pliée.

10° Les *truffes vertes à l'Italienne* : nétoyez-les & les
coupez en tranches, passez avec beurre, huile, perfil & ciboules hachées, avec un verre ou deux de vin
blanc, sel & poivre concassé ; faites cuire un quart
d'heure, en dégraissant l'huile, finissez à courte sauce.

11° Les *truffes au jambon* : pelez des truffes, mettez-les cuire dans une casserole avec du jus de veau ;
faites un saingaraz, liez-le d'un coulis de veau & de
jambon, dressez les truffes, & par-dessus votre saingaraz.

12° Les *truffes en surprise* : prenez six truffes des plus
belles ; étant nétoyées, vuidez-les sans intéresser la
peau, faites cuire avec croûtes, ris de veau, six pigeons à la cuiller ; mettez chaque pigeon dans une
truffe avec du ragoût ; couvrez la truffe du morceau,
dorez, servez avec une essence claire & jus de citron.

13° Les *truffes au vin de Champagne* : pelez de grosses
truffes, faites une braise, mettez-les-y mouillées de
vin de Champagne, & faites cuire à très-petit feu :
écumez, mouillez de coulis ; & faites réduire aux deux
tiers : retirez & les servez avec une sauce au vin de
Champagne, où vous les laissez un peu mitonner &
dégraisser avant de servir.

14° *Truffes en serviete* : nétoyez de grosses truffes
à l'eau tiede, faites-les cuire avec bouillon, vin blanc,
bouquet, clous, racines, oignons, sel & poivre ; étant
cuites servez dans une serviete.

Pour conserver les truffes bien saines, tant qu'on le
veut, il ne s'agit que de les mettre dans du vinaigre ;
il ne faut ni les peler ni les couper pour les y mettre,
mais seulement les laver auparavant avec de l'eau &
du vin ; cependant elles seroient trop âpres pour qu'on
pût les manger au sortir du vinaigre ; aussi les met-on
tremper dans de l'eau, pendant douze ou quinze heures, puis on les fait cuire dans du beurre, avec des
épices ou autrement.

SECTION II.

Des plantes légumineuses.

Les plantes légumineuses dont nous faisons usage en Europe comme alimens, ne font pas en grand nombre: la premiere dont nous ferons mention, en suivant l'ordre alphabétique que nous nous sommes prescrit, est l'arbre aux pois: *caragona Sibirica, Roy Lugdb.* Nous en avons déjà parlé lorsque nous avons indiqué les différentes substances qui peuvent remplacer le bled dans les années de disete. Les Tartares Tanguses, & les habitans de la Sibérie septentrionale, recherchent beaucoup les fruits de cet arbre; ce sont presque les seuls légumes dont ils se servent pour la nourriture. Selon M. Strahlamberg, les fruits de l'arbre aux pois forment un aliment assez bon & très-nourrissant, quand, passés par l'eau bouillante, pour leur ôter une certaine âcreté, ils sont cuits & apprêtés comme les feves ordinaires & les pois de marais: ne devroit-on pas multiplier en France un arbre aussi intéressant?

La seconde plante qu'on peut mettre au rang des légumineuses, est le baguenaudier: *colutea arborescens. Linn.* Quelques personnes mangent comme des petits pois les graines qui se trouvent dans les baguenaudes.

La troisieme est l'ers: *ervum ervilia. Linn.* On employoit autrefois l'ers aux mêmes usages que les lentilles: cette plante est aujourd'hui de peu d'usage.

La quatrieme est la feve de marais: *vicia faba. Linn.* Les feves forment un aliment nourrissant, plus aisé à digérer quand elles sont vertes, que lorsqu'elles sont seches; comme elles contiennent beaucoup d'air, elles occasionnent des vents, principalement lorsqu'on n'en fait pas une bonne digestion. Les personnes convalefcentes, délicates, & dont l'eftomac n'eft pas fort, doivent s'en abftenir, & fur-tout de celles qui font feches.

Les graines de feves fe mangent cuites avec des herbes aromatiques, vertes & entieres, lorfqu'elles font tendres, ou écoffées, quand elles font plus dures & plus groffes; dans quelques provinces, & fur mer, on les mange feches, entieres ou en purée: la féverole n'eft qu'une variété de la feve; fes graines ont le même ufage en plufieurs endroits; les façons d'apprêter les feves font affez connues, on les mange au beurre, au lard cu à la crême: dans la nouveauté elles font un plat d'entremets, dont les gens frians & délicats font fort empreffés: pour cet apprêt on prend la feve de marais dans le tems qu'elle eft très-petite, on ne lui ôte que le bout du germe avec l'ongle, pour l'accommoder. Le peuple aime mieux les feves de marais quand elles font plus groffes: on en enleve l'épiderme, on les fait cuire enfuite avec un peu d'eau; après les avoir fait rouffir légérement dans le beurre, on y met enfuite du poivre & du fel, avec une pincée de fariete, dont le goût releve celui de la feve de marais, qui eft un peu fade de fon naturel: du tems même de Pline on a effayé de faire du pain avec les feves.

La cinquieme plante légumineufe eft la geffe: *lathyrus fativus. Linn.* Les graines de cette plante, qu'on nomme à Paris pois quarrés, fe mangent comme les pois; on mange auffi les racines charnues de l'efpece de geffe, appellées *macjon, macuffon.*

La fixieme eft le haricot: *phafeolus vulgaris. Linn.* Les grains de cette plante, quand ils font fans gouffe, nouveaux & bien cuits, forment un aliment nourriffant, d'affez facile digeftion en général, & fains; ils fourniffent des fucs adouciffans, falutaires à ceux qui ont des humeurs irritantes, ou des incommodités habituelles qui en proviennent, telles que des démangeaifons, dartres, dévoiemens: il y a des perfonnes auxquelles

auxquelles ils occasionnent beaucoup de vents ; celles-là ne doivent en manger qu'en petite quantité : on y mêle quelqu'assaisonnement stomachique. Les haricots secs, d'un bon acabit, & bien cuits, sont une bonne nourriture pour tout autre que pour les gens délicats, sédentaires, à qui ils donnent encore plus de vents que les précédens. Les haricots verts avec la gousse, sont un aliment savoureux & en général sain, mais il faut qu'ils soient bien cuits & bien mâchés : quoique leur légere acidité en facilite la digestion, nous nous garderons bien de les conseiller aux personnes qui ont l'estomac foible, & qui menent une vie appliquée & sédentaire.

M. Meyer a soumis à ses expériences chymiques de la farine d'haricots & même de différentes couleurs, quoiqu'on prétende que les rouges sont ceux qui se digerent le mieux : il a pris pour cet effet une livre de cette farine, & il a procédé comme il a fait pour celle de froment (*voyez notre* §. *I. sur le pain, section Ire*) ; & en employant toutes les précautions nécessaires, il a remarqué que la pâte qu'il en a formée se trouvoit peu liée & sans aucune substance glutineuse Il a ensuite fait cuire pendant cinq heures une demi-once d'haricots, il en a obtenu un gros & demi d'une substance qui ne ressembloit absolument en rien aux extraits des farineux, & dont l'odeur & la saveur étoient particulieres. Cet extrait soumis à la distillation, lui a fourni une liqueur qui faisoit sur la langue une légere impression d'acide, & un peu d'huile empyreumatique. D'après ces observations, M. Meyer conclut que les haricots ne contiennent pas une grande quantité de principe nutritif : la plupart des Auteurs qui ont traité de l'hygiene, ajoute-t-il, pensent avoir raison ; qu'il faut de toute nécessité une grande force pour développer ce principe, qui se trouve absorbé dans beaucoup de particules terrestres. M. Meyer est

Tome I.   T

auffi bien éloigné de penfer, ainfi que quelques Médecins l'ont ofé avancer, que les haricots font des
fubftances légeres & tenues, amies de l'eftomac, de
la poitrine & des reins, & qu'elles enveloppent & ab-
forbent les parties acrimonieufes qui fe trouvent dans
le corps.

On mange communément en France, pendant l'été,
les jeunes coffes de la plante dont il s'agit ici, fous le
nom d'aricots verts, cuites dans l'eau ou fricaffées au
jus, au beurre ou à l'huile : plufieurs perfonnes font
curieufes de conferver les coffes vertes pour les manger en hiver ; pour cet effet on choific les plus tendres, & celles où la feve ne fe trouve pas encore formée;
on en retire les pointes & le filet, on les jette à plufieurs reprifes dans un chauderon d'eau bouillante,
pour les faire blanchir ; on les retire enfuite pour les
plonger dans l'eau froide, & on les fait égoutter fur
des claies d'ofier, enfuite on les laiffe deffécher, ou à
l'ombre, ou à l'étuve, & on les ferre dans une caiffe,
ou dans des facs de papier. Lorfqu'on en veut manger en hiver ou en carême, on en fait tremper dans
de l'eau tiede, ils y renflent, puis on les accommode
à quelque fauce que ce foit ; ils ont encore la même
couleur & prefque le même goût que s'ils venoient
d'être cueillis dans le jardin : il y a des perfonnes
qui, au lieu de les faire fécher, les confifent au vinaigre, ou au beurre fondu, ou à l'huile, mais ces préparations leur ôtent le goût.

Les graines de cette plante, qu'on nomme *haricots
blancs*, ou *feves d'haricots*, fe mangent fraîches &
feches, cuites dans l'eau ou à l'eftoufade, puis apprê-
tées au gras ou au maigre, ou affaifonnées à l'huile
ou au vinaigre: elles entrent dans les potages ; on en
fait fur-tout d'excellentes purées: on en peut auffi faire
du pain, ainfi que nous l'avons obfervé dans la *fection du pain*.

Il y a sept manieres d'accommoder les haricots, dont nous ferons mention ici : la premiere préparation est ce qu'on appelle *haricots verts à la créme :* passez vos haricots au beurre dans une casserole, ou avec du lard ; quand ils ont un peu bouilli, assaisonnez-les de sel, paquet de ciboule & persil ; étant presque cuits, mettez-y de la créme fraiche, ou du lait délayé avec des jaunes d'œufs, servez-les ensuite pour hors - d'œuvres d'entremets ; on peut, si l'on veut, y ajouter du sucre ; ou bien prenez des haricots fort tendres, rompez-en les petits bouts, lavez-les & faites-les cuire dans de l'eau ; lorsqu'ils sont cuits, mettez dans une casserole un morceau de beurre, persil, ciboules hachés ; lorsque le beurre est fondu, mettez-y les haricots, après qu'ils sont égouttés, faites-leur faire deux ou trois tours sur le feu, après quoi mettez-y une pincée de farine & un peu de bouillon & du sel ; faites-les bouillir jusqu'à ce qu'il n'y ait plus de sauce : quand on est prêt à servir, mettez-y une liaison de trois jaunes d'œufs délayés avec du lait, & ensuite un filet de verjus ou du vinaigre ; quand la liaison est prise sur le feu, servez-les pour entremets : on en sert aussi en gras ; à la place de liaison, on y met du coulis & jus de veau.

La seconde préparation est connue sous le nom *d'haricots blancs à la créme :* vous en prenez un demi-litron, vous les faites cuire à l'eau, avec beurre, sel, poivre, bouquet de persil & ciboules, ail, trois clous de girofle, feuilles de laurier ; vous les faites égoutter sur un tamis, vous mettez une chopine de crême dans une casserole, vous faites bouillir en la remuant toujours & réduire à moitié : vous assaisonnez de bon goût, & vous y mettez vos haricots.

La troisieme préparation est ce qu'on nomme *haricots verts au blanc :* vous en ôtez les filets ; s'ils sont trop gros, vous les coupez en deux dans leur longueur, vous les faites cuire avec de l'eau, du sel & du beurre ;

quand ils font cuits, vous les égouttez & les faites paſſer avec du beurre, perſil, ciboules hachés, vous les ſingez, les mouillez de mitonnage, & les aſſaiſonnez de bon goût; quand ils ſont cuits, vous les liez avec de la crême & des jaunes d'œufs, un jus de citron, & vous ſervez.

La quatrieme préparation ſont *les haricots blancs au roux*: vous les faites cuire à l'eau, vous faites un roux avec beurre & farine, où vous mettez un oignon haché: vous y faites fricaſſer les haricots; avec perſil, ciboules hachés, filet de vinaigre; vous mouillez de bouillon, ſel & poivre; en les ſervant pour collation, au lieu de beurre, ſervez-vous d'huile fine.

La cinquieme préparation ſont *les haricots verts au roux*: après les avoir fait cuire dans de l'eau, mettez ſur une tranche de jambon, lorſqu'elle a ſué, mettez dans la même caſſerole un morceau de beurre, perſil, ciboules hachés & les haricots; paſſez le tout enſemble, mouillez de bouillon & de coulis; aſſaiſonnez de ſel & de poivre; faites cuire le tout une bonne heure: il faut que la ſauce ne ſoit pas trop claire: ſervez-les pour un plat d'entremets, ou pour garnir quelques entrées.

On appelle la ſixieme préparation, *haricots verts en ſalade*: après les avoir fait cuire & égoutter, on les coupe également, on les met dans un ſaladier, & on fait deſſus divers deſſins de toutes les autres fournitures.

La derniere préparation dont nous ferons mention ici, ſe nomme, *haricots verts au vin de Champagne*: on les coupe en filets, & on fait cuire à l'eau bouillante, avec ſel & beurre; on paſſe à la caſſerole, avec beurre, perſil & ciboules hachés: on mouille avec un verre de vin de Champagne: on fait réduire, on y ajoute du coulis: on fait mitonner à petit feu, on aſſaiſonne, on ſert à courte ſauce, avec un jus de citron.

Nous placerons dans le ſeptieme rang des plantes légumineuſes, les lentilles: *ervum lens. Linn. M.*

Meyer a procédé sur ces légumes, de même que sur le bled, & autres substances farineuses ; il a tâché d'en tirer, suivant son procédé, de la substance glutineuse; mais il a perdu inutilement ses peines, à ce qu'il dit: il a seulement tiré d'une demi-once de lentilles cuites pendant cinq heures, un gros d'extrait de couleur brune, d'une odeur & d'une saveur nauséabonde ; il a distillé cet extrait & il en est provenu une liqueur peu différente de celle qu'il avoit déjà obtenue des extraits des haricots & des pois.

» Les sentimens, dit M. Meyer, sont beaucoup partagés sur l'usage de cet aliment ; les uns vantent beaucoup les lentilles, & d'autres les rejettent entiérement ; il s'en trouve encore qui leur attribuent différens effets, tels que la stérilité, la vertu d'exciter l'éruption de la rougeole & de la petite-vérole ; mais, d'après nos observations, ajoute M. Meyer, il nous a paru que les lentilles ne différoient que très-peu des haricots. « Quant à nous, nous pensons que les lentilles de bon acabit & bien cuites, sont adoucissantes, nourrissantes, légérement échauffantes & saines: il y a peu de personnes qui aient l'estomac assez mauvais pour être obligées de s'en abstenir entiérement, encore trouveroient-elles le moyen d'en manger, en faisant faire des purées ou coulis; & en effet, on mange les lentilles seches, entieres ou en purée, fricassées au gras ou au maigre, dans les coulis ou dans les potages.

Par les écrits des Anciens il paroît que les Philosophes se faisoient autrefois un grand régal de lentilles, car Athénée dit que c'étoit une maxime des Stoïciens, que le *sage faisoit tout bien, & qu'il assaisonnoit parfaitement les lentilles.* Esaü vendit son droit d'ainesse à Jacob pour un plat de lentilles: nous ne rapporterons ici que trois préparations de ce légume.

La premiere est le *coulis de lentilles* : épluchez vos lentilles & lavez-les, faites cuire avec de bon bouillon gras ou maigre, suivant l'emploi que vous en voulez faire ; passez-les à l'étamine, en les mouillant de leurs bouillons, & vous en servez pour potage ou terrine ; ou bien prenez des croûtes de pain, carottes, panais, racine de persil, oignons coupés par tranches, passés à l'huile, ou au beurre bien chaud ; si c'est en gras, mettez-y du lard bien roux, ajoutez-y des lentilles bien cuites, & un peu de bouillon : assaisonnez de bon goût : ajoutez un morceau de citron, & après quelques bouillons, passez votre coulis à l'étamine : il sert pour les potages de lentilles, &c. ou bien

Mettez un peu de beurre dans une casserole, avec un oignon coupé par tranches, une carotte, un panais, & faites roussir ; mouillez de bouillon de poisson ; assaisonnez de deux ou trois clous, d'un peu de basilic, persil, ciboule entiere, deux rocamboles, quelques champignons, quelques croûtes : laissez mitonner le tout ensemble : écrasez les lentilles cuites dans du bouillon de racines ; mettez les dans le coulis : faites mitonner & passez à l'étamine, pour employer au besoin.

La seconde préparation est la *fricassée de lentilles* : choisissez les mieux nourries, larges, d'un beau blond, qui se cuisent promptement : après les avoir épluchées & lavées, faites-les cuire dans l'eau & les fricassez comme les haricots blancs.

La troisieme préparation est le *potage de lentilles en maigre :* mettez cuire des lentilles avec du bouillon maigre, des racines ; faites un coulis, quand le coulis a été passé, mettez-y une cuillerée de lentilles entieres : mitonnez des croûtes avec du bouillon de poisson, mettez un petit pain farci au milieu, jettez le coulis de lentilles sur votre potage, & servez chaudement.

La huitieme plante légumineuse, est le lotier odorant : *lotus siliquosa. Linn.* On mange ces graines comme des petits pois.

La neuvieme eſt le lupin: *lupinus albus. Linn.* Du tems de Galien la graine de lupins étoit une nourriture quotidienne ſur les tables ; on leur faiſoit perdre leur ſaveur amere dans de l'eau bouillante : on les mangeoit pour lors au ſel & au vinaigre.

La dixieme eſt le pois: *piſum ſativum. Linn.* M. Meyer a procédé chymiquement ſur la farine des pois, comme ſur celle des autres ſubſtances, & il n'a pu parvenir à en obtenir rien de glutineux ; une demi-once de pois cuits pendant quatre heures lui a donné deux gros d'extrait d'une ſaveur particuliere, & qui reſſembloit néanmoins un peu aux farineux ; cet extrait a donné, par la diſtillation, une liqueur ſemblable à celle qu'il avoit obtenue de l'extrait des haricots. Il eſt donc clair, dit M. Meyer, que les pois different des haricots par une plus grande quantité de principe nutritif ; mais, ſont-ils, ajoute-t-il, un meilleur aliment que les haricots & les lentilles ? Conviennent-ils aux habitans des pays chauds, ou aux perſonnes d'un tempérament chaud ? Sont-ils contraires à ceux qui ont les dents foibles & vacillantes ? c'eſt ce que M. Meyer n'a pu décider d'après ſes obſervations ; il ne lui a pas été plus facile de décider ſi une légere décoction de pois a une vertu laxative, & ſi cette décoction a la propriété de diſſiper tous les accidens qui peuvent réſulter d'un trop grand uſage de cet aliment ; cependant ceux qui ont écrit ſur l'hygiene, prétendent que les pois verts, d'un bon acabit, fraîchement cueillis & bien cuits, ſont un aliment ſavoureux, nourriſſant, léger & de facile digeſtion pour les gens d'un bon tempérament : ils leur tiennent le ventre libre, contribuent à épurer les humeurs, & favoriſent la ſécrétion des urines. L'abus de ce mets, ainſi que celui de tous les autres, eſt dangereux ; & comme la ſaveur de cet aliment excite à en manger plus qu'il ne faudroit, les indigeſtions graves qui en réſultent le font craindre & regarder comme nuiſible ; mais si on n'en mange que proportionellement à son appétit, à ses forces, & qu'ils soient bien cuits, on n'éprouvera d'autre inconvénient qu'un peu de flatuosité, ce qui est commun aux légumes & sur-tout aux semences : les personnes délicates & dont l'estomac est foible, en mangeront peu à chaque repas, & y mettront du sucre : quant aux pois secs, ils sont, on ne peut pas plus flatueux, & la purée qu'on en fait, est souvent indigeste.

Lorsque les gousses des pois ont la peau tendre, on les mange sous le nom de *pois goulus*, ou *pois sans parchemin*. Les petits pois, qui sont ces graines vertes, fricassées au gras ou au maigre, sont un mets délicieux & très-recherché, sur-tout dans la primeur ; on les conserve aussi pour l'hiver, comme les haricots verts : lorsque les pois sont mûrs, ils se mangent comme les haricots blancs, mais quand ils sont secs, ils ne sont bons qu'en purée.

Nous rapporterons ici douze façons d'accommoder les pois pour nos tables : 1° *les pois verts à la créme* : passez-les dans une casserole, avec un morceau de beurre, sel & poivre ; couvrez & laissez mitonner en les remuant de tems en tems ; quand ils sont presque cuits, mettez-y une pincée de farine & de sucre, si vous le jugez àpropos, & servez pour entremets.

2° *Petits pois sans créme* : passez-les dans une casserole avec un morceau de beurre, sel & poivre, couvrez & laissez mitonner, en les remuant de tems en tems ; quand ils sont presque cuits, mettez-y une pincée de farine, faites leur faire deux ou trois tours, mouillez d'un verre d'eau chaude & laissez mitonner ; quand ils sont diminués à propos, mettez-y un peu de sucre, & servez chaudement pour entremets.

3° *Petits pois à la Flamande* : faites les cuire dans de l'eau bouillante, jusqu'à ce qu'ils soient moëleux, mettez-les ensuite dans une casserole, avec de bon beurre, un peu de sel & du sucre : faites chauffer un moment & servez comme les autres.

4° *Petits pois à la demi-bourgeoise* : mettez les dans une casserole, avec un morceau de beurre, un bouquet de persil & ciboule, une laitue pommée coupée en quatre, & faites cuire dans leur jus à très petit feu ; quand ils sont cuits, mettez-y un peu de sucre, très-peu de sel, une liaison de deux jaunes d'œufs avec la crême ; faites lier & servez.

5° *Petits pois à la Rambouillet* : lavez-les à l'eau chaude, égouttez-les sur un tamis, passez-les sur un fourneau avec un morceau de beurre, une tranche de jambon, un bouquet ; mouillez-les de bouillon & d'une cuillerée de réduction : à demi-cuits, mettez-y une cuillerée de coulis, un peu de sucre & du sel à la fin, quelques croûtons passés au beurre en servant.

6° *Petits pois au lard* : coupez en tranches du petit lard, mettez-les suer dans une casserole sur un petit feu, mettez-y ensuite vos petits pois avec de bon beurre, mouillez-les d'un peu d'eau bouillante ; quand ils sont cuits, servez à courte sauce & garnissez de croûtons fins.

7° *Potage au pois verts* : mettez les plus petits à part, faites blanchir les gros avec du vert de ciboule & un peu de persil, égouttez-les de leur eau, pilez-les & y mettez une mie de pain trempée dans du bouillon, que la purée soit un peu liée : faites frire un peu de persil haché dans une casserole, avec un peu de lard, passez-y ensuite vos petits pois, mouillez-les de bouillon, mettez-y la purée verte, passez-y aussi quelques cœurs de laitues pommées en petites tranches, avant de mettre les petits pois ; le tout assaisonné, faites mitonner votre potage avec de bon bouillon clair ; quand il est mitonné, mettez un peu de purée par-dessus, rangez vos volailles sur le potage, garnissez, si vous voulez, de laitues farcies ou non farcies, de concombres, du petit lard, de la purée verte par-dessus, &c. ou bien

Passez de gros pois verts dans une casserole, avec

du lard fondu, ciboule & persil; quand ils sont presque cuits, pilez-les dans un mortier; foncez une casserole de petites tranches de veau & de jambon, avec un oignon, quelques carottes & quelques panais: faites suer sur un fourneau; quand le veau commence à s'attacher, mouillez-le de bouillon, mettez-y un peu de mie de pain, deux ou trois champignons, & laissez mitonner à petit feu; lorsque le veau est cuit, tirez-le, délayez-y les pois, pilez & passez le tout à l'étamine; passez de petits pois dans une casserole avec du petit lard, mouillez-le de bouillon, mettez-y un bouquet, vuidez-y la purée, mitonnez de croûtes de bons bouillons, dressez proprement la volaille que vous avez préparée, garnissez le bord de votre potage de petit salé coupé par tranches, jettez la purée sur le potage & servez chaudement.

8° *Potage aux pois en maigre*: on prépare ce potage en maigre, en passant les pois au beurre blanc, & faisant mitonner des croûtes d'un bon bouillon d'herbes.

9° *Potage de croûtes aux pois verts*: mettez des pois verts dans une casserole, avec un peu de beurre frais, un bouquet de fines herbes, sel & poivre; quand ils sont passés, poudrez-les d'une pincée de farine, mouillez-les d'un jus de veau & laissez mitonner à petit feu; mitonnez des croûtes, moitié jus de veau & moitié bouillon; quand elles sont attachées, délayez un jaune d'œuf avec de la crème douce; mettez cette liaison dans vos pois, jettez le tout sur votre potage de croûtes & servez chaudement.

10° *Potage de croûtes à la purée verte*: mitonnez des croûtes de jus de veau, & les laissez attacher au fond du plat, garnissez-les d'une bordure de petit lard, jettez une purée verte par-dessus, & servez chaudement.

11° *Purée verte en maigre*: prenez une livre de gros pois nouveaux, faites-les blanchir à l'eau bouillante,

avec bafilic nouveau, vert de ciboule & fariete , faites
blanchir à part un peu d'épinards ; le tout étant blanchi , faites-les égoutter , paffez-les enfuite dans une
cafferole avec du beurre, jufqu'à ce que les pois s'écra-
fent fous les doigts ; on peut auffi ne point faire blanchir les pois & les épinards ; pilez les pois & les épinards dans le mortier, paffez un coulis , comme le
coulis d'écreviffe ; faites bouillir ce que vous aurez pilé,
paffez-le enfuite à l'étamine pour vous en fervir pour
potage : au lieu de pois nouveaux on peut prendre
des fecs.

12° *Purée verte en gras :* la purée verte en gras fe
fait de la même maniere, excepté qu'on fe fert de
bouillon gras, au lieu de bouillon maigre , pour le
mouiller.

La onzieme plante légumineufe eft le pois chiche,
cicer arietinum. Linn. Il y a des pays où les Cafetiers
mélangent les pois chiches d'Efpagne avec le café pur,
pour y gagner d'avantage : ce pois eft de tous les grains
légumineux celui dont le goût approche le plus du
café.

SECTION III.

Des plantes farineufes.

Toutes les plantes farineufes peuvent fervir à remplacer dans les années de difete le bled , qui eft lui-
même le farineux par excellence ; nous en avons déjà
parlé à l'article du *pain ;* mais comme nous n'avons pas
fait mention de la plupart des préparations , autres que
le pain , qu'on prépare avec ces plantes, nous allons y
revenir ici , mais d'une maniere très-concife.

La premiere plante farineufe dont nous parlerons,
par rapport aux différentes préparations qu'on en peut
tirer, eft l'avoine ; elle nous fournit le gruau fi vanté
en Touraine & en Bretagne, & dans les Ardennes ; ce
gruau n'eft autre chofe que l'avoine bien dépouillée

de sa peau, & dont les extrémités sont ôtées, réduite en farine grossiere, au moyen d'un moulin fait exprès : on prétend que ce gruau est ami de la poitrine, aussi le recommande-t-on pour les phthisiques, les personnes échauffées & extenuées par de longues maladies : il se cuit dans de l'eau, du lait ou du bouillon, suivant qu'on le juge à propos : on en met une cuillerée comble dans une pinte d'eau, que l'on fait bouillir doucement jusqu'à ce que l'eau soit épaissie par ce mucilage : en général le gruau forme une nourriture humectante & rafraîchissante ; il seroit seulement à désirer qu'on le mondât avec plus de soin : bien des personnes n'en mangent pas volontiers, parce qu'il y reste souvent quelques portions de la baîle.

On sert quelquefois pour entremets sur les tables du gruau : on met pour cet effet du gruau dans une marmite, que l'on remplit de lait, avec un peu de canelle en bâton, citron vert, coriandre, sel & girofle ; on fait bouillir jusqu'à ce qu'il forme une crême délicate, on le passe à l'étamine dans une cuvete, & on y met du sucre ; on le met sur le feu, sans le faire bouillir, & on remue jusqu'à ce que le sucre soit bien fondu ; on le met ensuite sur la cendre chaude, on le couvre de maniere qu'il se forme dessus une crême épaisse, & on sert chaudement.

On prépare aussi avec l'avoine une crême, ainsi & de même qu'on en prépare avec les farines d'orge & de riz ; c'est un bon aliment : il y a encore des endroits où l'on mange beaucoup de gâteaux d'avoine, il s'en fait sur-tout une grande consommation à Londres.

Pline observe qu'une des principales nourritures des Germains, étoit la bouillie faite avec de la farine d'avoine, & que les Médecins se plaignoient que cette nourriture réduisoit à fort peu de chose l'exercice de leur art : avantage qui pourroit également résulter de la vie sobre & agissante de ces peuples, en conséquence très-robustes ; au reste c'est exactement aujourd'hui la même chofe parmi les habitans du nord de l'Angleterre, qui vivent d'avoine & meurent très-vieux.

On prépare fouvent pour les enfans *l'avenac*, c'eft une panade de gruau: on prend une ou deux onces de gruau d'avoine du plus nouveau, car le vieux prend un goût aigre; on le lave dans plufieurs eaux tiedes, jufqu'à ce que le gruau refte pur au fond de la terrine; on le fait bouillir à petit feu, dans un pot de terre, avec trois demi-fetiers d'eau, jufqu'à réduction de moitié; on le paffe pour lors par un linge bien net, ou une étamine, avec forte expreffion, pour féparer l'écorce ou le fon: fi la panade, après cette cuiffon, paroît trop épaiffe, vous y ajouterez un peu d'eau; fi elle eft trop claire, vous l'épaiffirez en la faifant un peu bouillir; avant de la faire manger aux enfans, vous y ajouterez une cuillerez de vin blanc, avec un peu de fucre: cette panade eft très-convenable, parce qu'elle eft légere & nourriffante.

La feconde plante farineufe eft le b'ed d'Inde, le maïs. Nous avons dit dans la *fection I. du pain*, que la farine de maïs fait de beau pain; mais cependant plus groffier & plus vifqueux que celui de froment: il y a quelques Auteurs qui prétendent néanmoins que les Américains, dont c'eft la nourriture habituelle, n'ont jamais d'obftructions ni mauvaife couleur; ils ajoutent même que ce pain fe digere facilement & entretient l'appétit: c'eft auffi le meilleur remede des Américains dans leurs maladies aiguës; le grain de cette plante bouilli dans l'eau eft très-nourriffant, adoucit la poitrine, & tempere l'ardeur de la fievre; ce dernier effet eft encore plus fenfible lorfqu'on boit de l'eau où l'on a mis de la poudre de fa racine, & qu'on a expofée au ferein du foir.

Il y a des Indiens qui donnent au grain de maïs le nom de *fagamité*; ils affurent que quand on fe borne à cette nourriture, aucune plaie n'eft dangereufe: les François obfervent conféquemment ce régime, quand ils font en guerre contre les fauvages : nos payfans en font de la bouillie avec du beurre & du fromage ; ce mets eft affez agréable, quoique pefant fur l'eftomac ; d'autres en font une bouillie plus fimple qu'on nomme *gaudes* en Bourgogne ; le payfan Bourguignon déjeûne avec cette bouillie ; le pot eft mis dès le matin devant le feu, & quand la bouillie eft cuite, chacun en prend une ou deux grande écuellées ; ce qui fuffit pour remplir le plus dévorant eftomac, fans qu'après cela il puiffe manger du pain. Cette farine ainfi apprêtée foifonne beaucoup ; on y trouve conftamment une faveur agréable.

On fait auffi avec de la farine de maïs des beignets, de la galete, des tourtes affaifonnées de laitage. En Angoumois, en Gafcogne, en Bretagne & ailleurs, le maïs ayant paffé au moulin, on en blute la farine, & on en fait du pain ou de la bouillie, foit avec du lait, foit avec de l'eau & du fel ; dans ce dernier cas on y ajoute un peu de beurre ou d'huile.

Entre les différentes préparations que les naturels de la Louifiane donnent au maïs, une des meilleures eft celle qu'ils nomment *farine froide* ; il n'y a perfonne qui, même fans appétit, n'en mange, dit-on, avec plaifir : pour cela, après avoir fait à demi cuire le grain dans l'eau, on le met égoutter, puis fécher ; étant bien fec on le fait rouffir fur le feu, dans un plat fait exprès ; on le mêle alors avec des cendres, pour empêcher qu'il ne brûle, & on le remue fans ceffe, afin qu'il ne prenne que la couleur rouffe qui lui convient : quand il eft à ce degré, on paffe toute la cendre, on le frotte bien & on le met dans un mortier, avec de la cendre des pieds de favioles féchés, & un peu d'eau ; en le pilant doucement, on fait crever la peau du grain, & il fe met tout entier en gruau, que l'on concaffe, & qu'on fait enfuite fécher au foleil : après quoi cette farine peut fe tranfporter par-tout & fe conferver pendant fix mois, pourvu qu'on ait foin de l'expofer de tems en tems au foleil ; quand on veût en manger , on en met dans un vaiffeau le tiers de ce qu'il peut contenir ; on le remplit prefqu'entiérement d'eau , & après quelques minutes , la farine eft gonflée & en état d'être mangée ; elle eft très-nourriffante & eft une excellente provifion pour les voyageurs. On affure que cette farine mêlée avec du lait & un peu de fucre , peut être fervie fur les meilleures tables : dans le chocolat au lait , elle foutient fort long-tems.

La troifieme plante farineufe eft le bled trémois , *triticum æftivum. Linn.* Le grain de ce bled fert au même ufage que celui de froment.

La quatrieme eft le froment, *triticum hybernum. Lin.* Nous nous fommes étendus fort au long fur l'utilité de ce grain , tant pour faire du pain & de la bouillie , que pour faire de la pâtifferie ; cependant , comme nous n'avons pas fait mention de quelques préparations farineufes qu'on fait avec la farine de ce grain , il convient de les rapporter ici : les principales font la femoule , les vermicels , le macaroni , qui toutes les trois, à le prendre ftrictement , n'en forment qu'une , à la forme près.

On donne le nom de *vermicelli* ou *vermicel* à une pâte compofée de la plus belle farine du gruau de froment , avec de l'eau , dont on forme des fils de différentes longueurs & groffeurs , en faifant paffer cette pâte par une efpece de filiere , ce qui donne aux fils une apparence de vers ; on les fait enfuite fécher pour les garder ; ils font blancs : l'art qui apprend à fabriquer cette pâte fe nomme l'art du vermicellier. M. Mallouin a publié cet art dans le recueil de ceux de l'Académie , c'eft-là où nous puiferons tout ce que nous dirons fur les pâtes d'Italie.

Les farineux font les nourritures les plus ordinaires de l'homme , ainfi que nous l'avons déjà obfervé , foit qu'on les mange en pâte ou en efpece de bouillie ou en pain. Dans les pays où l'on mange moins de pain qu'en France, on fait plus d'usage des pâtes. On mange en Allemagne des nouilles, des pivots, &c. & en Italie du macaroni, des lazagnes, &c. Des colporteurs Allemands vendent des pâtes de Nuremberg, sous le nom de Nudeln; cette branche de commerce est propre à cette ville, qui continuera à le faire avec avantage, jusqu'à ce qu'on ait appris à en fabriquer ailleurs: il y en a qui font en forme de fils, d'autres façonnés en coquillages, en escargots; il s'en trouve qui ressemblent à des grains d'avoine : enfin, on en fait dans plusieurs maisons, pour l'usage domestique, qui n'ont pas, il est vrai, la même apparence que ceux qu'on achete, mais qui les surpassent peut-être par le goût.

A Naples, à Gênes, à Marseille & à Paris on fait beaucoup plus de ces pâtes, & sans contredit on les y prépare mieux; les Boulangers réduisent ordinairement le gruau en farine, pour en faire du pain, & les vermicelliers convertissent le gruau en semoule, pour en faire des pâtes; en général le gruau est un grain concasé & dépouillé de son écorce; c'est sans contredit la partie la plus dure & la plus seche du grain : c'est spécialement celle qui logeoit le germe; elle est ferme & blanche comme l'amande. Dans les années seches le gruau est la partie du grain la plus prochaine de son écorce, la plus exposée à la sécheresse de l'air & à la chaleur du soleil : cette portion du grain reste dans la mouture en gruau.

On distingue trois sortes de gruaux : le *gruau blanc*, qui n'a point d'écorce ou très-peu; le *gruau gris*, qui est couvert en partie de la seconde écorce du grain, c'est celui dont les vermicelliers se servent, & le *gruau bis* : ils s'en serviroient pareillement, si cette espece de gruau ne se trouvoit pas taché.

Semola en Italien veut dire *son de farine*, & en François *son gras*; la partie blanche, dure & farineuse du son gras, après qu'elle a été séparée, con-

serve

ferve encore le nom de *femola* ou *femoule* en François.

La meilleure femoule eft de froment , & la partie du bled la plus feche & la plus nourriffante forme la femoule ; on fe fert par préférence, pour la faire, des bleds de Barbarie , qui font plus glacés , plus pefans , plus difficiles à mettre en poudre , plus fubftanciels , mains mois blancs.

A Naples & à Gênes , qui font les deux villes d'Italie où on en fabrique les pâtes, on emploie les bleds du Levant , de Sicile , de *Termini* & de *Livadie* : à Marfeille on fait venir des bleds de *Troni* & de *Cagliari* ; on en tire auffi de Tarafcon & d'Uzès. La femoule de ces bleds a une belle couleur , blanche , jaune , tirant fur celle de citron ; les Vermiceliers font moudre haut ces différentes efpeces de bled , pour les mettre en gruau le plus qu'il eft poffible. Ce qui fait la femoule , c'eft la qualité du bled & la façon de le moudre : il faut moudre beaucoup plus haut pour les Vermiceliers que pour les Boulangers.

Les femoules different entr'elles, & par les différentes efpeces de bleds d'où on les tire , & par les différentes façons de les moudre , & enfin par les diverfes méthodes de les bluter. Les femoules les meilleures font celles qui font feches , blanches, tirant fur le jaune ; on préfere pour manger en potage , cuite dans du bouillon , la femoule la plus fine. On en prend la quantité convenable pour le potage que l'on veut faire , on la fait mitonner fur la cendre chaude , pendant deux bonnes heures , avec le meilleur bouillon & du jus de veau , mais en petite quantité de ce dernier ; quand elle eft bien renflée, elle eft cuite : il faut qu'elle faffe à-peu-près l'effet du riz , quand il eft bien crevé. L'expérience a appris que la femoule eft d'un excellent ufage pour ceux qui n'ont pas le tems , ou qui ne font pas en fituation de prendre leurs repas à la chaffe ou en voyage ; elle peut foulager de la faim, & même l'ôter : elle foutient les forces , & eft en même tems faine ; il fuffit d'en mettre de tems en tems une pincée dans la bouche , & de la mâcher long-tems avant de l'avaler.

Les Tartares portent des grains rôtis , ou en gruau , dans un fac , pour fe nourrir ainfi dans leurs courfes ; le Général Bekkii rapporte, dans une lettre qu'il a écrite à M. de Juffieu, qu'étant à *Ghilan* , pendant la guerre des Ruffes avec les Perfes , il a fu que Thamas-kouli-kan, lorfqu'il vouloit faire quelqu'expédition extraordinaire , ordonnoit de rôtir du bled ou du millet, ce qu'on exécutoit dans des fours ou dans des pots de terre : chaque foldat en rempliffoit un petit fac , qu'il pendoit à la felle de fon cheval, où s'attachent les piftolets , & il en portoit ainfi pour quinze jours. Il ajoute que ce Général ne fe fervoit pas alors d'autre nourriture ; que quand il avoit befoin, il en mettoit dans fa bouche , le mâchoit & l'avaloit : il ne fit pas d'autres provifions de vivres pendant fon expédition contre les Tartares *Gerski* , qu'il a domptés.

Voyons actuellement comment fe fait la femoule : le Vermicelier a une huche partagée en trois cafes ; dans la premiere de ces cafes, le Vermicelier fépare, par un tamis de foie , le gruau de la farine ; on nomme cette farine du *bis blanc* : on l'emploie pour du pain.

Dans la feconde cafe eft la femoule, féparée du gruau gris par un fac ou tamis de peau, qui eft une efpece de crible ; enfin , dans la troifieme cafe le Vermicelier fépare cette femoule d'une recoupete qu'elle raffemble fur la femoule , en faifant aller avec la main, du devant en arriere, le fac qui eft fufpendu par deux cordes. La Vermiceliere , comme le Vermicelier , ramaffent ce petit fon farineux, qui eft la recoupete, avec le côté de la main : ils l'ôtent avec un carton, & la metient dans la corbeille.

Le Vermicelier fait mouvoir en rond exactement & horizontalement, le premier fac avec les deux mains, pour faire paffer la farine, & pour avoir le gruau ; il

porte le fecond fac en rond auffi, mais perpendiculairement du haut en bas, pour faire tomber dans la
cafe le gruau le plus net & le plus blanc, qui eft la femoule ; le gruau gris refte dans le tamis : on le revend
aux Boulangers en Italie; on en fait de groffes pâtes
bifes pour les pauvres.

Ce fecond fac, qui eft de peau, eft plus fin que le
premier qui eft de foie; & quoique celui de foie foit
plus gros que celui de peau, il ne laiffe point paffer
la femoule, mais la farine, parce que la farine le graiffe
& le rend plus fin, ce que ne font pas le gruau & la
femoule : le fac de la troifieme cafe eft encore plus
fin.

Il faut être dans l'habitude de faffer la femoule pour
y réuffir ; on tourne, par un mouvement horizontal
d'une main vers l'autre, cette efpece de crible par
lequel on paffe la femoule, & l'on fecoue légérement,
comme pour frapper à chaque tour de haut en bas ;
par ce moyen il s'éleve deffus un peu de recoupete,
que l'on enleve à mefure.

On repaffe plufieurs fois la femoule, lorfqu'elle eft
bife, pour en ôter toute la recoupe ou petit fon, &
l'on dit ces femoules être d'autant de paffées qu'on les
a repaffées de fois par le crible : il y a des femoules
de cinq paffées & même de plus. Ce n'eft point en raifon de la différence de la groffeur que la femoule fe
fépare du gruau & des recoupetes, c'eft fpécialement
en raifon des pefanteurs différentes de la femoule & du
fon, qu'elle tombe par le mouvement compofé du
perpendiculaire & de l'horizontal. Le Vermicelier fe
fert auffi d'une efpece de plat ou plateau de fer, pour
prendre le gruau dans le fac, & le mettre dans le fas.

De la combinaifon de l'eau avec la femoule, dont
nous venons de rapporter la préparation, réfultent
des pâtes qui font, felon les formes qu'on leur donne,
ou des vermicels, ou des macaroni, ou des lazagnes,
&c. L'eau qu'on emploie pour faire les pâtes doit

varier selon les différentes qualités de la semoule, qui boit plus ou moins; la dose ordinaire est de douze livres d'eau pour cinquante livres de semoule. Il est à observer que moins on met d'eau dans la composition des pâtes, mieux c'est: il suffit simplement qu'il y en ait assez pour allier la semoule en pâte, & qu'elle ne se trouve pas en grumeaux; cependant il vaut mieux être obligé de remettre de la semoule en pétrissant, que de l'eau. Au surplus, ce qui contribue à la conservation des pâtes, est la petite quantité d'eau qu'elles contiennent.

L'eau qu'on emploie pour la composition des pâtes doit être plus chaude que pour faire le pain; & en effet, plus l'eau est chaude, plus la pâte se seche facilement, & plus difficilement elle se corrompt; mais en revanche, moins elle est blanche.

Examinons à présent comment on s'y prend pour convertir la semoule en pâte, afin d'en former des vermicels, des macaroni, des lazagnes, &c.

Il sera bon d'avoir un morceau de la derniere pâte pour servir de levain quand on pétrit la semoule; cependant en un besoin on pourroit s'en passer, & même les pâtes s'en conservent mieux, lorsqu'on n'emploie point de levain; néanmoins elles en sont meilleures, lorsqu'elles sont un peu travaillées par le levain: elles sont p'us dissolubles, cuisent plus aisément, & se digerent mieux; les pâtes faites avec du levain sont dans leur bonté quatre ou cinq mois après leur fabrication, & se conservent bonnes pendant dix ou douze mois, tandis que les pâtes préparées sans levain ne commencent à être bonnes qu'au bout d'un an; la vétusté leur sert pour lors de levain.

Comme les pâtes sont composées spécialement de la partie collante de la farine, qui a besoin de levain, ou du moins de fermentation & de cuisson, il est quelquefois d'usage d'employer le fromage avec les pâtes, comme un digestif qui facilite leur dissolution; la raison pour laquelle on emploie rarement le levain dans la composition des pâtes, est la difficulté de le bien gouverner : le Vermicelier est obligé de travailler lui-même, quand il se sert de levain, ou il lui faut un ouvrier dont il soit sûr. Ceux qui sont dans l'habitude de pêtrir la semoule avec du levain, pour faire les pâtes, se servent des restes de la derniere pâte ; autrement ils tirent un morceau de la pâte même, lorsqu'ils ont fini de pêtrir, afin de servir de levain pour la premiere fois qu'ils repêtriront.

Il ne faut que quatre ou cinq livres de levain pour la pâte qu'on prépare, avec cinquante livres de semoule ; quand ce levain a moins d'un jour, on en emploie une plus grande quantité ; mais s'il est plus vieux, il suffit de le renouveller la veille au soir : on le repêtrit pour lors fortement, avec de l'eau chaude & de la semoule, & par-là on le double ; après quoi on met le levain dans une bassine, on y verse ensuite de l'eau froide, de façon qu'elle surnage le levain de la hauteur d'un travers de doigt : on ne met pas plus d'eau pour pêtrir, en renouvellant le levain, que pour faire la pâte, on en met même proportionnellement un peu moins. On ne garde le levain dans l'eau qu'à moins qu'on ne veuille le conserver un certain tems, tel que douze heures ; il ne se forme point pour lors de croûtes par-dessus, & il se délaie mieux lorsqu'on l'emploie pour pêtrir la semoule ; cependant, si on est long-temps avant de se servir du levain, il est plus à propos de le laisser sécher, que de mettre de l'eau par-dessus.

Quand le levain est devenu trop sec par la vétusté, il faut le broyer & le passer dans un petit sas, pour qu'il n'y ait point de grumeaux, & pour que le levain en poudre puisse être traité & pêtri comme de la grosse semoule : il est à propos de renouveller ce levain sec, douze ou quinze heures avant de s'en servir à faire des pâtes.

Lorsque le Vermicelier veut pêtrir, il met la semoule dans le pêtrin, il fait au milieu une espece de
trou, qui se nomme puits, après quoi on y verse l'eau
chaude ; on y ajoute aussi-tôt le levain, on le délaie,
en y mêlant en même temps de la semoule par partie,
qu'on attire peu-à-peu, mais promptement & légérement : à l'instant même on pêtrit le tout avec force,
en retournant deux fois la masse de la pâte & avec
vitesse, pour que la pâte soit encore chaude lorsqu'on
la broyera ; il ne faut au plus que cinq quarts-d'heure,
ou une heure & demie, pour faire cette opération. On
amasse toute la pâte sur le devant du pêtrin, on la
couvre d'un linge propre, par-dessus lequel on en met
un second, après quoi on monte dessus pour piler la
pâte, en marchant dessus fortement, pendant deux ou
trois minutes : lorsqu'on est descendu de dessus la pâte,
on ôte le devant du pêtrin, & on l'abat dessus la *brie*,
avec laquelle on bat la pâte pendant deux heures con-
tinuelles, ayant la cuisse droite & la main du même
côté sur l'extrêmité de la *brie*, tandis que l'autre
jambe donne le mouvement, en frappant prestement
du pied contre la terre, pour s'élever avec la brie,
ayant la main gauche levée en l'air & en mouvement :
la tête suit aussi les mouvemens, qui se font en ca-
dence par les Italiens & les Provençaux.

En battant ainsi la pâte, elle revient par la *brie*, sur
le devant du pêtrin ; on la repousse au fond sous le
tranchant de la brie, pour la rabattre : cela écrase la
pâte, & la ramene en devant, d'où on la rejette encore ; ce qu'on réitere quatre fois.

On donne aussi avec la brie douze tours à la pâte,
parce qu'à chaque reprise on replie trois fois les
bords de la pâte ; c'est-à-dire on replie chaque fois
un des trois côtés de la pâte ; d'abord le devant, ensuite un côté, après quoi l'autre : à chaque fois on
donne un tour de la brie sur toute la pâte. Il résulte
delà que la pâte se trouve travaillée par douze tours

de la *brie*, après l'avoir déjà été auparavant par deux tours avec les mains pour pêtrir, & deux autres tours encore pour délayer le levain & la semoule; ce qui fait donc en tout seize tours, qui doivent s'exécuter en trois heures & demie. Quand on emploie de la farine au lieu de semoule, pour faire les pâtes, il ne faut qu'une heure pour l'opération.

La pâte une fois faite, rien n'est plus facile que de faire les vermicelli, les macaroni, les lazagnes & autres pâtes: cela ne dépend que de la différence des moules, *trafila*, par lesquels on fait passer la pâte en la pressant dessus.

Il se trouve des presses dont la vis est verticale, & d'autres où la vis est horizontale, pour les pâtes que l'on coupe avec une espece de couteau attaché au centre de ce moule, & que l'on fait tourner comme une manivelle; & la vis de la presse pour les pâtes longues, vermicels, lazagnes & macaroni, est verticale, & l'on ne coupe ces pâtes qu'en les cassant avec la main contre le moule.

Pour faire les vermicels, on met dans le fond de la cloche du pressoir le moule & on place un cercle de corde sur ce moule, pour boucher plus exactement la jointure du moule & de la cloche, après quoi on partage en morceaux la pâte dont on emplit la cloche; on couvre avec un linge la pâte, au niveau du bord supérieur de la cloche: on passe dessus ce qu'on nomme *le cordeau*, & l'on ajoute à la partie inférieure de la cloche un réchaud courbe en deux parties, qui rapprochées, entourent exactement l'extrémité de la cloche.

Tout étant dans cet état on visse la presse, pour serrer la pâte dans la cloche, & lorsqu'on vient à éteindre par un levier, dont l'extrémité est attachée par une corde autour, qui est une poutre posée perpendiculairement, qu'on tourne par le moyen d'un autre levier, cela fait sortir par les filieres du moule la pâte amollie par la chaleur du réchaud ; elle fort en filieres, qui repliées ont la figure de vermifleaux, ce qui a fait donner à cette préparation le nom de *vermicelli* : on le nomme auffi *millefanti* & *tragliarini*.

Toutes les fois que l'on fait des pâtes il faut toujours en rejetter ce qui commence à fortir des moules, quelque propre qu'il foit ; c'eft une obfervation à faire, car la propreté eft une chofe effentielle dans leur fabrication. Quand les vermicels font fortis de la longueur d'environ un pied, on les coupe, c'eft-à-dire on les détache, en les empoignant légérement, à la partie fupérieure, & les caffant proche du moule, par une petite fecouffe ; on couche à mefure chaque poignée de vermicels fur du papier ; cependant avant de les couper il faut avoir la précaution de les refroidir, en agitant l'air autour avec un éventail de carton, autrement ils ne cafferoient pas net, fe rejoindroient & formeroient ce qu'on appelle faire la meche.

Enfin, pour donner la derniere façon aux vermicels, on les prend par petites pincées, & on les plie en ferpentaux, les pofant adroitement fur des feuilles de papier étendues fur des efpeces de claies de fil d'archal, & où on les laiffe fécher, en fufpendant ces claies dans l'air. Il arrive quelquefois que la pâte eft naturellement un peu jaune, parce que la femoule dont on s'eft fervi pour la faire l'étoit, & c'eft la meilleure ; mais quand on veut avoir du vermicel jaune, on peut mettre du fafran dans l'eau, à la dofe de deux ou trois gros fur cinquante livres de pâte ; on délaie pour cet effet le fafran dans l'eau avec laquelle on doit pêtrir la femoule ; on fait dans la femoule le puits, on y place le fafran, & l'on verfe dedans par parties l'eau chaude en diffolvant le fafran, enfuite on y délaie le levain avec la femoule ; on pêtrit promptement & on brie la pâte, comme on fait

pour les vermicels simples ; lorſqu'on a de la ſemoule
tachée , bonne d'ailleurs , on l'emploie à faire des vermicels au ſafran.

Pour faire un *potage avec des vermicels* on en prend
la quantité d'une demi-livre , on les jette dans l'eau
bouillante , & enſuite dans de l'eau fraîche , après quoi
on les fait égoutter ſur un tamis , & on fait cuire dans
d'excellent bouillon , pendant une heure ; on dreſſe
& on ſert avec un peu de bouillon , jus de veau , coulis
blanc ou autre : on les garnit quelquefois de Parmeſan rapé , ou autre fromage.

La pâte pour faire le macaroni eſt la même que
celle pour faire les vermicels , & pour les lazagnes ; il
faut ſeulement qu'elle ſoit un peu moins ferme pour
le macaroni : on y emploie un peu plus d'eau , la pâte
ſe rejoint pour lors à meſure qu'elle ſort du moule ,
& forme un petit cylindre creux , qui eſt la forme
des macaroni ; ils ſe font dans un moule , par une
méchanique tout-à-fait curieuſe à voir.

On met au fond de la cloche du preſſoir le moule
des macaroni , enſuite on ajuſte deſſus , entre le moule
& la cloche , la corde , après quoi on remplit la cloche de pâte , ſur laquelle on étend le linge , par-deſſus
laquelle on place le rondeau , pour empêcher que la
pâte , fortement preſſée , ne ſorte par les jointures ,
en même tems que par les trous du moule.

On n'oubliera pas d'ajuſter le rechaud autour de la
partie inférieure de la cloche où eſt le moule ; parce
que le feu eſt encore plus néceſſaire pour les macaroni que pour les vermicels , puiſqu'il ne faut amollir
la pâte des vermicels uniquement que pour paſſer par
les filieres de leur moule , tandis que pour les macaroni il faut amollir la pâte , & pour qu'ils paſſent
par le moule , & pour qu'ils ſe rejoignent chacun en
ſortant , afin de faire un cylindre creux : il eſt néceſſaire que les pâtes ſoient naturellement un peu groſſes,
puiſqu'elles s'amolliſſent ainſi par la chaleur , & que
le froid les durcit.

On dit que les macaroni font le mets des heureux ; mais en revanche ils ne forment pas le mets des fains, ou de ceux qui veulent être fains, car les ragoûts des macaroni affaifonnés avec du fromage portent de la corruption dans le fang, & rendent glaireufes les liqueurs du corps qui s'en nourrit, ce qui occafionne différentes maladies.

Quand on mange les macaronis fimples, fans aucun affaifonnement, cuits feulement dans du bouillon, ou dans du lait, ou dans de l'eau, ils font pour lors d'une digeftion difficile, d'autant que les farineux, qui n'ont pas fermenté, font pour l'ordinaire venteux & difficiles à digérer, non-feulement dans les premieres voies, mais auffi dans les vaiffeaux fanguins & lymphatiques : auffi forment-ils des embarras dans les vifceres, lorfqu'on en prend en trop grande quantité, & il eft beaucoup plus difficile de remédier aux maux qui viennent de la réplétion des farineux, qu'à ceux qui viennent des autres alimens, quoique moins fains ; les acides végétaux huileux, comme eft le vinaigre & la crême de tartre, qui rend diffolubles la partie collante de la farine, font propres à remédier à ces maux.

Les lazagnes font des efpeces de rubans ; elles font en façon de grands lacets plats, qu'on façonne quelquefois différemment à leurs bords en les échancrant & les feftonnant ; on prépare la pâte avec de la femoule pour faire des lazagnes, comme on fait pour les vermicels & les macaroni ; on en remplit de même la cloche du preffoir, après avoir pofé les moules des lazagnes, & l'on opere comme pour faire les macaroni & pour les vermicels.

Il faut l'eau plus chaude pour la pâte des lazagnes, & celle des macaronis, que pour les vermicels, où plus l'eau eft chaude, moins elle fait blancs les pâtes & pains.

Pour ne pas déformer les lazagnes en les coupant au fortir du moule, il faut les éventer auparavant pour les refroidir ; à l'inftant même que les lazagnes font faites, ont les met fécher feulement à l'air. Il fe fait plus de déchet des lazagnes en féchant, qu'il ne s'en fait des vermicels & des macaroni, parce que les lazagnes fe-chent plus que les autres pâtes, fur-tout plus que les macaroni. Les pâtes font plufieurs mois à fécher ; fi l'on en ufe avant qu'elles foient feches, elles ne font point fermes, elles ne confervent point leur forme en bouillant, & enflant dans le bouillon, elle fe met-tent en une efpece de bouillie qui n'eft pas fi bonne.

Le déchet des pâtes en féchant eft ordinairement de la quantité d'eau qu'on a employée à les faire ; c'eft-à-dire, fi on a pris cinquante livres de femoule pour faire la pâte, on n'a plus que cinquante livres de ver-micels, ou de macaroni, ou de lazagnes, dans l'état fec.

On eft pour l'ordinaire deux heures à faire paffer cinquante livres de pâte par les moules, foit par ceux des vermicels, foit par ceux des macaroni, foit par ceux des lazagnes: ces deux heures jointes au tems pour fabriquer la pâte, font cinq ou fix heures, qui eft tout le tems néceffaire pour faire ces différentes pâtes.

Les Vermiceliers emploient ordinairement, pour graiffer la vis de leur preffe, de la cervelle de bœuf, qu'ils font auparavant cuire dans de l'eau, qu'ils laiffent enfuite égoutter, après quoi ils la pilent, & y mêlent un peu d'huile.

De tout ce que nous venons de dire il réfulte que les vermicels, les macaroni, les lazagnes, & autres pâtes, ne font point des compofitions différentes les unes des autres: elles ne different entr'elles que par la forme qu'on donne à la pâte en la moulant, ce qui y fait plus qu'on ne croit communément.

On peut donc donner à la pâte toute forte de fi-gures. Les ouvriers en pâtes fines, en font dans le royaume de Naples de plus de trente fortes différen-tes, telles font les *fadelini, fementalle, punte - d'aghi ſtellucce*, *occhidi perdici*, *ſtelette*, *vermicelli*, &c. Ces pâtes ſont plus fines, parce que les ſemoules avec leſquelles on les compoſe ſont plus fines, & ont été ſaſſées plus de fois. Chaque fois que l'on paſſe la ſemoule par un ſas ou crible, c'eſt ce qu'on nomme une *ſaſſée*; on dit: *cette pâte eſt d'une ſemoule de tant de ſaſſées*. La plus fine ſemoule eſt la *ſemoletta rarita*, dont on ſe ſert pour faire les plus fines, & que l'on travaille plus : ce ſont les plus délicates.

Avec les pâtes qui ne ſont pas fines, on fait les *macaroni*, *trenete*, *laʒaguette*, *pater noſter*, & *reccidi foratana*.

On fait non-ſeulement avec la même pâte, mais auſſi avec les mêmes moules, différentes ſortes de pâtes; celles dont nous venons de parler different ſeulement par le tems où on les coupe. On fait des *étoilettes*, quand on coupe la pâte, dès qu'elle ſort du moule d'une demi-ligne; ſi on les coupe à une ligne & demie ou deux lignes, c'eſt ce qu'on nomme des *pater noſter*, qui ſont de la groſſeur des grains de chapelet, & ce ſont des *corals* lorſqu'on les coupe à environ deux lignes & demie. Ce moule eſt formé de façon qu'il y a des crénelures le long des *corals* & des *pater noſter*: ces rayures forment auſſi les rayons des étoilettes. Il y a un petit ſtylet dans chaque trou de ce moule, qui fait que ces pâtes ſont percées comme les les macaroni. On donne auſſi aux pâtes les figures, ſoit de légumes, comme de lentilles, &c. ſoit de poiſſons, comme de ſoles, &c. Autrefois ces pâtes figurées étoient très en uſage, on en ſervoit même des repas entiers. Le Roi, la Reine & la Famille royale n'étoient ſervis, le Vendredi-Saint, à leur grand couvert, qu'en pâtes figurées en poiſſons & en légumes. En 1762 cet uſage a été ſupprimé, auſſi préparoit-on moins bien ces pâtes qu'autrefois: on compoſoit ſeulement de pâtes plates, telles que celles en ſoles, avec de la farine pétrie ferme avec de l'eau & du ſel; enſuite on les sculptoit avec un petit couteau, pour imiter la figure du poisson.

A l'égard des pâtes relevées, telles que celles en merlans, on prenoit des carottes ou des panais cuits dans l'eau, on les tailloit selon la figure qu'on vouloit leur donner, & on les enveloppoit d'une pâte composée de farine, pêtrie avec du vin blanc. On faisoit frire dans l'huile ces pâtes différemment figurées, & on les servoit toutes chaudes.

En parlant ici des panais, nous observerons que M. Meyer n'a tiré, suivant ses expériences chymiques, qu'une très-petite quantité de principe nutritif de cette plante, & même beaucoup moindre que celle qu'il a tirée des raves.

En général les pâtes sont beaucoup moins employées à présent qu'autrefois : leur usage est tombé en France, à proportion que l'usage du pain est augmenté; & l'usage du pain y a augmenté à proportion qu'on a appris à le faire.

La plupart des pâtes dont on se sert actuellement chez les Grands, sont composées & préparées dans les cuisines : pour les faire, on choisit de la meilleure farine, telle que celle qui se nomme du *blanc bourgeois*; on la pêtrit avec des œufs sans eau, & on en fait une pâte ferme, qu'on manie fortement. Il y en a qui y ajoutent aussi un peu de beurre, & même de la crême sur la fin de ce travail, ensuite on applatit cette pâte également avec un rouleau, en galete la plus mince que l'on peut : on la taille ainsi applatie par les bords, & on en forme un petit quarré; on poudre un peu de farine dessus, & l'on roule un quarré sur lui-même, puis on coupe par un bout ce morceau de pâte roulé, en filets, comme des vermicels : c'est ce qu'on nomme des *nouilles*. On coupe aussi ce rouleau de pâte en tranches de deux à trois lignes de largueur, & on les étend : si l'on veut les laisser en lazagnes, on les découpe par les bords pour le festonner, ou bien on roule ces petites bandes de pâte fuivant leur longueur, avec une efpece de groffe aiguille, pour en faire des macaroni. On fait avec les nouilles, coupées menu en grains, une efpece de femoule compofée, que l'on nomme *cachou* en Pologne.

Pour achever de préparer ces pâtes, on les met dans de l'eau bouillante fur le feu, & on les y tient deux ou trois minutes, pendant lequel tems on entretient l'eau toujours bien bouillante ; on a foin de l'agiter continuellement avec une écumoire, qu'on enfonce à plat, & qu'on releve promptement, comme pour battre l'eau, afin d'empêcher, par le mouvement qu'on lui donne, que les lazagnes ou les macaroni ne fe prennent & ne fe collent ; enfuite on les jette dans une paffoire, & de la paffoire auffi-tôt dans de l'eau froide, où on les agite : enfin on les retire & on les met fécher.

On donne auffi le nom de *macaroni* aux lazagnes compofées dans les maifons particulieres : en général on donne en France aux pâtes d'autres noms que ceux de *macaroni*, *vermicel* & *femoule*. Quelques perfonnes prennent la femoule pour une efpece de pâte compofée ; mais, comme on l'a pu voir, la femoule n'eft autre chofe qu'un gruau de froment purifié.

Les pâtes compofées font infiniment meilleures au goût que les pâtes fimples, d'autant qu'elles fe trouvent affaifonnées, & qu'elles fe mangent toujours récemment faites ; mais auffi elles ne fe gardent pas longtems, conféquemment elles n'ont pas l'inconvénient qui fe rencontre dans les pâtes fimples, qui eft d'être fujetes à avoir le goût de pouffiere, quand elles font très-vieilles, & d'être dévorées par les infectes.

Toutes ces différentes pâtes fe mangent en général dans la foupe graffe ; mais elles ne fouffrent aucun mélange : on met du bouillon clair dans un plat, fur un fourneau, on y jette les pieces de pâte que l'on veut ; à mefure qu'on les arrofe & qu'elles fe détrempent, elles se gonflent, sans se dissoudre, sans se durcir ; mais quand on s'apperçoit qu'elles sont à-peu-près suffisamment humectées, c'est dans ce moment qu'elles ont acquis toute la qualité qu'elles peuvent avoir, & il faut les servir. On en fait encore une fort bonne entrée, lorsqu'on ne peut pas en manger dans le potage : on les fait détremper dans de l'eau chaude, on les étend alors sur un plat, & l'on rappe dessus du fromage, avec lequel on mêle un peu de poivre & d'épices, pour lui donner du haut goût ; c'est ce que nous avons déjà observé plus haut : on y met du beurre & on les fait aussi bouillir pendant un quart-d'heure entre deux plats ; on les fait cuire un quart-d'heure & on les retire du pot en même tems en différens plats. Le peuple les mange fort simplement ; mais on a vu faire de grands repas avec des mets de ces sortes de pâtes accommodées différemment.

Il y a dans le Levant un gros bourg, qu'on nomme Memchié ; on y fait une espece de pâte singuliere, connue sous le nom de nedé, & qu'on ne trouve que dans cet endroit. Cette pâte se fait de grains de froment ; on les fait germer, en les trempant dans l'eau pendant quelques jours ; on les laisse sécher ensuite, & étant séchés on les broie sous la meule, puis on les jette dans une chaudiere pleine d'eau, pour les faire cuire jusqu'à une certaine consomption. De tous ces apprêts il se forme une espece de confiture très-douce & très-agréable, quoique sans sucre & sans miel : les gens du pays en font grand cas, & en font fort friands.

Avant de finir l'article du bled de froment, nous observerons qu'autrefois les anciens faisoient avec le bled épautre un gruau, qui étoit aussi à la mode que chez nous le gruau d'avoine.

La cinquieme plante farineuse dont nous ferons mention ici, est la manne de Pologne, *festuca fluitans. Linn.* Sa graine est fort petite ; mondée, c'est un gruau très-délicat, que les Polonois préferent au riz, & préparent avec du lait : il se vend à Jena, chez les Droguistes, sous le nom de schwader. Les parties farineuses de ce gruau sont très-nourrissantes, & néanmoins ne sont pas si visqueuses que celles qui se trouvent dans le millet, le panicaut, ou le riz ; aussi l'aliment qu'elles fournissent est-il d'une plus facile digestion ; il n'enfle point le ventre, & est moins astringent que le riz. Les meres de familles & les Cuisiniers achetent souvent de cette graine pour en préparer, selon l'art, des bouillons agréables au goût & salutaires au corps, avec de la viande de bœuf ou de volaille, & un peu d'aromates ; & pour rendre ces bouillons meilleurs, ils y ajoutent des feuilles & des racines de céleri. En Silésie on fait encore, avec la farine de cette graine & du lait, des bouillies qui sont très-bonnes à manger.

La sixieme plante est la manne terrestre, *panicum sanguinale. Linn.* On fait en Pologne avec la graine de cette plante, de méme qu'avec celle de la précédente, une espece de gruau.

La septieme plante qu'on met au rang des farineuses, est le millet, le mil, *panicum miliaceum. Linn.* On prépare, avec ce grain & du lait, une espece de bouillie ; les villageois du pays Messin, ainsi que nous l'avons déjà observé dans la section du pain, sont fort friands de cette bouillie : ils réservent même ce mets pour leurs festins. Les Tartares se servent pour nourriture ordinaire de millet préparé avec le lait de cavale ; les habitans de la Crimée, préparent avec le lait aigre & le millet fermenté, une boisson, qu'ils appellent *bola* : ils préparent aussi pour nourriture une pâte avec la farine de millet détrempée à l'eau. Le peuple en Pologne, selon M. Pingeron, prépare encore avec du millet un aliment peu coûteux, nourrissant & fort sain ; on en fait des gâteaux, des tourtes, des flones ou especes de pâtisseries dans des terrines de terre plate, qu'on nomme *millassieres* ; on la réduit aussi en

farine

farine très-fine , pour en préparer des bouillies au beurre , à défaut du lait ; cependant on en fait rarement ufage à Paris , fans doute parce qu'il exige trop de précaution pour le préparer. Si on le vendoit tout préparé à Paris , il pourroit y être d'une grande utilité dans les années de difette ; les marchands de comeftibles trouveroient leur compte à tenir de la farine de millet & de la nourriture toute préparée avec cette farine en gâteaux , bouillies & pain , d'autant qu'au prix qu'elle coûte en province elle pourroit procurer au pauvre une nourriture abondante , peu coûteufe & paffablement faine. On pourroit même en faire un mets propre à fervir fur nos meilleures tables , par les différens affaifonnemens qu'on y ajouteroit.

La huitieme plante farineufe , connue en Europe , eft le millet d'Afrique , *holcus forghum. Linn.* On prépare avec ce millet mondé , des mets qui reffemblent affez au riz ; on en fait une efpece de bouillie excellente , d'un goût exquis & très-alimenteufe : plufieurs perfonnes préferent même cette bouillie à la meilleure préparation de riz : cinq livres de farine , avec fuffifante quantité de lait , peuvent fournir un repas au moins à vingt-cinq perfonnes. Pour en ufer ainfi en guife d'alimens , on nétoie le grain de fa coque , on le réduit en une efpece de gruau ou de groffe farine , & on s'en fert en potage , par préference , plus qu'en pain ; ils eft pour lors d'une grande épargne : une livre de ce gruau , qui fe vend au plus trois fols , peut donner fix terrines de potage ; ce millet foifonne en cuifant , & il ne lui faut qu'un inftant pour acquérir fon vrai degré de cuiffon. On affocie quelquefois la farine de ce millet avec celle du bled de Turquie ; ce potage en eft pour lors très bon , au lieu que le bled de Turquie fans millet eft trop fort : on peut en donner en campagne aux journaliers & aux pauvres du lieu. On a obferve que la graine de ce millet, de même que du précédent, émondée & cuite avec du lait, est diurétique & resserre le ventre.

Les Sauvages rôtissent le millet sur le charbon, & le mangent ; les Galibis en font du palinot, espece de biere. On fait avec la farine du mil, du *mateté*, & des especes de *langou*, qui valent bien les especes de cassave, faites avec la farine de manioc. On met dans les langous, faits de farine de mil, de l'huile de palmier d'aovara : les negres s'en nourrissent aussi.

Le dora est aussi une espece de millet d'Inde, qu'on cultive en Egypte & en Ethiopie, ou pour mieux dire, c'est un vrai sorgho ; il croît à la hauteur de huit à dix pieds, sur une tige nouée & ligneuse, comme le roseau : sa graine est à la cyme, formant un bouquet bien rangé & unique sur chaque tige. Le dora est mûr en Novembre & Décembre ; si-tôt qu'il est mûr on fait percher des enfans tout autour, sur des monceaux de gazon, pour écarter les oiseaux par le bruit de leur voix, & le claquement continuel de leurs frondes : ces enfans continuent cet exercice jusqu'à ce que le millet soit en état d'être coupé.

On fait avec la graine du pain qui est assez bon, quand il est frais ; mais qui devient insipide après un jour, de sorte qu'on n'en peut plus manger ; les habitans font ce pain en forme de gâteau, fort large & de l'épaisseur d'un écu ; ils en préparent aussi une espece de biere épaisse & d'un très-mauvais goût : comme cette biere ne se conserve pas, on est obligé d'en faire presqu'à toute heure. Un homme de ce pays-là, qui a du pain de *dora*, & une calebasse pleine de cette désagréable liqueur, dont il boit souvent, jusqu'à s'enivrer, se croit heureux & en état de faire bonne chere. Voici actuellement la méthode qu'on emploie pour préparer cette biere : ils font rôtir au four la graine de *dora*, ils la jettent ensuite dans de l'eau froide, & après vingt-quatre heures ils en boivent.

Nous placerons dans le neuvieme rang des plantes farineuses, l'orge, *hordeum diſtichum* : ce grain mêlé avec le froment, ainſi que nous l'avons obſervé dans la ſection du pain, fait un pain aſſez paſſable ; mais ſeul il en fait un qui n'eſt pas, à beaucoup près, ſi eſtimé. L'orge n'a pas les mêmes vertus que le froment, qui échauffe ; mais de quelque maniere qu'on le prépare il a une qualité toute oppoſée, qui eſt de rafraîchir ; on le dépouille de ſa peau, & on en fait ce qu'on appelle *orge mondé*, ou *orge grué*. Cette nourriture eſt excellente pour les perſonnes infirmes ; l'orge eſt encore fort recherché pour faire de la biere, ainſi que nous le dirons dans le paragraphe II, en parlant des *boiſſons*.

Le maza ou maſſe, huile des anciens, étoit compoſée de farine d'orge rôtie, mélée & pêtrie avec quelques liqueurs, comme de l'eau, de l'huile, du vin cuit, du miel, &c. On faiſoit auſſi une bouillie d'orge, appellée *polenta* : l'orge entroit autrefois dans la liqueur fraîche, qu'on nommoit orgeade, différente néanmoins de notre orgeat ; ce dernier, dont on fait tant d'uſage pour déſaltérer agréablement, doit avoir pour baſe la décoction d'orge. La crême d'orge des anciens n'eſt autre choſe que de l'orgeat ; on prépare en Allemagne & en Flandre un orge réduit en grains ronds très-blancs, de la groſſeur d'un grain de millet : c'eſt ce qu'on nomme *orge perlé*, parce qu'il reſſemble groſſiérement à des perles. On le fait avec l'orge mondé, que l'on met ſous une meule ſuſpendue ; le grain étant briſé en partie, on paſſe au crible ce qui a échappé à la meule. Les Allemands en font beaucoup plus d'uſage que nous ; ils en mangent en bouillie, au lait, & quelquefois avec du bouillon des viandes : on eſtime beaucoup l'orge qui eſt préparé à Strasbourg, il s'y vend même fort cher ; en faiſant torréfier l'orge, on peut l'employer comme le café.

Pour avoir de *l'orge mondé*, lavez-le & le nétoyez

bien ; faites-le bouillir doucement dans l'eau, pendant cinq ou six heures, jusqu'à ce qu'il soit réduit en crême ; mettez-y en commençant un peu de beurre bien frais, & sur la fin un peu de sel : lorsque vous voulez rendre cette bouillie plus agréable, vous y mettez quelques amandes avec un peu de sucre. Si vous la voulez rafraîchissante, vous y mettez des graines de melon & de citrouille, mondées.

A l'égard de l'*orge passé*, rien n'est plus facile que de s'en procurer : apres l'avoir préparé, comme pour l'orge mondé, vous le passez à l'étamine : il nourrit pour lors moins ; mais si, après l'avoir passé, on le fait épaissir sur le feu, il devient aussi nourrissant que l'orge mondé, si l'on en prend la même quantité. On peut mettre du lait dans ces différentes préparations, elles en sont plus agréables au goût.

M. Vallet, Curé de Colombé, a publié dans notre journal de *la Nature considérée*, année *1776*, une excellente maniere pour préparer une farine d'orge très-renommée pour les maux de poitrine & le ménage : » il y a, dit-il, plus de trente ans que j'apprête de cette farine pour mon usage domestique ; une personne à qui j'en avois donné, en avoit accroché dans un petit sac à un plancher, pour la préserver de l'humidité & des souris. On oublia ce sac ; dix ans après on le découvrit par hasard ; on goûta la farine, elle étoit aussi bonne que dans sa fraîcheur, ne différant de celle qu'on vend à Grenoble, qu'en ce que celle-ci a un goût de canelle. Je ne mets point, ajoute M. Vallet, de cette épice dans la mienne ; celle-ci est excellente au gras, elle est bonne cuite avec du lait ou avec de l'eau, un peu de sel & du beurre : dans un quart-d'heure, vous en avez un potage cuit. On la donne avec du bouillon gras à un malade presqu'à l'extrêmité ; elle est fort nourrissante, fortifie l'estomac ; il n'en faut qu'une cuillerée pleine pour lier le bouillon : on en met deux pour une personne en santé, ces doses suffisent par écuellée de bouillon. Voici actuellement, continue M. Vallet, la maniere de la préparer : vous prenez quatre quarteaux d'orge, sans aucune mauvaise graine, l'hivernale est à préférer : vous la faites moudre le plus finement que vous pouvez, vous la passez au blutoir : si la farine est encore trop grosse, vous la passez au tamis, vous faites un sac quarré avec une serviete usée, vous y mettez votre farine, de façon qu'elle puisse entrer aisément dans un chauderon : vous faites un bon cercle en paille, que vous cousez au sac, afin que la toile ne touche pas le fond du chauderon : vous applatissez avec les mains, autant qu'il vous est possible, la farine dans le sac, elle ne sauroit être trop pressée. vous attachez fortement votre sac avec une ficelle ; il faut que le chauderon soit assez large & assez haut pour que le sac ait deux ou trois pouces d'eau tout autour & au-dessus de la ficelle : vous versez de l'eau bouillante, jusqu'à près de moitié du vase, vous y placez votre sac, & vous l'assujétissez avec une planche & un bâton fourchu, appuyé par l'autre bout contre l'anse de votre chauderon sur le feu. Vous avez toujours de l'eau bouillante prête, pour remplir le chauderon, que vous ferez bouillir pendant neuf heures sans discontinuer : après quoi tirez le sac, décousez-le sur le champ, coupez toute la farine mouillée, que vous mettrez dans de l'eau froide, pour la manger bientôt en soupe : le reste de la farine n'est qu'une masse, que l'on coupe en morceaux de la grosseur du poing : vous rangez ces morceaux sur une planche, ou dans une paillasse, pour les mettre sécher au four, après qu'on en a tiré le pain ; le four ne doit pas être extraordinairement chaud : lorsqu'il est refroidi, vous mettez vos morceaux de farine dans un sac, que vous conservez en lieu sec : cette farine se garderoit alors vingt ans.

Lorsque vous voulez en faire un potage, vous en pilez un morceau dans un vase : au lieu de mettre de la canelle pilée dans la farine, vous en mettez un petit morceau dans le bouillon, qu'on fait bouillir avant d'y jetter la farine ; jamais on ne la met à froid : en la verfant dans le pot on la remue un inftant avec une cuiller.

Comme l'économie ne permet pas de rien laiffer perdre, ajoute M. Vallet, il faut faire cuire le fon qu'on en a féparé avec des chardons dont on nourrit les pourceaux, le chardon les engraiffe ; fi l'on n'en a point, on mêle ce fon avec d'autres herbes, ou on le fait manger aux bêtes à corne.

Il y a une efpece d'orge qui fe nomme *orge riz*, dont ont fait récolte avec fuccès en Bretagne, Bourbonnois & Nivernois : on l'y feme au mois de Mars, quelquefois même en Février, & dès la Touffaint, dans les terreins médiocres : chaque grain dans un bon terrein produit ordinairement douze tuyaux d'environ deux pieds & demi de hauteur ; l'écorce du grain eft fine : ce grain rend plus de farine que l'orge, & cette farine eft plus blanche ; le pain qu'elle donne a bon goût, & eft auffi blanc que celui de froment : la récolte de ce grain, qui fe fait dans le même tems que celle des autres grains, eft double au moins de celle de l'orge ordinaire ; on n'en doit donc pas négliger la culture.

La dixieme plante farineufe, dont nous ferons mention ici, eft le panis ; *panicum germanicum paniculâ minore. Pin.* Le panis d'Allemagne fe mange avec le lait, & celui des Indes avec le fuc du *calappus*, ou coco ; mais il faut de la graiffe pour le préparer, car il feroit trop fec à manger. Quand on mange le panis des Indes trop chaud, il donne la colique : le panis d'Italie, *panicum Italicum feu paniculâ majore*, fe mange, ainfi que celui d'Allemagne, mondé & cuit à l'eau, au lait, ou au bouillon. On en faifoit autrefois ufage pour faire du pain, ainfi que nous l'avons dit.

La onzieme plante farineufe eft le riz, *oryfa fativa.*

Linn. Le meilleur riz eſt celui qui n'a pas l'odeur de la poudre ; celui qui nous vient du Piémont eſt moins blanc que celui de la Caroline ; mais il eſt de meilleur goût & plus nourriſſant. On pourroit faire de fort bon pain avec la farine de riz : il en tient même lieu dans les Indes, étant préparé de diverſes manieres. Non-ſeulement les habitans de ces contrées en font des gâteaux & des bouillies, mais ils en tirent encore une liqueur vineuſe, qu'ils appellent *arak* ou *arach*, & qu'ils chargent de ſucre & de divers aromates, ainſi que nous le dirons ci-après, en traitant des boiſſons. On fait uſage en France du riz, en le faiſant cuire dans du bouillon, qu'il blanchit ſans lui donner de mauvais goût : on en fait de la panade, de la bouillie, une eſpece de crême ; quoique ce ſoit un bon aliment pour toutes ſortes de perſonnes, il convient ſinguliérement à celles qui ſont épuiſées.

Les Turcs préparent avec le riz un mets dont ils font continuellement uſage, & qu'ils appellent *pilen* ; ils prennent du riz, & après l'avoir lavé pluſieurs fois dans l'eau, ils le font cuire avec du jus de viande, & l'aſſaiſonnent avec du ſel & du ſafran : c'eſt ce mets qui eſt chez eux ſi vanté.

Les Cuiſiniers Chinois préparent avec de ſimples feves, qui viennent dans leur pays, ou qui leur viennent de *Chantong*, & avec de la farine qu'ils tirent de leur riz & de leurs bleds, une infinité de mets tous différens les uns des autres à la vue & au goût.

Dans l'iſle de Ténériffe on a le ſecret de faire un aſſez bon vin avec une eſpece particuliere de riz différent du commun ; & de la lie de ce vin ils en tirent une eau-de-vie, qui n'eſt guere moins forte que la nôtre : voyez ce que nous en dirons en parlant des boiſſons.

Le riz eſt encore la nourriture la plus ordinaire de Maduré ; ceux qui ſont à leur aiſe lui font un court-bouillon, ou bien une ſauce de viande, de poiſſon ou de légumes : quelquefois ils le mangent avec des herbes cuites , en forme d'épinards , ou bien avec une efpece de petites feves , qui fe cuifent comme nos feves ordinaires ; mais tout cela s'apprête à l'Indienne , c'eft-à-dire fort mal : on le mange encore avec du lait , q elquefois on fe contente d'y jetter un peu de beurre fondu : pour ce qui eft des pauvres & des gens du commun , ils ne le mangent qu'avec quelques herbes cuites , & avec du petit lait , ou fimplement avec un peu de fel.

C'eft une opinion répandue dans le public que le riz engraiffe ; auffi les femmes de la Cour & de la ville en ufent fréquemment, le prennent fur-tout dans du lait & beaucoup de fucre.

On eft dans l'ufage de *monder* ou *blanchir* le riz avant de nous l'envoyer. Après l'avoir laiffé plufieurs années en paille , on procede à cette opération ; on le pile dans des mortiers de bois : ces mortiers doivent être faits à-peu-près en poire , qui auroit la tête en haut ; la profondeur qu'on leur donne ordinairement eft de quinze pieds ; le plus grand diametre a un pied & le plus petit diametre eft diftant d'environ dix pouces du point le plus bas du fond du mortier : l'ouverture ne doit pas avoir plus de huit pouces.

La maniere de faire ces mortiers dans les colonies, eft de percer perpendiculairement, dans un cœur d'arbre, de groffeur fuffifante, un trou de tariere , long de quinze pouces, dans lequel on enfonce à coin perdu, une cheville d'ébene, ou de tout autre bois coloré : cette cheville, qui marque le centre, guide jufqu'à ce que le mortier foit fini. Pour ne le pas creufer plus d'un côté que de l'autre, ni plus profondément qu'il ne doit l'être, on commence à creufer avec la hache ou le cifeau, & on perfectionne le mortier avec une gouge courbée : en Europe on pourroit les creufer fur le tour. La proportion que l'on donne ici pour la forme des mortiers, eft la meilleure ; ceux qui font trop en pointe, de même que ceux qui font trop plats, brifent trop le riz.

On met du riz en paille dans le mortier, jusqu'à la distance de deux pouces & demi ou trois pouces du bord, & l'on frappe dessus avec un pilon à deux têtes de cinq pieds de long, & dont chaque tête ait quatre pouces de diametre: l'action du pilon fait tourner le riz, qui retombant toujours dessous le coup, au milieu du mortier, se monde avec beaucoup de facilité.

Cent livres pesant de riz en paille rendent communément depuis soixante-quinze jusqu'à quatre-vingt livres de riz blanc: un fort travailleur peut préparer ainsi soixante à soixante-dix livres de riz blanc par jour, si c'est du riz rond; mais si c'est du riz long, qui a une pellicule rouge collée sur le grain, le travailleur n'en peut guere blanchir que cinquante livres: on arrange aisément, autour du mortier, jusqu'à trois travailleurs, qui s'entendent pour frapper alternativement: l'ouvrage va plus vîte, & les fatigue moins.

Il seroit très-difficile en Europe d'adapter les pilons à un moulin, qui les éleveroit & les laisseroit tomber, en sorte qu'il n'y auroit d'autre travail que celui de charger & de vuider les mortiers; lorsqu'on a fait piler une quantité considérable de riz, on le fait vanner dans de grands plats d'un bois léger, & l'on en retire, outre le grain blanchi, une espece de farine, qui est proprement le germe du riz: cette farine sert à faire une bouillie très-délicate, & d'une digestion facile, excellente pour la nourriture des enfans, pour les malades; on la conseille sur-tout aux personnes attaquées de la dyssenterie, ou du flux de sang, ou qui ont mauvais estomac. Le riz blanc peut se conserver encore plusieurs années dans un lieu sec, en le vannant au moins deux fois par an. Si on négligeoit de le vanner, il contracteroit un goût de poussiere désagréable : le soin de le vanner en chasse un petit insecte noir un peu plus gros que la mite, qui attaque quelquefois le riz blanc dans les climats chauds.

Plusieurs expériences prouvent que la farine de riz

n'eſt pas propre à être mélangée avec aucune autre farine, pour en faire du pain cuit au four; elle demeure compacte & ne leve pas.

Il eſt à obſerver qu'avant de faire cuire le riz il faut toujours le laver en deux eaux, pour en bien enlever la pouſſiere qui s'y attache aiſément: on le fait tremper quinze ou vingt minutes dans une quantité d'eau ſuffiſante pour ſurnager le riz au moins de deux pouces; dans cet état de cuiſſon il eſt très-bon, ſoit avec un peu de ſel, ſoit dans différentes ſauces, ſoit dans le café au lait, ſoit dans le café battu avec des jaunes d'œufs, eſpece de ragoût qu'on fait ſouvent dans les Colonies, & qui eſt très-nourriſſant.

On en fait encore une eſpece de gâteau qu'on nomme *pain de riz* : pour faire ce pain, on met cuire le riz avec une plus grande quantité d'eau que pour le manger en grain ; lorſqu'il eſt bien cuit, & quand l'eau eſt tarie, on le pétrit, ſoit avec les mains, ſoit avec un pilon deſtiné à cet uſage, & quand il eſt bien pêtri, on le remet dans la marmite, ſur la cendre chaude, pour achever de deſſécher toute l'eau. Ce pain bien fait, ſe garde deux ou trois jours tout au plus, dans les Indes, à cauſe de la grande châleur ; s'il n'eſt pas bien fait, il aigrit du jour au lendemain, mais il ſe conſerveroit plus long-temps en Europe.

Les Continuateurs de la matiere médicale de Geoffroy, rapportent la préparation d'un *potage au riz*, qu'ils diſent être d'une excellente qualité : on prend une boule d'étain trouée par en haut, & de capacité à contenir trois ou quatre onces de riz au plus; toutes les fois qu'on veut s'en ſervir il faut avoir ſoin de la bien écurer & laver tant en dedans qu'en dehors, enſuite on y met ſeulement une ou deux onces de riz, parce qu'il ſe gonfle toujours en cuiſant, & on le jette dans le pot où ſe fait le bouillon, environ deux heures après l'avoir écumé : dès qu'il a acquis les degrés de coction & de consistance qui lui sont nécessaires, on en retire la boule d'étain, & pour lors le riz se trouve être cuit dans sa perfection : il blanchit le bouillon, sans lui donner de mauvais goût. On répand ordinairement le riz sur le potage ; quelquefois on le mange seul, après l'avoir fait mitonner, en versant du bouillon dessus : on peut y ajouter une pincée de sel, un peu de canelle & quelques cuillerées de restaurant ou de jus de veau, pour le rendre plus nourrissant & plus agréable. Lorsqu'on veut manger le riz en forme de panade claire, on prend ces deux onces de riz cuit, on les met dans une écuelle, on les écrasse avec la cuiller & on les fait mitonner avec du bouillon, en y ajoutant quelques zestes de citron, avec une pincée de muscade rapée, pour en relever le goût. L'avantage qu'il y a de faire cuire le riz dans un boule d'étain, c'est qu'il en devient plus tendre & fort blanc ; il a toujours un goût plus exquis, & ne sent jamais la fumée ni le brûlé, parce qu'il est fait au bain-marie : d'ailleurs il ne coûte ni soin ni peine, au lieu qu'en le préparant à l'ordinaire, on est presque.toujours occupé à le faire cuire, & à le remuer de tems en tems, pendant plusieurs heures, au hasard de le faire brûler pour peu qu'on le perde de vue.

Lorsqu'on n'aura point de boule d'étain, on enfermera le riz dans une étamine, qu'on nouera de maniere qu'il y reste les deux tiers de vuide, il y cuira aussi parfaitement que dans la boule.

Dans les dernieres années de disete on a distribué, dans la Paroisse Saint-Roch, une espece de riz économique, qu'on ne sera peut-être pas fâché de connoître ici : nous allons d'abord rapporter la quantité de matieres qui entrent dans ce riz, & leurs prix, suivant les marchés ordinaires de Paris.

Riz à six sols la livre, vingt livres pesant, 6 livres ; pommes de terre, soixante-douze livres pesant, à 9 deniers la livre, font 2 liv. 14 fols. Quand elles font préparées, elles ne pefent plus que foixante livres : quatorze livres de pain à 3 f. 6 d. la livre, font 2 liv. 9 f. ; dix citrouilles ou potirons, coûtant 6 liv. ; huit bottes de navets à 1 f. 9 d. la botte, font 14 f. ; quatre livres de beurre fondu, à 12 f. la livre, font 2 l. 8 f. ; quatre livres de fel à 12 f. font 2 liv. 8 f. ; neuf feaux d'eau, pefant chacun trente-trois livres, coûtant de tranfport 4 f. ; de bois, la dixieme de la voie, à 18 liv. ici, 1 liv. 16 f. La totalité de la dépenfe pour cette foupe n'eft donc que de 21 liv.

Verfez fept feaux d'eau dans la marmite, couvrez-la, allumez le feu le foir, faites bouillir à gros bouillons ; prenez à deux reprifes différentes un feau de cette eau bouillante, lavez-en le riz, rincez-le à l'eau fraîche, mettez-le dans la marmite, modérez le feu en le couvrant, laiffez-le mitonner toute la nuit, ajoutez les matieres fuivantes, préparées la veille, ainfi qu'il fuit :

Faites tremper pendant une demi-heure les pommes de terre dans de l'eau chaude, agitez-les enfuite avec un balai ras, ou ufé, afin d'en ôter exactement toute la terre, rincez-les à l'eau fraîche, faites-les cuire & les couvrez, afin que l'eau les furnageant elles cuifent également ; lorfqu'elles feront cuites, ôtez la chaudiere de deffus le feu, inclinez-la en contenant les pommes de terre avec le couvercle, pour verfer ainfi toute l'eau ; jettez-les enfuite toutes chaudes dans un mortier, auge ou autre uftenfile fuffifant pour contenir ces pommes de terre ; pilez-les fur le champ, autrement il y auroit de la perte ; réduifez-les en bouillie, le plus exactement qu'il fera poffible ; verfez un feau & demi d'eau, délayez, broyez, & paffez-les enfuite à la paffoire, ainfi que pour faire de la purée de pois, en ajoutant à fur & à mefure un demi-feau d'eau tiede ; faites cuire dans un feau d'eau les carotes ratiffées & coupées par rouelles & le potiron mondé & coupé par tranches; pilez-les ensuite, délayez & passez avec leur eau, qui est fort douce & agréable : celle des navets n'est pas bonne, ainsi qu'on l'a éprouvé. Les carotes suppléent, livre pour livre, au défaut des potirons, même des navets: rallumez le feu à six heures du matin, mettez dans le riz toutes les matieres préparées, quatre livres de bon beurre fondu & quatre livres de sel dissous dans de l'eau chaude; remuez avec une spatule de bois, afin de mieux mêler le tout ensemble; faites mitonner : à huit heures & demie, mettez dans la marmite vingt livres de pain de froment rassis, & coupé tel que pour la soupe; remuez, & à neuf heures servez : *ce potage n'est bon qu'à des estomacs forts & robustes, & dans les années de disete & de calamités, afin d'économiser.*

Bontius rapporte que dans les isles d'Amboine, de Banda, & les Moluques, il est d'expérience que l'usage habituel du riz chaud affoiblit la vue jusqu'à la perdre totalement; mais qu'on parvient à la récupérer ou par un regime, ou en changeant d'air.

Voyons actuellement quels sont les principaux mets qu'on prépare en France avec le riz : nous les réduisons à huit, dont nous allons faire mention ici.

La premiere préparation est la *créme de riz* : elle se fait en réduisant en poudre deux onces de riz, dans un mortier de marbre; on le fait cuire ensuite dans une pinte d'eau de fontaine, jusqu'à ce qu'il soit réduit en bouillie claire, qu'on passe toute chaude à travers une étamine, avec une forte expression, & qu'on garde dans un pot de faïence; lorsqu'on fait chauffer un bouillon, on y mêle une ou deux cuillerées de cette créme de riz, qui est en consistance de gelée.

La seconde préparation est la *créme de riz soufflée :* prenez deux cuillerées de farine de riz, délayez-la peu-à-peu avec du lait ou de la créme, mouillez-la en-

enfuite comme pour faire une bouillie ; mettez-y du fucre & de la canelle en bâton , une écorce de citron vert, eau de fleur d'orange ; faites cuire une heure en la remuant toujours , paffez à l'étamine, & preffez fortement ; mettez-y fix blancs d'œufs fouettés, mêlez bien le tout , verfez-le dans un plat , & mettez au four, pour lui faire prendre couleur : glacez avec du fucre & la pelle rouge.

La troifieme préparation eft le *potage au riz en gras*: prenez une demi-livre de riz, épulchez & lavez à plufieurs eaux tiedes , faites blanchir & égoutter fur un tamis : faites cuire avec de bon bouillon & du lard , à petit feu ; quand il eft cuit , mettez-y encore du bouillon , & délayez bien , pour qu'il n'y ait point de grumeaux : remettez du bouillon & du jus , pour qu'il foit de belle couleur & un peu clair.

La quatrieme préparation eft le *riz en maigre* : préparez comme deffus , faites-le cuire dans du bouillon maigre, fait avec panais , carotes , oignons; racine de perfil , choux , céleri, navets, eau de pois , fans qu'aucune racine ou légume domine , du beurre , jus d'oignons : faites cuire à petit feu pendant trois heures; affaifonnez de bon goût, & fervez ni trop clair ni trop épais. Si vous voulez le fervir au blanc, au lieu de jus de bouillon, faites lier fur le feu, & mettez cette liaifon chaude dans votre riz. Pour un chapon au riz, on fait cuire le riz dans le bouillon de chapon, & on fert le chapon fur le riz.

La cinquieme préparation eft le *riz à la chanceliere* : choififfez le plus beau riz, épluchez & lavez dans plufieurs eaux tiedes , égouttez & faites fécher fur le feu : mouillez de lait pour le faire cuire ; mettez enfuite une poignée de fucre fur un plat, verfez-y votre riz, qui ne doit pas être épais; mêlangez bien ; poudrez de fucre fin par-deffus, & de canelle en poudre, faites prendre couleur au four ou à la pelle.

La fixieme préparation eft le *riz au caramel* : faites

crever avec un peu d'eau, mouillez de lait bouilli &
chaud, mettez-y du sel & un peu de sucre; quand
il est cuit un peu épais, mettez de l'eau dans un plat
avec du sucre, que vous ferez réduire au caramel:
lorsqu'il sera de couleur canelle, versez-y votre riz
pendant que le caramel est chaud ; étendez le caramel dessus, comme pour une crême brûlée.

La septieme préparation est le *riz au lait* : lavez
bien & faites crever à petit feu, mettez-y ensuite du
lait peu-à-peu, jusqu'à ce qu'il soit cuit, ni trop clair
ni trop épais : assaisonnez de sel & de sucre.

La huitieme & derniere préparation est le *riz marin-
gué* : prenez du riz la quantité de ce que vous voudrez
en faire ; lavez-le à plusieurs eaux, en le frottant dans
les mains, mettez-le crever avec un peu d'eau ; faites
cuire avec du lait, en en mettant peu à la fois : quand
il est bien cuit, mettez-y du sucre, un peu de sel fin,
de la fleur d'orange pralinée & pilée, deux macarons
écrasés, dressez sur le plat que vous devez servir,
qu'il soit un peu épais; couvrez tout le dessus avec
six blancs d'œufs fouettés avec du sucre, en forme de
dôme; poudrez par-dessus avec du sucre fin ; faites
prendre dans un four, dont la chaleur soit douce,
ou sous un couvercle de tourtiere ; servez chaudement: si vous le voulez marbré, mettez dans le plat
que vous devez servir, un bon morceau de sucre avec
de l'eau ; faites-le fondre & réduire sur un bon fourneau, jusqu'à ce qu'il soit d'un beau brun ; versez-y
promptement du riz chaud ; remuez sur le riz le sucre
qui est sur les bords, avec un couteau, de façon que
le blanc finisse comme un marbre: vous observerez
de mettre un peu de sucre dans le riz, à cause de
celui qui sert à faire le marbre.

La douzieme & derniere plante farineuse est le
seigle, *secale cereale. Linn.* On en distingue pour l'ordinaire ; savoir, le grand ou seigle d'hiver, & le petit
ou seigle de mars ; l'un & l'autre font partie des grands

bleds : on les cultive souvent mêlés avec le froment ou le bled trémois, ce qui s'appelle pour lors bled méteil, ou simplement méteil ; leur farine seule fait un très-bon pain, ainsi que nous l'avons déjà observé : les paysans sont dans l'usage de la mêler avec celle du froment.

Quelques personnes usent du seigle rôti en guise de café, quoiqu'il n'en ait pas le goût ; le son du seigle à les usages de celui de froment : on a essayé avec succès à Altona une méthode pour faire du pain avec du seigle qui a germé sur terre ; vous prenez pour dix scheffels de farine (*mesure de Danemarck*) cinq poignées de cendre de bois, que vous mettez dans un morceau de toile ; vous les laissez infuser dans de l'eau chaude, avec laquelle le pain doit être pêtri : lorsque l'eau a le degré de chaleur nécessaire, on retire la cendre, & on remet dans l'eau un *vort* (*mesure de Danemarck*) d'eau-de-vie de grain ; on fait le pain comme à l'ordinaire, ayant néanmoins soin que la pâte soit un peu ferme, & qu'elle soit tenue bien chaudement : le pain sera d'une bonne qualité, s'il est préparé par cette méthode, quoique ce bled soit germé : cette méthode a été publiée dans la gazette de Copenhague.

On prépare avec la farine de seigle un potage économique : on prend une livre de cette farine qu'on détrempe dans de l'eau, où l'on a fait fondre du sel, jusqu'à ce qu'elle forme une espece de pâte un peu molle ; il faut ensuite couper cette pâte par morceaux de la grosseur d'un œuf, que l'on étend en les pressant sous un rouleau de bois, pour les rendre aussi minces qu'il est possible. On a soin de placer sur le feu un vase où bouillent deux potées d'eau, dans laquelle on met environ un quart de beurre ou de graisse, & l'on y jette ces morceaux de pâte, lorsque l'eau bout à gros bouillons : il faut ensuite faire cuire la pâte à petit feu, pendant une demi-heure, en

ajoutant

ajoutant de la farine, lorſque la ſoupe eſt trop claire, & de l'eau, lorſqu'elle eſt trop épaiſſe ; on a ſoin qu'elle ne s'attache point au fond du vaſe : c'eſt ce qu'on appelle la *ſoupe du Dauphiné.* Elle eſt très-nourriſſante, on y a ſouvent recours en Turquie, d'où l'on croit que la méthode a paſſé en France ; on en a fait uſage depuis peu en Saxe.

On peut rappeller aux plantes farineuſes trois autres plantes, dont on ſe ſert depuis peu, quand on preſcrit aux convaleſcens le régime farineux : la premiere de ces plantes eſt la pomme de terre, dont nous avons déjà eu occaſion de parler tant de fois dans le premier paragraphe. Pour n'y plus revenir, nous nous contenterons ici de la maniere de faire avec des pommes de terre une crême & des fromages : au *paragraphe* qui traitera des *boiſſons*, nous indiquerons comment on peut tirer de l'eau-de-vie de cette ſubſtance terreuſe.

Pour faire la crême de pomme de terre, vous prenez une chopine de lait dans une partie duquel vous mettez quatre ou cinq jaunes d'œufs, tandis que dans le reſte vous délaierez une cuillerée & demie, ou une bonne cuillerée d'amidon de pommes de terre, & preſqu'autant de ſucre ; mêlez le tout, mettez-le ſur un feu très-vif, en remuant continuellement : au premier ou ſecond bouillon, retirez le vaiſſeau du feu, mettez votre crême dans un autre vaiſſeau, ajoutez-y quelques gouttes de fleur d'orange, ou un peu de rapure d'écorce de citron : ſi vous voulez l'aromatiſer, faites un caramel avec une pelle rougie au feu, vous aurez une crême délicieuſe.

En Allemagne on fait des fromages de pommes de terre de différentes façons ; en voici les procédés : on choiſit les plus belles pommes de terre qu'on puiſſe ſe procurer, rouges, jaunes ou blanches : on les fait cuire juſqu'à ce qu'elles s'amoliſſent, mais non pas aſſez pour qu'elles crevent ; quand elles ſont cuites

à ce point, on les pele proprement, & on les jette
dans une espece de huche, ou autre vase semblable,
ensuite on les rape, ou on les écrase, jusqu'à ce
qu'elles soient converties en une espece de farine
grossiere ; après cela on jette sur cette farine la quantité nécessaire de lait caillé. Il faut observer que le
lait de vache ne soit pas trop chaud, parce qu'il rendroit le fromage coriace : cette préparation est toujours nécessaire pour toute sorte de fromages de pommes de terre ; mais on les fait plus ou moins délicates,
en suivant les méthodes que nous allons indiquer.

En prenant, par exemple, cinq livres de pommes
de terre réduites en marmelade, & n'y mélant qu'une
livre de lait caillé, qu'on assaisonne de sel, de cumin,
& enfin tout ce qui entre dans la composition du
fromage ordinaire, on aura une espece de fromage,
qui, sans être mauvais, ne sert néanmoins guere qu'à
l'usage des pauvres ; cependant il ne faut pas omettre
que, dans tous les cas, on doit avoir soin de bien pêtrir toute la masse : quatre parties de pommes de terre
& deux de lait caillé, avec les assaisonnemens ordinaires, font un fromage que tout le monde peut manger avec plaisir : c'est la seconde espece. Si l'on mêle
quatre livres de lait avec deux livres de pommes de
terre, on a un fromage délicat, qui est servi sur les
meilleures tables. Pour qu'on soit plus assuré de réussir
dans la maniere de faire ces fromages, nous allons ajouter quelques nouveaux détails.

Après avoir bien pêtri ce mélange de pommes de
terre & de lait assaisonné, dont on veut faire une
des trois especes ci-dessus décrites, il faut couvrir la
pâte, & la laisser reposer trois ou quatre jours ; & deux
seulement, si on la met dans un endroit bien chaud :
ce tems expiré, on recommence à pêtrir la masse,
& l'on en forme des fromages à la maniere ordinaire. On les fera sécher dans un lieu où la chaleur
soit tempérée, pour qu'une fermentation trop forte

& trop précipitée ne les fasse pas crever. Dans le cas
où cette précaution n'auroit pas empéché cet inconvénient, il ne sera besoin que d'arroser de biere
les fromages & de les envelopper dans du mouron,
herbe que tout le monde connoît. Cette opération
doit se faire lorsqu'on met les fromages dans les formes ; ils s'y conservent fraîchement, & on les y laissera une quinzaine de jours: plus ces fromages vieil-
lissent, plus ils sont délicats. Les personnes qui veulent les rendre encore meilleurs, y mettent une cuillerée de crême, ce qu'on observe toujours lorsqu'on
fait de gros fromages, comme ceux d'Hollande. On
a remarqué que les fromages où il entre une, deux ou
trois parties de lait de brebis ou de chevre, sont plus
beaux & se conservent mieux que ceux qui ont été faits
avec du meilleur lait de vache entiérement pur. Il
faut garder ces fromages de pommes de terre dans
un endroit sec, rien ne leur étant plus contraire que
l'humidité.

On donne le nom de *sagou* à une pâte végétale,
moëleuse, alimentaire, qui se prépare avec la moële
du londan des Moluques, *saguerus*, *saguifera*, &
c'est la seconde plante de la substance de laquelle on
fait usage en Europe, comme d'une substance farineuse.

Pour retirer cette moële on coupe le palmier qui
la fournit en morceaux de sept pieds de longueur,
à l'aide d'un instrument rond, appellé *nany*, & qui
est fait de roseau de *bambou*: on arrache la moële,
on la dépouille de ces enveloppes, on l'écrase & on
la met dans un trou, ou moule fait d'écorce d'arbre,
qu'on appelle *coercerong*, & dont l'orifice est pluslarge
par un bout que par l'autre : on l'assujétit sur un tamis de crin, on agite fortement la pâte qui est dans
le moule avec de l'eau, jusqu'à ce que cette
eau soit devenue laiteuse ; enfin on la retire, & on
fait passer cette bouillie, ainsi préparée & délayée, à

travers les trous du tamis : on jette aux pourceaux les filandres qui restent sur la toile, c'est ce qu'on appelle *ella* ; on met la colature dans un pot appellé *praouw*, afin que la farine se dépose : on décante l'eau, soit en inclinant le vase, soit au moyen d'un trou, qu'on a ménagé exprès sur les côtés : on retire cette pâte très-blanche, très-fine, & on la fait dessécher par portion dans de petites corbeilles couvertes de feuillages ; cette pâte se nomme pour lors *sagumenta* : mais afin qu'elle se conserve dans les voyages de long cours, on est obligé de la passer & de la mouler avec des platines perforées, faites de terre cuite, & appellées dans le pays *battu papoudi* : on les desseche ensuite sur le feu, la pâte est pour lors en petits grains ; par le moyen du feu elle s'est un peu gonflée, & a pris extérieurement une petite couleur rousse. Telle est la maniere de préparer le sagou en grains, dans toutes les isles Moluques, aux Manilles, aux Philippines, &c. On en forme aussi avec la pâte molle des pains mollets de demi-pied en quarré, & d'un doigt d'épaisseur ; on en attache en forme de chapelet dix ou vingt ensemble, & on les vend ainsi par les rues des villes & fauxbourgs d'Anboine. Les habitans de cette contrée font une espece de *poudingue*, assez agréable pour les convalescens, avec cette pâte encore molle, mêlangée de jus de poissons, de suc de limon, & de quelques aromates ; ils ont aussi l'art de la réduire en grains, & c'est là la véritable préparation du sagou médicinal, qu'ils devroient vendre aux Européens. Bien des gens font usage du sagou dans la soupe, comme du riz, ou de l'orge, ou du vermicelli ; il augmente considérablement de volume dans le bouillon, il devient transparent ; cuit dans le lait, avec du sucre, il forme un aliment assez agréable, mais bien peu nourrissant. Seba le recommande comme la premiere nourriture utile aux enfans : on tire auffi de l'arbre qui nous fournit cette pâte une liqueur affez agréable.

Le falep, le falop, le fabab (car ces trois noms font fynonymes) eft la troifieme plante qui fournit une fubftance farineufe : c'eft la racine de falep , dont on fait ufage. Cette racine eft bulbeufe , fans odeur ; étant mâchée , elle ne laiffe dans la bouche d'autre impreffion que celle d'une fubftance vifqueufe & mucilagineufe, qui ayant perdu toute fon humidité , par la defficcation , fe diffout aifément dans l'eau ou dans tel autre liquide qu'on juge à propos. La partie vraiment nourriffante des alimens que nous prenons tous les jours , eft la portion gélatineufe & mucilagineufe : il faut de plus que cette portion fe diffolve aifément ; car fi fa vifcofité étoit trop grande , elle formeroit dans l'eftomac & dans les inteftins une colle dangereufe , comme cela arrive très-fréquemment à la bouillie faite avec la farine crue , & à tous les autres farineux , dont la vifcofité n'a point été détruite. La préparation du falep , avant qu'on nous l'envoie , celle qu'on lui donne encore pour le réduire en poudre très-fine , lui enleve cette grande vifcofité qu'il avoit avant d'être defféché. La facilité avec laquelle il fe diffout dans l'eau , le lait , le vin , en eft une preuve.

Non-feulement la portion gélatineufe du falep eft très-nourriffante & n'exige que peu de force de la part des inftrumens de la digeftion , pour être changée en notre propre fubftance , mais elle eft encore très-efficace pour modérer l'acrimonie bilieufe , pour adoucir & calmer les douleurs ; s'attachant plus fortement aux folides , elle enduit les inteftins corrodés d'un baume très-doux & très-falutaire , & par cette raifon elle l'emporte de beaucoup fur les gélatineux , mucilagineux & gommeux.

Suivant Albert Seba , les Chinois & les Perfans ,

en prennent la poudre à la dose d'un gros, deux fois le jour, dans du vin ou du chocolat.

Le pere Serici nous apprend que les Indiens en prennent une once le soir, à l'eau & avec du sucre; mais la plus saine partie, ainsi que l'Européen, le prend au lait, à la dose d'une demi - once. On le pulvérise dans un mortier, & on fait bouillir cette farine dans du lait, avec du sucre, pendant un demi-quart-d'heure; il en résulte une bouillie agréable, avec laquelle on fait son déjeûner: on y peut mettre quelques gouttes d'eau de rose, ou de fleur d'orange.

Degnerus a donné une préparation un peu plus détaillée de cet aliment médicamenteux; on fait infuser un gros de cette racine, réduite en poudre très-fine, dans huit onces d'eau chaude, on la fait dissoudre à une douce chaleur, on la passe ensuite dans un linge pour la purifier des petites ordures qui pourroient s'y être jointes: la colature reçue dans un vase se congele & forme une gelée mucilagineuse très-agréable. On en donne au malade de deux en deux heures, & de trois en trois heures une demi-cuillerée, une cuillerée entiere, plus ou moins, suivant l'exigence des cas.

Cette préparation, dictée par Degnerus, paroît la meilleure, sur-tout quand on ne veut point faire une bouillie, mais qu'on veut donner ce remede dans quelque véhicule liquide, comme dans de l'eau simple, du vin, de la tisane; la gelée s'y étendra beaucoup mieux que la poudre: on prend, par exemple, le poids de vingt-quatre grains de cette poudre qu'on humecte peu-à-peu d'eau bouillante, la poudre s'y fond entiérement, & forme du mucilage, qu'on étend par ébullition dans une chopine ou trois demi - setiers d'eau. On est maître de rendre cette boisson plus agréable en y ajoutant du sucre, ou quelques légers parfums, ou quelques sirops convenables à la maladie, comme le sirop de capillaire, de pavot, de citron,

d'épine-vinete, &c. On peut auffi couper cette boiffon avec moitié de lait, ou en mêler la poudre à la
dofe d'un gros dans du bouillon.

SECTION IV.

Des Plantes fruitieres.

Les plantes fruitieres dont on fait ufage en Europe,
font en très-grand nombre : nous fuivrons toujours
l'ordre alphabétique dans l'expofé que nous ferons
de chacune de ces plantes ; en fuivant cet ordre,
nous placerons dans le premier rang l'abricotier,
prunus armeniaca. Linn. Le fruit de cet arbre fait l'ornement des tables ; foit cru, foit confit au fucre,
ou préparé de quelqu'autre maniere, il eft toujours
agréable au goût : il humecte & rafraîchit ; mais il
contient un fuc vifqueux & épais, qui peut caufer
quelquefois, dans les premieres voies, des vents &
des crudités ; auffi préfere-t-on pour cette raifon
les abricots confits aux crus: les plus favoureux font
ceux qui viennent en plein vent ; ceux qui proviennent d'efpaliers font plus gros, mais ils ont moins
de goûts ; les abricots de haut vent font faciles à
connoître à leur peau, qui eft comme riffolée du
côté oppofé au foleil. On fait en Auvergne, avec les
abricots, des pâtes & de la gêlée, qui deviennent
d'un rouge brun, mais qui conferve le goût du fruit,
comme fi on le mangeoit naturel.

L'abricot que nous nommons *abricot de Saint-Do-
mingue*, eft une efpece totalement différente de l'efpece ordinaire: ce fruit eft très-fain & très-nourriffant ; pour le manger il faut le laiffer tremper,
lorfqu'il eft coupé, dans du vin & du fucre. Les Efpagnols font avec ce fruit une marmelade excellente,
en y mêlant du gingembre, des épiceries & des odeurs,
dont ils rempliffent des oranges, qu'ils font confire

& sécher : ils regardent l'usage de ces oranges , après le repas, comme propre à faciliter la digestion.

Les abricots qui viennent en France sont de plusieurs especes : on nomme la premiere le *gros abricot* ; son fruit est assez bon, sa beauté & sa grosseur dépendent de la qualité de la terre & de l'exposition.

La seconde espece est l'*alberge* ; on la cultive en Touraine : son goût est de beaucoup supérieur à celui du gros abricot.

La troisieme espece est l'*abricot Alexandrin* ; elle est très-commune en Provence , où ce fruit devient des plus exquis.

On donne à la quatrieme espece d'abricots le nom d'*Angoumois*, parce qu'on le cultive dans cette province ; il est petit, plus long que rond, bien coloré & fort exquis : sa chair est d'un jaune foncé, vineuse , fondante, parfumée ; son amande est douce & se mange comme des avelines.

La cinquieme espece est l'*abricot natif musqué* ; son fruit n'est ni excellent ni chargé d'odeur, on ne l'estime qu'à cause de sa primeur.

La sixieme espece est connue sous le nom d'*abricots blancs* : sa chair est délicate , & a le goût de pêche.

Nous nommerons la septieme espece, *abricots de Bruxelles* ; sa chair est ferme & a beaucoup d'odeur , mais il est sujet à se fendre avant sa maturité : c'est l'espece la plus tardive.

Nous allons actuellement rapporter les différentes préparations qu'on fait avec l'abricot ; mais nous observerons auparavant que les abricots confits sont plus sains que les crus , & que le sucre & la coction rendent même ces fruits béchiques & pectoraux.

Ces différentes préparations sont, 1° *la maniere de préparer & faire blanchir les abricots verts* : quand on veut les confire avec leur peau , il faut bien les né-

toyer de la bourre ou duvet dont ils font chargés ;
on y parvient au moyen d'une leffive, dans laquelle
on les fait blanchir. Pour cet effet on met de l'eau
dans une grande poéle, avec de la cendre de bois
neuf, qu'on place fur le feu : on écume bien tous les
charbons qui viennent au-deffus de cette eau, comme
étant plus légers, & quand, après plufieurs bouillons,
cette eau devient douce & graffe, on l'ôte de deffus
le feu, & on la laiffe repofer, pour n'en prendre
que le clair. On remettra enfuite fur le feu cette leffive clarifiée, & quand elle commencera à bouillir,
on y jettera trois ou quatre abricots, pour voir s'ils
fe nétoient bien ; & en ce cas on y mettra les autres,
ayant fur-tout attention qu'ils ne bouillent pas : ce à
quoi on obviera en remuant toujours avec la queue
de l'écumoire. On examine enfuite fi la bourre s'enleve, comme dans le premier effai ; pour lors on les
tire de l'eau, & on les met dans une autre eau un
peu tiede ; après quoi on les nétoie de leur bourre :
on les remet enfuite dans une poéle d'eau fur le
feu, on les fait blanchir ; quand ils font bien blanchis, on les met fur un petit feu pour reverdir, pendant une heure, ayant foin de les couvrir avec un
plat & une ferviete par-deffus, & on finit par les
mettre au fucre, ainfi qu'il fera expliqué plus au long
dans un des articles fubféquens. Pour connoître fi les
abricots font fuffifamment blanchis, on les piquera
avec une épingle : fi l'épingle réfifte, c'eft une marque qu'ils ne le font pas affez ; mais fi elle entre facilement, on peut dire qu'ils le font fuffifamment.

2° Il y a une autre méthode *pour blanchir les abricots verts* ; on en prendra avant que les noyaux foient
durcis, on aura en même tems du fel, qui ne foit pas
trop gros, environ deux poignées, plus ou moins,
fuivant la qualité des abricots ; on les mettra dans
une ferviete avec le fel, & on les remuera bien d'un

bout à l'autre, en les arrofant d'un peu de vinaigre : quand on les aura fuffifamment remués, & que l'on s'appercevra que la bourre en fera ôtée, on les maniera un peu dans les mains pour faire tomber le fel, après quoi on les jettera dans de l'eau fraîche pour les laver, & on finira par les faire blanchir. Quand ils le feront fuffifamment, on les jettera dans de l'eau fraîche ; on prendra enfuite du fucre clarifié la quantité néceffaire, & on le mettra fur le feu : quand le fucre commencera à bouillir, on les jettera dedans, après les avoir égouttés de l'eau, & on les menera à petit feu, jufqu'à ce qu'ils commencent à verdir. Lorfque les abricots auront bien pris le fucre, on les mettra fur un clayon pour les égoutter, après quoi on les arrangera fur des ardoifes ou feuilles de fer-blanc, & on mettra du fucre en poudre dans une ferviete, pour les faupoudrer légérement : on les fera enfuite fécher à l'étuve ; quand ils feront fecs, on les levera de deffus les ardoifes, & on les mettra fur des tamis pour achever de fécher, après quoi on les rangera dans des boîtes bien féchement, pour s'en fervir au befoin : ils font fort beaux au candi.

La troifieme préparation eft ce qu'on nomme *abricots verts au liquide* : après avoir nétoyé, blanchi & reverdi les abricots, on met du fucre clarifié dans une poêle, la quantité proportionnée au fruit ; on paffe enfuite les arbricots deux fois à l'eau fraîche, & on les égoutte fur des tamis. On les coule enfuite dans le fucre, & on leur donne un petit bouillon, après quoi on les ôte du feu pour les écumer, & on les met dans une terrine ; on doit avoir l'attention qu'ils nagent un peu dans le fucre, en obfervant néanmoins que le premier fucre foit léger en cuiffon ; le lendemain on les met égoutter dans une paffoire, on donne une douzaine de bouillons au fucre ; & on le verfe fur le fruit. On continuera cette opération pendant deux ou trois jours, & on augmentera le sucre clarifié, à mesure que le fruit se nourrira : pour les finir il faut les mettre égoutter, & voir s'il y a assez de sucre ; s'il n'y en a pas assez, on y remettra du sucre cuit au même degré que celui dont on les a retirés ; on remettra le sucre sur le feu, & on le fera cuire jusqu'à la grosse perle ; ensuite on coule le fruit dedans, & on lui donne cinq à six bouillons couverts : on les ôte de dessus le feu, on les écume bien, & étant à demi-froids on les empote.

La quatrieme préparation est ce qu'on appelle *abricots verts pelés*. Si on veut confire des abricots verts pelés, il faut, après les avoir tournés proprement, les jetter dans de l'eau fraîche : on fait en même tems bouillir de l'autre eau, dans laquelle on les jette, & quand ils seront montés au-dessus on les descendra & on les laissera refroidir dans leur eau : on les remettra sur le feu pour les faire amortir & blanchir, jusqu'à ce qu'ils quittent l'épingle ; après quoi on les mettra au sucre de la même maniere qu'il est indiqué dans quelques-unes de ces préparations.

La cinquieme préparation est ce qu'on appelle *abricots verts pelés*. On prendra des abricots, qui ne soient ni trop mûrs ni trop verts ; si on veut les avoir entiers, il faut simplement faire avec un petit couteau une petite taillade à la pointe de l'abricot, & pousser le noyau par la queue : quand on en aura préparé environ quatre livres, on les jettera dans de l'eau bouillante, qu'on aura eu la précaution de mettre auparavant sur le feu, cela s'appelle les faire blanchir ; il faut avoir sur-tout attention qu'ils ne se tachent pas dans l'eau. Quand ils sont blanchis comme il faut, on les ôte bien proprement avec une écumoire, & on les met dans de l'eau fraîche ; ensuite on les fait égoutter sur un tamis, & on clarifie quatre livres de

ſucre, qu'on fait cuire à la plume ; on y met les abricots dedans tout doucement, l'un après l'autre ; après
quoi on les paſſe ſur le feu , & on les laiſſe refroidir ;
ils jettent par là leur humidité & leur eau , & prennent ſucre. On égoutte le ſucre, & on le fait re-
bouillir : quand il a bouilli ſept ou huit bouillons,
on remet les abricots dedans , & on donne encore cinq ou ſix bouillons. On les laiſſe repoſer deux
ou trois heures , ou ſi l'on veut, juſqu'au lendemain ;
on les acheve pour lors, & on les garde liquides, avec
leur ſirop , dans des pots ; & ſi on veut les faire ſecs,
qui eſt ce qu'on appelle à mi-ſucre , on les dreſſe ſur
des ardoiſes ou feuilles de fer-blanc , après quoi on
les fait égoutter. Quand ils ſont dreſſés , on ſecoue
du ſucre en poudre au travers d'une toile de ſoie
par-deſſus , & on les met à l'étuve ; lorſqu'ils ſont
ſecs d'un côté, on les retourne de l'autre, on les arrange ſur un tamis ou clayon , & on y ſecoue encore
du ſucre en poudre , au travers de la toile de ſoie ou
d'étamine ; quand ils ſeront ſecs & froids on pourra
les mettre dans des boîtes, avec du papier blanc : ſi au
bout de quelque tems ils deviennent humides, il ne
faut que changer le papier. On n'oubliera pas en pe-
lant ou tournant les abricots , de les jetter à l'eau
froide.

La ſixieme préparation eſt ce qu'on nomme *abricots à mi-ſucre*. On prend quatre livres de ſucre ,
qu'on fait cuire à la plume, on a enſuite quatre livres d'abricots mûrs , que l'on pele : on les met dans
le ſucre, & on leur fait prendre un petit bouillon,
pour leur faire jetter leur eau. On les laiſſe refroidir ;
étant refroidis , on les remet ſur le feu , & on les
fait bouillir , juſqu'à ce qu'ils n'écument plus : on les
ôte enſuite de deſſus le feu, & on les laiſſe dans leur
ſucre juſqu'au lendemain , qu'on les égoutte ſur une
paſſoire , & on fait cuire le ſirop à perlé ; quand
il eſt ainſi cuit , on le met dans une terrine , & on

glisse les abricots dedans: on les écume & on les met à l'étuve pour les achever. Le lendemain on les égoutte & on les dresse sur des ardoises ou feuilles de ferblanc, pour les mettre sécher à l'étuve, poudrés de sucre; sinon on les conserve liquides jusqu'à une autre fois, & on les tire ensuite au sec comme les précédens.

La septieme préparation est connue sous le nom d'*abricots à oreilles* : pour les faire, il s'agit uniquement de contourner une des moitiés, lorsqu'on les confit, sans la détacher tout-à-fait de l'autre, ou d'en joindre deux moitiés ensemble, en sorte qu'elles se débordent mutuellement par les deux bouts, l'un d'un côté, l'autre de l'autre: les abricots mûrs, de même que les verts, sont sujets à s'engraisser; on ne peut en conséquence les garder long-tems, sur-tout lorsqu'ils sont confits au liquide, car ils se conservent mieux au sec.

La huitieme préparation se nomme *abricots verts à l'eau-de-vie* : il faut avoir des abricots verts, préparés pour le liquide ; on les passe à l'eau bouillante, pour les faire blanchir & reverdir, ensuite on les met au sucre clarifié : on leur donne sept ou huit bouillons couverts, on les écume & on les met dans une terrine jusqu'au lendemain. Après avoir donné sept à huit bouillons au sucre, on le jette sur le fruit ; le troisieme jour, on égoutte le sirop du fruit, & on lui fait prendre cinq à six bouillons : on coule en même tems le fruit dans le sucre, & on lui donne encore sept à huit bouillons couverts. On les ôte de dessus le feu, on les écume, on les laisse refroidir, & on les met dans des bouteilles, moitié sirop, moitié eau-de-vie par-dessus ; on les bouche bien : ce fruit peut se servir en compote, au caramel, & on en peut tirer au sec.

La neuvieme préparation est l'*abricot mûr à l'eau-*

de-vie : ayez des abricots presque mûrs , passez-les à l'eau bouillante pour les blanchir , quand ils seront montés sur l'eau , vous ôterez la poéle de dessus le feu , vous tirerez les plus mollets pour les mettre à l'eau fraîche , & vous remettrez les autres sur le feu , pour les achever de blanchir : quand ils sont montés de même & qu'ils sont mollets , tirez la poéle de dessus le feu , & mettez-les dans de l'eau fraîche , comme les autres ; ensuite faites-les égoutter sur des tamis, & mettez-les au sucre clarifié : donnez-leur cinq ou six bouillons couverts.

La dixieme préparation est la *crême d'abricots* : après avoir fait cuire les abricots dans le sucre , on les passe au tamis , & on y ajoute du vin du Rhin , ou de celui de Champagne , & lorsque le tout est d'un bon goût , on le laisse refroidir , puis on y met des jaunes d'œufs , une demi-douzaine pour un petit plat ; quand on a passé ce mélange à l'étamine , on le fait cuire au bain-marie dans le plat où on le servira ; cette crême se sert pour entremets , froide ou chaude.

La onzieme préparation est la *compote d'abricots verts* : pelez vos abricots , ou mettez-les à la lessive , ou bien passez-les au sel ; après les avoir bien lavés & nétoyés de leur bourre , percez-les par le milieu , & mettez-les dans de l'eau fraîche , ensuite mettez bouillir de l'eau sur le feu , & jettez-les dedans pour les faire blanchir ; quand ils seront blanchis , ce qui se connoît en les piquant avec une épingle , lorsqu'ils ne font aucune résistance , ou qu'ils s'écrasent aisément sous les doigts , vous les tirez pour lors du feu , & les couvrez d'un plat & d'une serviete par-dessus , pour les faire reverdir ; ensuite vous les faites égoutter sur un tamis , & vous les mettez au petit sucre ; vous leur faites prendre trois ou quatre bouillons , en les laissant prendre sucre pendant une heure ou deux : vous les remettrez ensuite sur le feu , & vous leur donnerez cinq ou six bouillons : vous les tirerez dans une ter-

rine, & étant froids , vous les servirez en compote :
si vous en faites pour plusieurs jours, il faut le lendemain donner cinq ou six bouillons à votre sirop.

La douzieme préparation est une autre méthode
pour faire la *compote des abricots verts* : quand , hors
de saison, vous voulez faire une compote d'abricots
verts , rien ne vous sera plus facile ; il vous suffira
d'avoir des abricots au liquide , vous en prendrez la
quantité dont vous aurez besoin , & une partie du
sirop, que vous remettrez dans une poéle avec un
peu d'eau pour les décuire , & après lui avoir donné
quelques bouillons , vous le verserez sur vos abricots,
pour les servir chauds ou froids, selon que vous le
jugerez à propos : si vous n'avez que des abricots
secs , vous ne laisserez pas que de faire une fort bonne
compote, en les mettant dans une poêle , avec du
sirop d'autres abricots verts ou semblable, en les dé-
cuisant néanmoins ; & après quelques bouillons,
vous n'aurez qu'à dresser votre compote & la servir.

La treizieme préparation est la *compote d'abricots
jaunes* : dans leur premiere nouveauté, on les laisse
sans les peler ; mais dans la suite vous les tournez
& ôtez le noyau ; vous les passez à l'eau sur le feu,
comme ceux que l'on veut confire : quand ils montent au-dessus , & lorsqu'ils sont mollets , vous les
tirez & les faites rafraîchir. Il faut ensuite les mettre
égoutter , puis au petit sucre clarifié : après quoi leur
faire prendre trois ou quatre bouillons & les bien
écumer ; si le sirop n'est point assez cuit , vous lui
donnerez à part encore quatre ou cinq bouillons,
& le verserez sur le fruit. Quand ils seront froids ,
vous les verserez dans un compotier pour les servir :
s'ils n'avoient pas pris assez de sucre , vous pourrez
leur donner encore quelques bouillons & de même
au sirop, supposé qu'il y en eût trop , & vous le
verserez ensuite sur votre fruit.

La quatorzieme préparation est une autre *compote*

d'abricots jaunes : fans les paffer à l'eau, ils en font plus favoureux, & ont plus le goût de fruits ; on ne fait que les tourner, on ôte le noyau, & on les met tout de fuite dans du fucre clarifié, ou fi on n'en a point, on fait fondre du fucre avec de l'eau, environ un quarteron, ou un peu plus, pour une compote : on les fait bouillir jufqu'à ce qu'ils foient bien mollets, il faut pour cela de l'eau en fuffifante quantité, quoique cependant les abricots en jettent affez : quand ils n'écumeront plus, ou lorfqu'ils auront pris fucre, vous pouvez les tirer & examiner en même tems fi le firop a befoin de cuire un peu plus pour le réduire ; car il fuffit qu'il y en ait feulement pour baigner le fruit.

La quinzieme préparation eft la *compote d'abricots à la Portugaife* : prenez une douzaine d'abricots jaunes, fendez-le en deux & en ôtez le noyau ; rangez-les fur une affiete d'argent, & y mettez du firop, ou du fucre avec de l'eau ; on les met enfuite fur un fourneau, & on ne les couvre point : quand ils font cuits, on ôte le feu de deffus, on les poudre de fucre & on met deffus le couvercle d'une belle tourtiere, ou plat d'argent, avec un bon feu deffus, pour leur donner une bonne couleur.

La feizieme préparation eft la *conferve d'abricots* : vous prendrez des abricots blancs à demi-mûrs, vous les pelerez & couperez par petites tranches, vous les ferez deffécher fur un petit feu ; vous en pafferez quatre onces, & vous ferez cuire une livre de fucre à la plume un peu forte, vous les laifferez un peu refroidir, & vous mettrez le fruit dedans, que vous remuerez avec un cuiller : vous le délaierez bien, & le drefferez en petites pâtes.

La dix-feptieme préparation eft la *marmelade d'abricots verts* : prenez-en avant que le noyau foit formé, mettez-les dans une ferviete, avec du fel, & les faffez jufqu'à ce que le duvet en foit ôté ; enfuite mettez-les dans de l'eau fraîche, après quoi vous les

ferez

ferez bouillir à gros bouillons jufqu'à ce qu'ils foient bien mollets; faites-les égoutter & paffez-les à travers un tamis, recevant ce qui paffera dans une poële; vous les ferez enfuite deffécher fur le feu, ayant foin de remuer & de retourner cette pâte de tout côté avec la fpatule, en forte qu'il n'y refte point d'humidité, & qu'elle commence à s'attacher à la poële; puis vous ferez cuire le fucre à caffé, vous les détaierez avec votre marmelade, après en avoir paffé ce qu'il en faut, c'eft-à-dire livre pour livre : on le fait enfuite frémir & on l'empote, ou bien on letire au fec.

La dix-huitieme préparation eft la *marmelade d'abricots jaunes :* vous prendrez des abricots bien mûrs, vous les pelerez & ôterez les noyaux, vous les deffécherez fur le feu, & en peferez quatre livres; enfuite vous ferez cuire quatre livres de fucre à la poële, & vous mettrez votre fruit dedans : remuez-le bien avec une fpatule, & faites-le cuire à grand feu, quatorze ou quinze bouillons; defcendez-les enfuite de deffus le feu, laiffez-les repofer un quart-d'heure, puis mettez la marmelade dans des pots.

La dix-neuvieme préparation eft la *pâte d'abricots :* prenez fix abricots bien mûrs, pelez-les & les mettez dans une poële bien propre, defféchez-les à petit feu; quand ils feront à moitié defféchés, vous ferez cuire trois livres de fucre à la forte plume, vous les verferez fur les abricots, & remettrez votre poële fur le feu : vous remuerez bien avec une fpatule, jufqu'à ce que vous voyez qu'ils foient à leur parfaite cuiffon, enfuite dreffez-les.

La vingtieme préparation eft une autre méthode de faire la pâte d'abricots : vous prendrez quatre livres d'abricots blancs, qui foient à demi-mûrs, vous les pelerez & les pafeerez à l'eau quatre ou cinq bouillons, après quoi vous les paffez au tamis, vous les defféchez & les repaffez encore une fois : fur trois livres de pâte vous y ajoutez trois livres de fucre cuit à la forte plume, & vous y mettez la pâte dedans, que vous remuez bien avec une spatule; ensuite vous les remettez dessus le feu recuire cinq ou six bouillons, enfin vous dressez de nouveau la pâte, & vous la mettez à l'étuve.

21° Une troisieme méthode de faire une pâte d'abricots, est de prendre six livres d'abricots bien mûrs, de les peler & de les dessécher, après quoi on les laisse reposer. Sur quatre livres de pâte on y met quatre livres de sucre en poudre ; on remue bien la pâte, & on la remet sur le feu cuire quatorze ou quinze bouillons, ensuite on la dresse toute chaude, & on la met à l'étuve.

La vingt deuxieme préparation est le *sirop d'abricots*: mettez quatre livre d'abricots bien mûrs dans deux pintes d'eau, faites-les bouillir à grand feu, jusqu'à ce qu'ils soient en marmelade; ensuite jettez-les dans un tamis dessus une terrine, puis passez-les à la chausse, jusqu'à ce qu'ils soient bien clairs : pesez-en quatre livres, mettez y deux livres de sucre clarifié, faites cuire le tout à grand feu, jusqu'à ce qu'il soit en sirop, & mettez-le dans des bouteilles.

23° Une autre préparation de sirop d'abricots est celle qui suit: prenez des abricots bien mûrs, pelez-les & les coupez par morceaux; faites ensuite cuire du sucre à soufflé, où vous jettez votre fruit, avec les amandes écalées; après que le tout a pris huit ou dix bouillons, pourvu que ce soit entre lissé & perlé, vous le versez sur un tamis, & vous en prenez le sirop qui passera, pour vous en servir au besoin; il faut cinq quarterons de sucre sur une livre de fruit: ou bien

Prenez des abricots, que vous pelerez & fendrez par la moitié, vous les rangerez sur des petites buchetes, mises en travers sur une terrine, & à chaque couche d'une rangée, vous mettrez du sucre en poudre, en y employant pareille quantité que ci-dessus: vous laisserez cela de la sorte jusqu'au lendemain, en lieu

frais ; enfuite vous ferez chauffer un peu d'eau , &
y ayant mis vos abricots, vous verferez le tout fur
un linge, pour couler cette eau fans preffer le fruit :
cette eau vous fervira , avec celle qu'auront rendu les
abricots dans la terrine , pour en faire le firop , ayant
foin d'employer toutes les attentions ordinaires jufqu'à ce qu'il foit cuit.

La vingt-quatrieme préparation eft la *glace d'abricots* : prenez une douzaine d'abricots bien mûrs, que
vous écraferez avec la main, ajoutez-y une chopine
d'eau ; il faut les laiffer infufer pendant une heure
ou deux : on les paffe au travers d'un tamis, en les
preffant fans remuer, pour en exprimer tout le jus ;
on y remet enfuite une demi-livre de fucre ; lorfqu'il
fera fondu, on mettra l'eau dans une fabiotiere ,
dour faire prendre la glace.

La vingt-cinquieme eft la *tourte d'abricots :* prenez
une tourtiere d'une abaiffe de feuilletages bien minces,
épluchez vos abricots , c'eft-à-dire coupez-les en
deux , & ôtez la peau ; faites-les cuire à moitié dans
un peu d'eau & de fucre, garniffez le fond de fucre
en poudre , & de morceaux d'écorce de citron confit ; arrangez vos abricots deffus avec leurs amandes ,
que vous aurez blanchies & épluchées; remuez encore du fucre en poudre, abaiffez un morceau de
feuilletages bien minces , farinez les & les pliez en
quatre ; coupez-en de petits filets, gros comme une
lardoire , pour bander votre tourte ; formez tel deffin
que vous jugerez à propos, fur-tout que cela ne
foit point confus ; coupez de votre feuilletage deux
ou trois bandes de la largeur du pouce, & épaiffes de
quatre écus ; pofez-les autour de votre tourtiere , en
humectant l'abaiffe avec un peu d'eau ; bordez-la
comme il faut , appuyez le pouce également par-tout
pour la fouder, coupez l'excédent & façonnez-la d'a-
bord avec le dos du couteau ; faites cuire jufqu'au
tems que le feuilletage aura fait fon effet & aura

belle couleur, & que la tourte fera reſſuyée ; rapez du ſucre deſſus & la glacez avec du brin de fagot du côté du fond , ou avec la pelle rouge.

La vingt ſixieme préparation eſt le *ratafia d'abricots* : nous en donnerons le procédé lorſque nous parlerons des boiſſons.

La vingt-ſeptieme eſt ce qu'on appelle *abricots verts au caramel* : prenez des abricots verts confits à l'eau-de-vie , faites-les égoutter & ſécher à l'étuve ; vous leur mettrez à chacun un petit bâton , pour pouvoir les tremper dans un ſucre cuit au caramel : à meſure que vous les trempez , vous les dreſſez ſur un clayon , c'eſt-à-dire vous mettez les petits bâtons dans la maille du clayon , afin que le caramel puiſſe ſécher en l'air , après quoi vous les dreſſez ſur une aſſiete de porcelaine , garnie d'un rond de papier découpé.

La vingt-huitieme eſt ce qu'on nomme *abricots verts au candi* : prenez des abricots verts confits & bien ſéchés à l'étuve , mettez-les ſur les grilles qui ſe mettent dans les moules à candi : vous prenez du ſucre ſuivant la quantité que vous avez d'abricots , vous le faites cuivre au ſoufflé , & le verſez ſur les abricots , vous les mettrez à l'étuve , juſqu'à ce qu'ils ſoient candis.

La vingt-neuvieme eſt *l'abricot au ſurtout* : il faut prendre des abricots au liquide , de ceux qui ſont entiers , que vous mettez égoutter de leur ſirop : vous prenez un abricot entier , que vous fendez par le côté , pour qu'il s'ouvre par la moitié ſans ſe détacher tout-à-fait , & l'appliquez ſur un autre entier , de façon qu'il l'entoure tout-à-fait , & que les deux ne pa-roiſſent en faire qu'un ; enſuite vous les retrempez légérement dans le ſirop , & les mettez égoutter ſur des feuilles de fer-blanc : poudrez-les par-tout avec du ſucre fin , que vous faites tomber avec le tamis , & les mettez à l'étuve pour les faire ſécher : lorſqu'ils feront ſecs d'un côté , il faut les mettre ſur un tamis du côté ſec , & les ſaupoudrer de l'autre ; remettez à l'étuve pour rachever de les faire sécher , & vous les conserverez dans une boîte garnie de papier , dans un endroit sec.

La trentieme est ce qu'on connoît sous le nom de *dragées d'abricots :* faites tremper avec de l'eau un peu de gomme adragan , pendant vingt - quatre heures : quand elle sera fondue , vous en répandrez le plus épais , que vous mettrez dans un mortier avec de la marmelade d'abricots & du sucre en poudre : broyez-les ensemble , jusquà ce que vous en puissiez former une pâte maniable , ensuite vous la mettrez sur une feuille de papier posée sur une table , avec du sucre fin dessus & dessous ; abattez cette pâte en douceur avec le rouleau : quand elle sera abattue de l'épaisseur d'un écu , vous en couperez pour en former des ronds de la grosseur d'un poids , ou si vous avez des fers à découper , vous en découperez en cœurs & autres façons , & les mettrez à l'étuve pour les faire sécher , ensuite vous les finirez de la façon ordinaire.

La trente-unieme préparation est ce qu'on nomme *abricots tapés :* ayez un cent de beaux abricots presque mûrs , faites-leur une incision du côté de la queue , faites sortir le noyau en le poussant avec la pointe d'un coûteau , par le côté de la tête ; il faut casser le noyau pour en tirer l'amande entiere , que vous pelez proprement & mettez à part ; mettez vos abricots dans une eau bouillante , pour les faire blanchir jusqu'à ce qu'ils fléchissent sous les doigts : vous les retirerez pour lors à l'eau fraîch :. Sur une livre d'abricots , vous ferez cuire une demi-livre de sucre au petit lissé ; mettez-y les abricots , pour leur faire prendre deux bouillons couverts : après les avoir écumés , vous les mettrez dans une terrine jusqu'au lendemain , que vous remettrez le sucre dans une poële , pour le faire cuire à la grande plume : mettez - y les abricots avec leurs amandes , que vous avez mises à part, faites-leur faire un bouillon dans le sucre, & les ôtez du feu, pour les remettre dans la terrine jusqu'au lendemain, que vous les retirez de leur sirop avec les amandes, pour les mettre égoutter : remettez une amande dans chaque abricot, & les posez à mesure sur le côté, dessus des grilles, pour les faire sécher à l'étuve : quand ils seront secs d'un côté, vous les retournerez de l'autre, ils s'applatiront d'eux-mêmes sans les taper ; après qu'ils seront également secs, vous les conserverez dans des boîtes garnies de papier blanc, dans un endroit sec.

La trente-deuxieme préparation est ce qu'on nomme *abricots glacés au fruit* : prenez la quantité d'abricots que vous jugerez à propos, suivant ce que vous en voulez faire, qu'ils ne soient pas trop mûrs : ôtez-en la peau & les noyaux, coupez-les par morceaux, pour les mettre dans une poële, avec une livre de sucre fin pour une livre de fruit ; faites-les cuire à grand feu, en les remuant toujours avec la spatule, jusqu'à ce qu'ils soient en marmelade : lorsque votre marmelade commence à se lier, vous l'ôtez du feu, pour écraser ceux qui ne sont pas fondus, remettez-la ensuite sur le feu, pour lui donner quelques bouillons ; elle sera faite quand vous aurez trempé un doigt dedans, & qu'appuyant le pouce contre ils se coulent ensemble : lorsque votre marmelade sera froide, vous la mettrez dans une tablotiere, pour la faire prendre à la glace ; quand elle sera prise vous la travaillerez bien, & la mettrez dans des moules, pour lui faire prendre la figure des fruits naturels : enveloppez tous les moules avec du papier, & les mettez à la glace, avec de la glace pilée en neige, mêlée avec du sel ou du salpêtre : vous aurez soin que le vaisseau où vous le mettrez soit percé, & qu'il ne retienne pas l'eau : avant de les servir, vous leur donnerez la couleur d'abricots, que vous mettrez dessus avec un petit pinceau, un peu de gomme gutte, ou vous ajouterez un peu de cochenille & du carmin, comme pour faire une couleur d'abricots en plein vent.

La trente-troifieme préparation eft ce qu'on nomme *canelons d'abricots* : ayez un quarteron d'abricots bien mûrs, que vous écrafez avec la main, & délayez avec une pinte d'eau ; vous les laifferez infufer enfemble pendant deux heures, enfuite vous les pafferez dans un tamis, en les preffant fort pour en exprimer tout le jus ; mettez fondre dans ce jus une livre de fucre, mêlez bien enfemble, pour les faire prendre à la glace dans une fablotiere : lorfque votre glace fera prife, vous la travaillerez bien & la mettrez dans des moules à canelons, que vous remettrez à la glace, après avoir enveloppé les moules avec du papier : quand vous voudrez les fervir, vous aurez de l'eau chaude dans un chauderon, vous y tremperez les moules feulement pour les faire quitter, & vous les aiderez à fortir, en donnant un coup par le bout avec le plat de la main, en les préfentant fur une affiete.

La trente-quatrieme eft *l'eau d'abricots* : nous nous réfervons d'en parler à l'article des boiffons.

La trente-cinquieme eft le *beignet d'abricots* : nous en avons donné la préparation dans la fection concernant la pâtifferie.

La trente-fixieme eft la *compote d'abricots grillés* : vous prendrez des abricots telle quantité qu'il vous plaira, que vous ferez griller fur un réchaud de fer bien allumé : vous les pelerez avec les doigts le p'us proprement que vous pourrez, & les mettrez dans une terrine ; vous y jetterez une bonne poignée ou deux de fucre en poudre, avec un demi-verre d'eau : vous les remuerez bien fur le feu, & leur donnerez quatre ou cinq bouillons, afin que le fucre fe fonde, enfuite vous les retirerez de deffus le feu, les lafferez refroidir, & lorfque vous voudrez les fervir, vous les arroferez d'un peu de jus de citron ou d'orange.

La trente-feptieme enfin eft une *méthode pour faire fécher les abricots* : on les prend lorfqu'ils font bien mûrs ; au lieu de les ouvrir comme des pêches, pour leur ôter leur noyau , on fe contente de le repouffer par l'endroit de la queue , ce qui le fait fortir : les abricots étant ainfi entiers, on les applatit feulement, & on les fait fécher comme les pêches : ou prenez les abricots , mettez du fucre gros comme un pois , à la place du noyau , rempliffez-en une terrine , à laquelle vous ferez un couvercle de pâte , mettez-la au four , quand le pain a pris couleur ; laiffez-ly jufqu'à ce que le four foit refroidi : cela fait , mettez-les fur des ardoifes , & les abricots étant ainfi fecs , poudrez-les de fucre , lorfqu'ils font chauds ; fervez les deux heures après qu'ils auront été féchés.

La feconde plante fruitiere eft l'airelle , *vaccinium myrtillus, Linn.* Les fruits de ce fous-arbriffeau font agréables crus , les Suédois les font entrer dans leurs affaifonnemens ; les cabaretiers s'en fervent pour rougir leurs vins blancs : cette falfification , quoique mauvaife , eft moins dangereufe que d'autres qui fe pratiquent communément à Paris ; les bergers & les montagnards en mangent avec plaifir : on dit que les fruits d'airelle de la grande efpece enivrent. Il y a des pays où on les fait fécher pour les garder en hiver , & enfuite pour les fervir au deffert : à la Louifiane on écrafe dans l'eau le fruit d'airelle , & on en fait une boiffon agréable , ainfi que nous le dirons ci-après , en parlant des boiffons. On les met quelquefois à l'eau-de-vie , pour faire une liqueur gracieufe , fans qu'il foit befoin d'y ajouter du fucre.

La troifieme eft l'alizier ou forbier torminal , *cratægus torminalis. Linn.* Quand les alizes font molles comme des nêfles, elles font affez agréables à manger : on en fait du vin paffable , foit en les exprimant ,

foit en les mettant entieres dans un tonneau, où
l'on verfe de l'eau à proportion, & les laiffant ainfi
fermenter deux ou trois jours.

La quatrieme eft l'aloufier, *cratægus aria. Linn.*
On fait du cidre avec les fruits de cet arbre : on les
mange auffi mous.

La cinquieme eft l'amandier, *amygdalus communis.*
Linn. Les amandes, qui font les fruits de cet arbre,
font de deux fortes, favoir, les douces & les ameres :
elles font douées chacune des vertus qui leur font
propres. Pour les avoir bonnes, il faut les choifir
nouvelles, larges, bien nourries, hautes en couleur ;
les meilleures font celles que nous tirons du Comtat
Venaiffin, près d'Avignon. M. Lemery, dans fon Traité
des alimens, dit que les amandes douces nourriffent
beaucoup, qu'elles font très-adouciffantes, pecto-
rales, & pouffent les urines. Les amandes ameres & douces, ajoutent le même Auteur, étant feches, fe digerent difficilement, demeurent long-
tems dans l'eftomac & caufent des maux de tête :
en général on peut dire que les amandes font fort
utiles parmi les alimens : les douces font préférées
aux ameres. Toute amande eft couverte de deux écorces comme la noix ; quand les deux écorces font encore tendres, & lorfque l'amande fe trouve à peine
formée, on peut manger le tout ; il y a même un
petit goût aigrelet qui plaît : c'eft le ragoût ordinaire des filles dans les pays chauds ; on prétend
même que cela ne contribue pas peu à leur caufer
des obftructions, auxquelles elles font prefque toujours fujetes par leur conftitution naturelle. Les
amandes ameres, dit-on, ont la vertu d'empêcher
l'ivreffe. Plutarque rapporte à ce fujet une hiftoire
d'un certain Médecin qui demeuroit chez *Drufus*,
fils de l'Empereur *Tibere*, & qui, par l'ufage des
amandes ameres, étoit devenu fi fameux buveur, qu'il

ne s'enivroit jamais, & furpaſſoit tous les buveurs de ſon tems.

On a tranſporté aux iſles de l'Amérique des amandiers de Provence, ils y ſont venus en perfection quant au bois ; mais faute d'avoir été bien taillés & bien cultivés, ils n'ont point porté de fruit. Sennert fait un grand éloge des amandes ; Sperlingius dit que c'eſt aux amandes douces qu'il faut appliquer tous les éloges que les Savans donnent en général aux amandes ameres : les amandes vertes confites ſont non-ſeulement propres à l'ornement des deſſerts, mais elles donnent encore des forces aux malades, pourvu qu'on leur en donne de tems à autre. M. Bruhier, qui a commenté le Traité des alimens de Lemery, dit, en parlant des amandes, que, malgré tous les éloges qu'on leur donne, il eſt cependant certain qu'elles ſont un aliment indigeſte, & par conſéquent peu convenable aux malades & à ceux qui ont l'eſtomac mauvais.

On fait avec le ſucre & les amandes différentes ſortes de préparations, comme des maſſepains, des macarons ; on en fait des nougas & des pralines, &c. Vertes, on les confit comme les abricots. Si dans une livre de lait d'amandes un peu épais, on fait fondre ſur le feu deux livres de ſucre, l'on aura pour lors le ſirop d'orgeat, qu'on aromatiſe quelquefois avec l'eau de fleur d'orange. Nous allons rapporter actuellement la plupart des préparations qu'on fait avec les amandes.

La premiere eſt le *macaroni, liqueur* ; mais nous en parlerons, en traitant des différentes boiſſons.

La ſeconde préparation eſt ce qu'on nomme *amandes vertes au ſec* : après qu'elles ont été confites au ſucre, on met du ſucre clarifié dans une poële, on le fait cuire à la plume ; à l'inſtant on y jette les amandes, après les avoir fait égoutter sur un tamis ; on les remet après sur le feu, on les remue bien, on les fait bouillir ; on les retire de dessus le feu, on les laisse refroidir à moitié : on frotte ensuite avec une cuiller, ou le dos de l'écumoire, le sucre qui est tout autour de la poële, jusqu'à ce qu'on ait troublé par-tout ; après quoi on tire les amandes avec l'écumoir, on en fait égoutter le sucre sur un clayon de fil d'archal, ou sur une paille épluchée, qu'on range sur un plat ; les amandes se sechent dans un moment.

La troisieme préparation est connue sous le nom *d'amandes glacées* : on jette les amandes pelées dans de la glace composée de sucre en poudre, blanc d'œuf, fleur d'orange ou de citron, & orange de Portugal, si on en a : on leur fait prendre la glace en les y roulant bien ; ensuite on les dresse sur une feuille de papier, & on les fait sécher au four à petit feu.

La quatrieme préparation est la *tourte d'amandes* : prenez un quarteron d'amandes, faites-leur faire un bouillon dans l'eau froide, retirez-les, essuyez-les entre deux linges, pilez-les bien dans un mortier, en les arrosant de tems en tems de lait ; quand elles feront bien pilées, mettez-y de l'écorce de citron vert, quelques buiscuits d'amandes ameres, de la moëlle de bœuf la quantité qu'il en faut, du sucre, trois ou quatre jaunes d'œufs ; repilez bien le tout ensemble : faites une abaisse de pâte feuilletée, & enfermez-la dans la tourtiere ; étendez-y votre pâte d'amandes, faites quelques ornemens, & mettez cuire au four ; quand elle sera cuite, rapez-y du sucre, placez-la au four, ou bien avec la pelle rouge, glacez-la dans un plat & servez.

La cinquieme préparation est la *tourte d'amandes en maigre* : elle se fait de même que celle en gras, à l'exception qu'au lieu de moëlle de bœuf on y met du beurre frais & même de la crême.

La sixieme est le *gâteau d'amandes* ; nous en avons suffisamment parlé en traitant de la pâtisserie, voyez section 1. Nous ne parlerons pas non plus des *massepains*, qui est la septieme préparation, en ayant rapporté les différens procédés au même article de la pâtisserie.

La huitieme est le *buiscuit d'amandes* ; voyez aussi pour sa préparation, ce qui est rapporté à son sujet dans l'article de la pâtisserie.

La neuvieme est le *beurre d'amandes* : pelez & pilez environ quarante livres d'amandes douces, mettez-y environ une demi-livre de bon beurre frais, quantité de sucre en poudre, & un peu d'eau de fleur d'orange, pilez le tout ensemble, passez-le à la seringue avec le fer rond à petits trous, & le dressez sur une assiete.

La dixieme est le *grillage d'amandes à l'Angloise* : prenez une livre d'amandes douces, passez-les à l'eau bouillante & pelez-les, mettez-les ensuite dans de l'eau fraîche & les égouttez ; faites fondre une livre de sucre, & jettez-y vos amandes ; faites cuire le tout ensemble, jusqu'à ce qu'elles pétillent, & qu'elles commencent à roussir : ayez de la nompareille toute prête ; versez vos amandes sur un clayon, & jettez promptement de la nompareille par-dessus ; renversez-les sur un plat, & remettez encore de la nompareille par-dessus, pour qu'il y en ait par-tout : séparez un peu vos amandes avec la fourchete, pour que votre grillage ne soit point matériel : quand elles seront froides vous les mettrez à l'étuve, pour vous en servir à volonté.

La onzieme est ce qu'on appelle *amandes à la praline* : faites fondre dans une poële une demi-livre de sucre, avec un peu d'eau ; mettez-y une demi-livre d'amandes douces, avec leur peau, que vous aurez frotées dans un linge propre, pour en ôter la poudre; faites-les bouillir sur un peu de feu avec le sucre, en les remuant souvent, jusqu'à ce qu'elles pétillent. Lorsque le sucre commence à se colorer, vous les retournerez doucement & également avec la spatule, pour leur donner le tems de se colorer : quand l'amande est luisante, & lorsqu'elle a ramassé tout le sucre, vous l'ôtez du feu & la mettez à l'étuve; deux heures après vous la tirez de la poële pour vous en servir.

La douzieme préparation est connue sous le nom *d'amandes à la praline blanches* : pour les préparer ainsi il faut les échauder & les peler, les passer dans du sucre cuit à cassé, leur faire prendre ensemble un ou deux bouillons, & les remuer & retourner continuellement, pour que le sucre s'y attache bien de tous les côtés : on peut aussi, si l'on a un pot à perlé pour les dragées, ou autre semblable invention, y mettre du sucre cuit à perlé, & le faire dégoutter sur les amandes, le faisant tenir par quelqu'un, jusqu'à ce qu'elles soient assez chargées.

La treizieme préparation est ce qu'on nomme *amandes à la praline grifes* : prenez une livre de sucre, que vous faites fondre avec un peu d'eau, quand il est fondu vous y jettez une livre d'amandes, que vous faites bouillir ensemble jusqu'à ce qu'elles pétillent; vous les retirerez pour lors de dessus le feu, & vous les remuerez toujours bien avec la spatule; si vous voyez qu'il y ait du sucre de reste, vous le mettez tant soit peu sur le feu pour le rechauffer, afin qu'il s'attache entiérement aux amandes, continuant de les remuer toujours jusqu'à la fin ; ces pralines sont grifes; il faut remuer les amandes dans un torchon ou une serviete pour en ôter la poudre, afin de les mettre dans le sucre.

La quatorzieme préparation eſt connue ſous le nom *d'amandes à la praline rouges* : pour les faire rouges, vous prenez trois quarterons de ſucre, que vous faites fondre avec un peu d'eau ; vous y jettez enſuite vos amandes, & vous les faites bouillir, de même que dans les autres procédés, juſqu'à ce qu'elles pétillent, ayant ſoin de les remuer de tems en tems, afin qu'elles ne s'attachent pas à la poële : quand elles pétillent, vous les retirez de deſſus le feu, & les remuez toujours bien, juſqu'à ce qu'elles aient pris tout le ſucre qu'elles peuvent prendre, ſans les remettre ſur le feu, enſuite vous les criblez & remettez dans la même poële le ſucre qui tombera des cribles, avec encore un quarteron, & un peu d'eau pour faire fondre le tout ; faites-le cuire à caſſé, puis mettez-y de la cochenille préparée, ce qu'il en faut pour lui donner une belle couleur ; vous le ferez enſuite cuire ſur le feu, pour le faire revenir à caſſé : vous y ajouterez vos amandes, & vous l'ôterez en même tems de deſſus le feu, vous remuerez toujours, comme la premiere fois, juſqu'à ce qu'elles ſoient ſéchées.

La cochenille préparée eſt de l'eau dans laquelle on a fait bouillir de la cochenille, de l'alun & de la crême de tartre. (*Nous ne pouvons nous diſpenſer de déſapprouver ici une pareille teinture.*)

La quinzieme eſt déſignée ſous le nom *d'amandes à la Siamoiſe* : prenez des amandes, que vous faites rouſſir dans le four ; faites cuire du ſucre à perlé, & jettez-les dedans, les remuant bien dans la poële, ſans les paſſer ſur le feu : vous les tirerez ſur une grille, & les mettrez à l'étuve, ſi vous voulez les ſervir de cette façon ; ſinon, en les tirant de la poële, vous les jetterez une à une dans du ſucre en poudre, vous remuerez bien toujours, afin qu'elles prennent bien du ſucre de tous côtés, puis vous les tirerez & les mettrez à l'étuve sur du papier.

La seizieme sont les *amandes vertes en compote* : on fait d'abord une lessive avec de la cendre neuve & de l'eau, en la faisant bouillir pendant long-tems sur le feu ; on enleve avec une écumoire les charbons qui s'y trouvent : quand cette lessive a suffisamment bouilli, on la laisse reposer pour n'en prendre que le clair ; cela fait, on remue cette lessive sur le feu, quand elle commence à bouillir, on y met des amandes, & on regarde avec une épingle, pour voir si elles ne cuisent pas trop, parce qu'elles s'ouvriroient ; on les jette ensuite dans de l'eau fraîche, après quoi on les met égoutter dans un sucre clarifié, qui soit léger : lorsque le sucre bout on y jette les amandes, afin qu'elles prennent leur vert ; on les acheve promptement, de peur qu'elles ne noircissent : or, pour les garder, on met livre pour livre, & on a attention que le sirop soit fait à propos.

La dix-septieme préparation est ce qu'on nomme *amandes de Languedoc frites* : mettez dans de l'eau des amandes bien pilées, faites-les égoutter & les mettez dans un bassin, avec beaucoup de sucre en poudre ; faites chauffer de l'huile dans un poêlon, comme pour frire ; faites-y cuire vos amandes, jusqu'à ce qu'elles paroissent un peu dorées ; tirez les avec l'écumoire, & les dressez sur du papier avec la cuiller, comme de la conserve.

La dix-huitieme préparation se nomme *amandes soufflées* : vous prenez des amandes, après les avoir échaudées & pelées vous les jettez dans des blancs d'œufs, où vous les remuez ; ensuite vous les jettez dans du sucre en poudre, & les tournez bien ; quand vous les aurez glacées une fois, si vous voyez qu'elles ne le soient pas assez, vous les re-

mettrez de nouveau dans du blanc d'œuf, & ensuite dans du sucre en poudre, puis vous les dresserez
sur une feuille de papier, & les mettrez cuire au
four à petit feu : ou bien

Il faut peler des amandes douces, les couper
par petits morceaux, & y mêler une rapure
de citron, ensuite mettre le tout dans un blanc
d'œuf qui n'ait point été fouetté : il faut mettre
du sucre en poudre jusqu'à ce qu'on ait une pâte
maniable, & qu'on la puisse rouler dans les mains
par petites boules, grosses comme de petites noix,
& les arranger sur une feuille de papier de cinq
en cinq : il faut un feu modéré.

La dix - neuvieme est la *compote d'amandes
vertes* : prenez des amandes vertes à volonté, faites
une lessive dans laquelle vous jetterez vos amandes,
pour les nétoyer de leur bourre ; quand elles
sont bien nétoyées, passez les dans de l'eau
fraîche, ensuite mettez les égoutter, & ayez une
poêle d'eau bouillante sur le feu, dans laquelle vous
les ferez blanchir ou reverdir ; après quoi vous les
passerez dans une eau fraîche, les ferez égoutter,
& les mettrez ensuite au petit sucre : vous leur ferez
prendre trois ou quatre bouillons, en les laissant
prendre sucre pendant une heure ou deux ; vous les
remettrez sur le feu, & leur donnerez cinq ou six
bouillons ; vous les placerez dans une terrine, &
étant froides, vous les servirez en compote : si vous
en faites pour plusieurs jours, il faut le lendemain
donner cinq ou six bouillons à votre sirop.

La vingtieme est la *conserve d'amandes douces* : prenez un quarteron d'amandes douces, pilez-les dans
un mortier, & en les pilant mettez-y du jus de
citron ; faites cuire une livre de sucre à la plume,
descendez votre poêle du feu, blanchissez le sucre,
& mettez les amandes dedans ; mêlez bien le tout
ensemble

enfemble, & quand il commence à prendre, vous le verfez dans les moules.

La vingt-unieme préparation eft ce qui s'appelle *amandes liffées* : prenez des amandes douces & bien entieres, faites - les fécher pendant deux jours dans l'étuve, enfuite nétoyez-les bien en les fecouant dans une ferviete ; mettez-les dans la baffine brûlante, avec un grand feu deffous, les remuant de tems en tems pour les faire bien fécher ; faites enfuite bouillir de la gomme arabique, avec de l'eau, fur le feu, en la tournant jufqu'à ce qu'elle foit fondue ; ôtez-la du feu, & mettez, fuivant la qualité, la moitié de fucre clarifié, cuit à liffé, que vous mêlerez enfemble, & en chargerez les amandes d'une couche, les remuant jufqu'à ce qu'elles foient feches. Il en faut mettre à chaque fois environ un demi-fetier, plus ou moins, fuivant la quantité ; enfuite il faut mettre une autre couche de fucre cuit à liffé, fans gomme, & cela alternativement, jufqu'à huit à dix couches, ayant foin de le faire fécher à chaque couche. Quand la dixieme couche eft feche, vous ôtez les amandes de la baffine, vous la lavez avec de l'eau, & l'effuyez ; lorfqu'elle eft bien feche, vous remettez les amandes dedans, & continuez de les faupoudrer de fucre, jufqu'à ce qu'elles foient affez chargées, les menant fur la fin fortement, fans les faire fauter, ce qui les liffe. On les met à l'étuve pour achever de fécher, & enfuite dans des boîtes, avec du papier, les mettant dans un lieu fec.

La vingt-deuxieme eft le *lait d'amandes* : il faut échauder quatre onces d'amandes douces, les peler & & piler fortement, les arrofant de tems en tems d'un peu de lait, les paffer par un tamis de crin fin ; & cependant faire bouillir une pinte de bon lait, que l'on fait confommer environ de moitié : pendant qu'il eft tout chaud, il y faut mêler les amandes,

Tome 1.   A a avec quatre onces de fucre en poudre, & quelques gouttes d'eau de fleur d'orange ; on donne feulement un bouillon, puis on le paffe dans un tamis, on le dreffe dans une porcelaine & on le fert.

La vingt-troifieme eft la *créme d'amandes* : l'on met quatre onces d'amandes douces dans de l'eau bouillante pour les peler ; on les tire & on les rafraîchit dans de l'eau fraîche ; on les égoutte & on les pile bien, en les arrofant d'un peu d'eau pour les maintenir en leur blancheur. On a enfuite une chopine de bon lait, avec lequel on délaie le blanc de deux œufs frais, & quatre onces de fucre, que l'on fait bouillir à petit feu & confommer d'environ le quart, le remuant inceffamment avec une fpatule ; quand la créme commence à fe former, on y ajoute les amandes, qu'on fait bouillir huit à dix bouillons : on les paffe auffi-tôt par un tamis de moyenne groffeur, on y joint cinq ou fix gouttes d'eau de fleur d'orange & on dreffe la créme fur une porcelaine pour la fervir froide, garnie autour du petit caramel, & même par-deffus d'une grille, que vous dreffez fur le cul d'un affiete, après l'avoir frotée légérement d'huile.

La vingt-quatrieme eft ce qui s'appelle *amandes vertes confites* : paffez de la cendre de bois neuf dans un tamis, mettez-en cinq ou fix poignées avec de l'eau, que vous faites bouillir, jufqu'à ce que la tâtant avec les doigts, vous la trouviez bien graffe & très-douce ; mettez-y les amandes, que vous aurez foin de bien remuer avec l'écumoire, pour que la cendre ne fe méle point au fond : lorfque le duvet des amandes s'ôte facilement, vous les retirez du feu, les nétoyez une à une, & les jettez à mefure dans de l'eau fraiche ; quand elles feront toutes nétoyées, vous les piquerez chacune en plufieurs endroits avec une épingle, après quoi mettez fur le feu, dans de l'eau qui ne faffe fimplement que

frémir ; vous aurez foin de couvrir la poéle, pour
les faire reverdir : lorfqu'elles feront vertes vous les
rafraîchirez, & les mettrez enfuite dans un petit fucre,
pour les y laiffer jufqu'au lendemain : vous les jettez
pour lors fur un égouttoir, pour donner trois
ou quatre bouillons au fucre ; mettez le fucre
fur les amandes, pour les y laiffer encore jufqu'au lendemain. A la troifieme fois vous les aug-
menterez de fucre clarifié, & à la quatrieme fois vous
donnerez cinq ou fix bouillons à votre fucre : mettez-
y des amandes pour les faire cuire, jufqu'à ce que
votre fucre foit cuit au perlé. Vous les ôterez du feu,
pour les mettre dans des pots ; vous obferverez qu'il
faut que vos amandes aient affez de firop pour
qu'elles trempent dedans.

La vingt-cinquieme eft ce qu'on nomme *amandes vertes au candi* ; il faut prendre des amandes
vertes confites au fucre, vous les dreffez fur les
grilles, qui fe mettent dans les moules à candi, vous
verfez deffus du fucre cuit au foufflé ; lorfqu'il
fera à moitié froid, mettez-les jufqu'au lendemain
à l'étuve avec un feu modéré ; fi le fucre n'eft
point encore affez candi, vous égouttez ce qui
refte de liquide, & les laiffez encore une heure
ou deux, avant de les ôter du moule. Pour être
plus fûr de votre candi, vous mettez quatre petits bâtons blancs, fecs, aux quatre coins du moule, que
vous enfoncez jufqu'au fond, pour vous fervir d'effai ; lorfque vous croirez que votre candi fera fait,
vous ôterez doucement les bâtons, & vous verrez
s'ils font le diamant deffus & également ; pour lors
vous égoutterez votre candi en penchant le moule par le coin, que vous laifferez égoutter pendant
deux heures, enfuite vous renverferez le moule fur
une feuille de papier blanc, en appuyant un peu
fort & également : vous les conferverez dans des
boîtes garnies de papier dans un endroit fec.

La vingt fixieme préparation eft ce qu'on appelle *amandes vertes en filigrame* : vous prenez des amandes vertes à l'eau-de-vie, que vous faites paffer à l'étuve ; enfuite vous les coupez en petits filets, les plus minces que vous pouvez ; vous avez des feuilles de cuivre, que vous frottez légèrement de bonne huile d'olive ; femez-y deffus les filets d'amande : vous avez tout prêt un fucre cuit au caramel, que vous tenez chaudement, où vous trempez deux fourchetes tenant enfemble ; vous faites couler légèrement le fucre fur tous les filets, de façon qu'il fe trouve des vuides, ce qui forme un filigramme ; enfuite vous les retournez fur une autre feuille, auffi frottée d'un peu d'huile, pour faire couler du fucre, comme vous avez fait du côté précédent.

La vingt-feptieme préparation font les *amandes vertes en arlequine* : il faut faire des amandes à l'eau-de-vie, que vous faites fécher à l'étuve ; enfuite vous les trempez une à une avec une fourchete dans un fucre cuit au caffé, que vous tenez chaudement fur un feu doux, fans qu'il bouille, & vous mettez à mefure chaque amande dans de la nompareille de toutes les couleurs ; roulez-les dedans, pour qu'elles en foient bien garnies tout-au-tour ; vous les rangerez à mefure fur une feuille.

La vingt-huitieme préparation font les *amandes vertes à l'eau-de-vie* : vous ôterez le duvet de vos amandes, enfuite vous les mettrez dans de l'eau bouillante, & les tiendrez fur le feu, fans les faire bouillir, qu'elles ne faffent feulement que frémir : vous aurez foin de couvrir la poéle pour les faire reverdir ; lorfqu'elles feront vertes, vous les changerez d'eau & les ferez bouillir, jufqu'à ce qu'elles commencent à fléchir fous les doigts ; vous les mettrez égoutter fur un tamis. Sur trois livres d'amandes faites cuire une livre & demie de fucre au liffé ;

mettez-y les amandes, pour les faire bouillir avec
le fucre cinq ou fix bouillons couverts; ôtez les du feu
pour les remuer, & les retirez doucement avec une
écumoire, pour les mettre dans une terrine : faites
encore prendre neuf ou dix bouillons à votre fucre,
& le verfez fur les amandes ; laiflez-les vingt quatre
heures dans leur firop : quand elles auront pris fucre,
vous coulerez doucement le firop dans la poêle, pour
lui donner encore fept à huit bouillons, enfuite vous
y mettrez les amandes pour leur faire prendre trois
ou quatre bouillons couverts; defcendez-les du feu
lorfqu'elles feront froides, vous les retirerez du firop
pour les mettre dans des bouteilles, enfuite vous
faites un peu chauffer le firop, pour y mettre autant d'eau-de-vie, que vous remuez enfemble pour
les bien mêler, & les mettrez fur les amandes dans
des bouteilles : il faut que la liqueur couvre les
amandes.

La vingt-neuvieme préparation eft la *marmelade
d'amandes vertes* : ayez des amandes vertes & tendres, ôtez-en le duvet, comme à celles qui font
confites au liquide, & jettez-les à mefure dans de
l'eau fraîche ; vous faites bouillir de l'eau, & vous
y mettez ces amandes pour les faire auffi bouillir,
jufqu'à ce qu'elles foient bien cuites ; retirez les de
l'eau pour les écrafer, & les paffez dans un tamis, en
les preflant fortement avec une fpatule : prenez cette
marmelade pour la mettre dans une poêle; ayez
foin de la remuer toujours avec une fpatule, de
peur qu'elle ne brûle ; prenez autant pefant de fucre
que de marmelade, faites-le cuire au caffé, mettez-
y de la marmelade, pour la bien délayer avec le fucre, en la tenant fur un feu très-doux, fans qu'elle
bouille ; lorfqu'elle fera bien mêlée vous la verferez dans des pots.

La trentieme eft la *pâte d'amande* : vous faites une
marmelade d'amandes vertes, de la même façon que

A a 3

la précédente ; lorſque vous aurez bien mêlé la mar‑
melade avec le ſucre , & que vous l'ôterez du feu ,
vous la dreſſerez dans des moules à pâte , que vous
aurez rangés ſur des feuilles de cuivre, vous les met‑
trez ſécher à l'étuve.

La trente-unieme préparation eſt une autre *pâte
d'amandes* : échaudez , pelez & pilez des amandes dou‑
ces, en mettant un peu d'eau pour qu'elles ne vien‑
nent pas en huile ; mettez dans cette pâte une demi-
livre de ſucre en poudre pour une livre d'amandes ;
cette pâte ſert pour l'orgeat , & quand vous en vou‑
drez faire , prenez de cette pâte la groſſeur d'un œuf
pour une pinte d'eau , delayez-la , paſſez à travers un
linge , exprimez fortement.

La trente-deuxieme eſt encore une troiſieme *pâte
d'amandes* : préparez comme deſſus , pilez-les au mor‑
tier, en les arroſant d'un peu de blanc d'œuf & d'eau
de fleur d'orange ; mettez cette pâte à la poéle , avec
du ſucre en poudre, trois quarterons de ſucre en
poudre par livre de pâte, pour la deſſécher ; mélez
bien le tout avec la gâche , & remuez juſqu'à ce qu'elle
ne tienne plus à la poéle , & qu'elle ne s'attache point
au revers de la main, lorſqu'on la touche ; c'eſt la
marque qu'elle eſt à ſon point, il faut pour lors la
manier ſur le tour, avec un peu de ſucre en poudre ;
on peut auſſi la deſſécher avec du ſucre cuit à la plu‑
me , & mettre demi-livre de ſucre pour livre de
pâte.

On ſe ſert de cette pâte d'amandes pour faire des
abaiſſes de tourtes ; on la glace , on la paſſe à la ſerin‑
gue, on fait des rognures d'abaiſſes de cette pâte, de
petits choux, ou autres garnitures de plats , en les
pilant avec un blanc d'œuf, pour les ramollir ; on la
pile enfin avec un peu de crême naturelle qu'on fait
cuire : & après l'avoir ſeringuée , faites-la frire en
grande friture , & glacez-la pour la ſervir en entre‑
mets.

Si vous voulez faire avec cette pâte des tartes ou
des tarteletes , maniez-la avec de bon beurre frais ,
de l'écorce de citron vert hachée, des confitures
quelconques, du fucre en poudre, quatre ou cinq
jaunes d'œufs; pilez bien le tout, & le mettez fur des
abaiffes de feuilletages : fi c'eft en gras, au lieu de
beurre, fervez-vous de moële de bœuf.

La trente-troifieme préparation eft le *potage de lait
d'amandes* : prenez des amandes fuivant la quantité de
potage que vous voudrez faire une livre ou deux :
échaudez, pelez & pilez-les au mortier , en les arrofant
d'un peu d'eau tiede ; verfez-y enfuite l'eau tiede & y
mettez un peu de fel: paffez les toutes, deux à trois fois,
à l'étamine ; mettez ce lait d'amandes dans une marmite , avec du fucre , canelle en bâton , & faites mitonner à petit feu ; coupez de la mie de pain, en tranches bien minces ; rangez-les dans un plat , & les faites
fécher au four à feu doux ; mitonnez votre potage de
ce lait d'amandes, & arrofez-le du même convenablement, lorfqu'il s'agira de fervir.

D'autres font bouillir dans deux pintes d'eau la mie
de deux petits pains, & jettent cette efpece de bouillie
dans les amandes pilées ; ils font bouillir ce mélange
dans la marmite, pendant trois ou quatre heures, avec
du fucre & de la canelle, le paffent à l'étamine, & le
fervent garni de maffepains, ou d'amandes à la praline.

La trente-quatrieme eft le *lait d'amandes pour entremets* : échaudez quatre onces d'amandes douces ,
pelez-les & les pilez bien, en les arrofant de tems
à autre d'un peu de lait ; paffez enfuite ce mélange à
l'étamine, ou dans un tamis fin ; faites bouillir une
chopine de crême avec un bâton de canelle, un
zefte de citron vert, peu de fel , & fucre ce qu'il en
faudra ; délayez-y vos amandes pilées, paffez le tout
à l'étamine, avec fix jaunes d'œufs frais. Ayez dans
une cafferole de l'eau bouillante, dreffez la crême d'a-
mandes dans le plat où vous la voulez fervir ; obfer-

vez que le plat déborde la casserole, pour que l'eau en bouillant n'entre pas dans votre crême; mettez ce plat sur votre casserole, couvrez votre crême d'un couvercle de tourtiere, avec de la braise vive; regardez de tems en tems si votre crême prend, & ne la laissez pas trop cuire: lorsqu'elle sera prise, ôtez-la, laissez-la refroidir, & servez pour entremets.

La sixieme plante fruitiere est l'amelanchier, *mespilus amelanchier. Linn.* Ses fruits sont fort bons à manger, quand ils sont mous.

La septieme est l'ananas, *bromelia ananas. Linn.* C'est de toutes les plantes la plus précieuse, tant par le goût exquis, que le parfum de son fruit; on le mange ou cru ou confit, ou macéré dans du vin: lorsqu'on le mange cru, on le pele & on le coupe par tranches, & comme le suc de ce fruit est extrêmement actif, on le corrige en mettant les tranches d'ananas dans du vin de liqueur, avec du sucre: au bout d'une heure on peut les manger sans accident; on boit ensuite par-dessus le vin dans lequel on les a trempés, c'est pour lors une liqueur agréable & bienfaisante.

On nous envoie des isles de l'Amérique beaucoup d'ananas confits, entiers, avec leur couronne; on les sert ainsi au dessert, où ils ornent parfaitement bien la table. Le goût & l'odeur de ces ananas, dit le Pere Labat, restent dans l'Amérique; le sucre & le feu alterent nécessairement l'un & l'autre J'en ai rapporté en France, ajoute-t-il, que j'avois fait faire à la Martinique avec tout le soin possible, & cependant ils ne m'ont plus paru être que de la filasse sucrée, en comparaison de ce qu'ils étoient avant qu'ils fussent confits. Si on laisse fermenter pendant deux jours, le suc exprimé de l'ananas mûr, il se change en une liqueur vineuse, très-agréable, d'une belle couleur & d'une odeur merveilleuse. Cette liqueur semble rafraîchir & désaltérer; mais elle enivre promptement, en sorte qu'elle est dangereuse, quand on en prend une certaine quantité.

Pour avoir l'ananas dans sa perfection, il faut le cueillir le jour qu'on veut le manger, & cela de grand matin, avant que le soleil l'ait pu échauffer; on lui conserve le plus de tige qu'il est possible, on le garde au frais dans un endroit sec, & on lui laisse la tige & la couronne jusqu'à ce que toute la chair soit mangée. Nous n'avons parlé ici de l'ananas, qu'autant que sa culture s'est introduite en France, & qu'on commence à en servir sur les meilleures tables de Paris.

La huitieme plante fruitiere est l'arboufier, *arbutus unedo Linn.* Le fruit de cet arbre est un an à mûrir: les enfants en font friands.

La neuvieme est l'arbre de Judée, *cercis siliquastrum. Linn.* On confit au vinaigre les boutons des fleurs de cet arbre; cependant ils ont peu de goût & font ordinairement fort durs.

La dixieme est l'eaube-épine, *cratægus oxyacantha. Linn.* Les boutons des fleurs de l'aube-épine confits au vinaigre pur, font bons dans les salades en guise de câpres: les enfants en mangent crues les senelles, qui font ses fruits.

La onzieme est le bluet, *centaurea cyanus. Linn.* On emploie ses fleurs pour donner une couleur bleue au sucre: cette plante sert par conséquent dans les offices; mais plutôt pour l'ornement que pour l'utilité.

La douzieme est le cacao, *theobroma cacao. Linn.* Quoique cette plante soit étrangere à la France, nous avons cru devoir en parler ici, par l'usage journalier du chocolat, qui s'est introduit dans le royaume, & qui est fait avec les fruits de cette plante. Les Américains, avant l'arrivée des Espagnols, faisoient une liqueur avec le cacao délayé dans de l'eau chaude, assaisonnée avec le piment, colorée par le rocou, & mêlée avec une bouillie de maïs, pour en augmenter le volume: tout cela joint ensemble, donnoit à cette compofition un air fi brun, & un goût fi fauvage, qo'un Soldat Efpagnol difoit qu'il n'auroit jamais pu s'y accoutumer, fi le manque de vin ne l'avoit contraint à fe faire cette violence, pour n'être pas toujours obligé à boire de l'eau pure. Ils appelloient cette liqueur *chocolat*, & nous en avons confervé le nom à la pâte que nous faifons avec le cacao.

Pour la faire, on dépouille les amandes du cacao de leur écorce, par le feu : on les pele, on les rôtit dans un mortier bien chaud, & on en forme une pâte, qu'on mêle avec prefque poids égal de fucre ; le chocolat ainfi préparé s'appelle *chocolat de fanté*. Quelques perfonnes prétendent qu'il eft bon d'y mêler une légere quantité de vanille, qui en facilite la digeftion, par fa vertu ftomachique & cordiale.

Lorfqu'on veut un chocolat qui flatte les fens plus agréablement, on y ajoute une poudre très-fine, faite avec des gouffes de vanille & des bâtons de canelle pilés & tamifés ; on broie le tout de nouveau, & on le met ou en tabletes ou en moules ; ceux qui aiment les odeurs y ajoutent un peu d'effence d'ambre : lorfque le chocolat fe fait fans vanille, la dofe de la canelle eft de deux gros par livre de cacao ; mais lorfqu'on emploie la vanille, il faut diminuer au moins la moitié de cette dofe de canelle. A l'égard de la vanille on en met deux ou trois gouffes dans une livre de cacao. Quelques fabricans de chocolat y ajoutent du poivre & du gingembre ; mais les gens fages doivent être attentifs à n'en point ufer qu'ils n'en fachent la compofition.

Dans nos ifles françaifes on fait des pains de cacao pur & fans addition, & lorfqu'on veut prendre du chocolat on réduit les tabletes en poudre, & l'on y ajoute plus ou moins de canelle, de fucre en poudre & de fleur d'orange. Le chocolat ainfi préparé, eft d'un parfum exquis & d'une grande délicateffe. Quoique la vanille foit très-commune aux ifles, on n'y en fait point d'ufage dans le chocolat.

On fait avec les amandes de cacao, préparées à peu près comme les noix de Rouen, une confiture excellente, propre à fortifier l'eſtomac, ſans trop l'échauffer. Le beurre de cacao eſt une huile en conſiſtance de beurre, dont on ſe ſert à la Cayenne pour la cuiſine

Nous allons actuellement rapporter les différentes préparations qu'on fait avec le chocolat.

La première eſt la *maniere même de le préparer*. Pour en faire quatre taſſes il faut mettre quatre taſſes d'eau dans une chocolatiere, puis prendre un quarteron de chocolat, le couper le plus mince que faire ſe pourra, ſur un papier. Si vous l'aimez ſucré, vous prendrez auſſi un quarteron de ſucre, ſinon vous n'y en mettrez que trois onces, que vous concaſſerez & mêlerez avec le chocolat. Lorſque votre eau bouillira vous y jetterez le tout, & remuerez bien avec le bâton à chocolat. Vous mettrez enſuite ce mélange devant le feu, ſi vous voulez, & lorſqu'il montera, vous le retirerez, afin qu'il ne s'en aille pas par-deſſus. Vous le fouetterez bien avec un bâton pour le faire mouſſer : à meſure qu'il mouſſera vous le verſerez dans des taſſes l'une après l'autre. Si vous n'en voulez qu'une taſſe, il ne faut qu'une once de chocolat. Si vous voulez du chocolat au lait, au lieu d'eau, vous y mettrez du lait.

Une ſeconde méthode de *préparer le chocolat*, eſt de ratiſſer la pâte pure avec un couteau, ou de la froter avec une rape plate, ſi cette pâte eſt ſeche, pour que cette rape ne s'engraiſſe pas. On prend pour une once de chocolat deux ou trois pincées de canelle en poudre, paſſée au tamis de ſoie, & une once de ſucre pulvériſé : on met le mélange dans une chocolatiere, avec un œuf frais entier, & on remue bien avec le moulinet juſqu'à ce que le tout ſoit en conſiſtance de miel liquide, enſuite on y verſe environ huit onces de liqueur bouillante, eau ou lait, ſelon ſon goût, pendant qu'on agite fortement le moulinet pour le bien incorporer avec le reste ; après quoi on met le chocolat sur le feu, ou au bain marie, & dès que le chocolat monte on retire la chocolatiere : on le remue beaucoup avec le moulinet & on le verse dans des tasses, à diverses reprises. C'est l'œuf qui fait bien mousser. Pour relever le goût de cette liqueur, on peut, immédiatement avant de la verser, y mettre une cuilerée d'eau de fleur d'orange, où on aura versé une ou deux gouttes d'essence d'ambre. Ce chocolat est très parfumé, extrêmement délicat, & ne charge point ; d'ailleurs il ne fait aucun sédiment dans la chocolatiere ni dans les tasses.

Une troisieme préparation qu'on fait avec le chocolat, est le *biscuit de chocolat :* nous en avons donné la composition en parlant de la pâtisserie.

La quatrieme est la *pastille de chocolat* Pour une livre de sucre fin vous ferez fondre une once de gomme adragan, avec un peu d'eau : lorsqu'elle sera fondue passez-la au travers d'une serviete ; mettez cette eau gommée dans un mortier, avec deux tabletes de chocolat, pilez & passez au travers d'un tamis, la moitié d'un blanc d'œuf, & une livre de sucre fin, passé au tambour : pilez le tout ensemble, en mettant le sucre peu à peu, jusqu'à ce que cela vous fasse une pâte maniable ; ensuite vous l'ôtez du mortier pour en former des pastilles de la grandeur ou du dessin que vous jugerez à propos, ou des ingrédients, ou grains de bled, de café, de pois, de lentilles, de coquillages & autres choses à votre volonté.

La cinquieme préparation est ce qu'on nomme *canelons glacés de chocolat.* Pour faire six canelons, vous en remplirez quatre avec de bonne crême : mettez cette crême sur le feu pour la faire bouillir ; vous y mettrez ensuite une livre de sucre. Vous prenez trois quarterons de chocolat, que vous faites fondre dans l'eau, en le mettant sur le feu, dans une poêle, & le remuant toujours jusqu'à ce qu'il soit en bouillie. Vous y ajoutez six jaunes d'œufs, que vous délayez bien ensemble : mettez-y aussi de la crême. Lorsque vous aurez bien mêlé le tout, vous le passerez au tamis, pour le mettre dans une sablotiere, & pour le faire prendre à la glace. Quand la crême sera prise vous la travaillerez pour la mettre dans des moules à canelons, que vous envelopperez de papier, pour les remettre à la place dans un vaisseau qui ne retienne point l'eau. Lorsque vous serez prêt à servir vous leur ferez quitter le moule.

La sixieme préparation est la *mousse de chocolat*. Faites fondre six onces de chocolat dans un bon verre d'eau, que vous mettez sur un petit feu doux : remuez-le avec une spatule. Quand il sera bien fondu & réduit comme une spece de bouillie, vous le retirerez de dessus le feu, pour y mettrez six jaunes d'œufs frais, que vous incorporerez dedans : vous y mettrez ensuite une pinte de bonne crême, que vous mêlerez avec le chocolat & les œufs. Ajoutez-y une demi-livre de sucre, mettez le tout ensemble dans une terrine : lorsque le sucre sera fondu & que la crême sera rafraîchie, vous finirez les mousses.

La septieme préparation est la *conserve de chocolat*. Prenez deux onces de chocolat rapé, faites cuire une livre de sucre à la premiere plume, & mettez-y votre chocolat : remuez-le pour le délayer & dressez votre conserve toute échaude.

La huitieme préparation est le *massepain de chocolat*. Echaudez deux livres d'amandes douces, tenez-les dans de l'eau fraîche, & pilez les dans un mortier ; faites cuire une livre de sucre à la plume, mettez-y vos amandes, desséchez la pâte à petit feu, tirez-la de la poêle & mettez-la refroidir : quand elle sera froide vous y ajouterez trois onces de chocolat pilé & passé au tamis, & un blanc d'œuf, & vous manierez le tout ensemble. Vous pourrez former

une abaisse d'une partie de la pâte , vous la découperez avec des moules de fer-blanc, vous en passerez
à la seringue : vous pourrez glacer d'une glace royale
ceux qui seront découpés.

La neuvieme préparation est la *crême de chocolat*.
Il faut mettre sur un demi-setier de crême une
chopine de lait , le jaune de deux œufs frais & trois
onces de sucre. Détrempez le tout ensemble, faites-
le bouillir & consommer d'un quart , en le tournant
avec une spatule : vous-y mettrez ensuite de bon
chocolat rapé autant qu'il en faut pour qu'elle en
ait le goût & la couleur , après quoi vous lui donnerez cinq ou six bouillons , vous la passerez par un
tamis & vous la dresserez pour la servir froide.

La dixieme préparation est la *glace de chocolat*.
Vous prenez trois demi-setiers de crême & un demi-
setier de lait , que vous faites bouillir avec trois
quarterons de sucre. Vous aurez une demi-livre de
chocolat, que vous ferez fondre dans de l'eau , en
les mettant dans une poéle sur le feu, que vous
remuerez avec une spatule ou cuiller de bois, &
vous ferez réduire le tout jusqu'à ce qu'il soit en
bouillie. Il faut y ajouter quatre jaunes d'œufs, que
vous délaierez bien avec du lait & de la crême , & que
vous verserez dans la poéle avec le chocolat, pour
les mêler ensemble : il faut ensuite les verser dans
une terrine, & les y laisser jusqu'à ce que vous
soyez prêt à mettre à la glace.

L'onzieme préparation est la *crême de chocolat
au bain-marie*. Délayez une once de chocolat rapé
avec quatre jaunes d'œufs & un peu de lait ; ajoutez-y une chopine de crême & un demi-setier de
lait : mêlez bien le tout de sucre à discrétion. Faites
bouillir de l'eau dans une casserole , mettez dessus le
plat où vous aurez dressé votre crême, en sorte que
le fond du plat trempe dans l'eau bouillante : recou-
vrez-le d'un autre plat, & ne l'ôtez que quand la
crême sera prise.

La douzieme eſt le *fromage de chocolat*. Prenez une demi-livre de bon chocolat, mettez-y environ un demi-ſetier d'eau, pour le faire fondre ſur le feu : vous aurez ſoin de le remuer toujours avec une ſpatule. Quand vous verrez qu'il ſera bien fondu & réduit comme une bouillie légere, vous-y mettrez ſix jaunes d'œufs, que vous délaierez bien dedans : vous aurez une pinte de bonne crême, à laquelle vous ferez faire un bouillon ; vous y mettrez une demi-livre de ſucre, enſuite vous verſerez cette crême dans la poêle où eſt le chocolat, que vous remuerez bien enſemble ſur le feu. Lorſque les œufs ſeront pris, vous mettrez votre crême dans une ſablotiere, pour la faire prendre à la glace, que vous travaillerez à la houlete, & la mettrez enſuite dans : un moule à fromage, pour la remettre à ia glace.

La treizieme préparation eſt la *crême veloutée au chocolat*. Prenez ſix tabletes de chocolat, coupez-les bien mince ; enſuite prenez trois demi-ſetiers de crême & un demi-ſetier de lait, que vous mettez dans une caſſerole, avec une écorce de citron vert, canelle en bâton & coriandre : faites réduire aux deux tiers, & mettez-y votre chocolat. Faites faire quelques bouillons, retirez, paſſez dans une ſerviete mouillée : quand elle ſera un peu plus tiede délayez-y gros comme un pois de préſure & faites-la prendre ſur des cendres chaudes. On peut la ſervir froide, ſi l'on veut.

La quatorzieme eſt le *chocolat en olives*. Pilez dans un mortier une tablete de chocolat ; lorſqu'il eſt fin vous-y mettez trois blancs d'œufs, avec du ſucre en poudre : il en faut ſuffiſamment pour que vous puiſſiez en former une pâte. Pilez le tout enſemble & ajoutez-y du ſucre, juſqu'à ce que vous ayez une pâte maniable : retirez-la du mortier pour la mettre ſur une table, avec du ſucre fin. Coupez-en de petits morceaux égaux, que vous roulez un peu dans les mains, avec du ſucre fin, pour leur donner la figure d'une olive : mettez-les à mesure sur des feuilles de papier blanc , posées sur des feuilles de cuivre, faites les cuire dans un four doux.

La quinzieme est *l'eau de chocolat* : nous en parlerons en traitant des boissons.

La seizieme sont *les dragées de chocolat*. Faites tremper un peu de gomme adragan dans un peu d'eau, lorsqu'elle est fondue & bien épaisse, passez-la au travers d'un linge, en pressant fort, pour qu'elle passe toute ; mettez la dans un mortier, avec du chocolat en poudre & du sucre fin , jusqu'à ce que vous ayez une pâte maniable : mettez cette pâte sur une table poudrée de sucre fin , que vous abattrez avec un rouleau jusqu'à ce qu'elle soit de l'épaisseur d'un écu. Coupez en de petits morceaux, pour les arrondir de la grosseur d'un pois , mettez-les sécher à l'étuve ; lorsqu'ils seront secs vous les couvrirez de sucre , comme on a coutume de faire pour les dragées.

La dix-septieme préparation est le diablotin de chocolat. Prenez de bon chocolat , s'il est trop sec, mettez-le amollir à l'étuve : mettez-y un peu de bonne huile d'olive, pour le bien travailler avec une cuiller. Vous en prenez de petits morceaux , que vous roulez dans vos mains pour en faire de petites boulettes , grosses comme des noisetes , & que vous mettez sur de petits quarrés de papier , d'un bon pouce de distance égale. Quand votre feuille est remplie vous prenez votre papier de coin en coin, vous en appuyez un sur la table , & l'autre, que vous secouez pour les applatir , afin qu'ils se glacent d'eux-mêmes. Vous les glacez, si vous voulez, avec de la nompareille blanche , vous les piquez tous avec du canevas , & vous les faites sécher à l'étuve.

Dans

Dans notre Journal de la nature confidérée, année 1778, nous avons rapporté une nouvelle maniere de compofer le chocolat, qu'on dit de beaucoup préférable pour les perfonnes délicates.

1° On ne fait point brûler le cacao, mais on le fait tremper dans de l'eau bouillante, qu'on change plufieurs fois, jufqu'à ce qu'on puiffe dépouiller la feve. 2° On lave le cacao avec de l'eau froide, lorfqu'il eft bien épluché. 3° On met fur quatre livres de cacao une demi-livre d'amandes douces, dépouillées de leurs enveloppes. 4° On fait mettre ce mêlange au four, enfuite on le pile avec foin. 5° On met fur ce mélange quatre livres de belle caffonade, & l'on broie le tout : on y ajoute enfuite deux clous de girofle & deux gros de vanille en poudre.

Le chocolat n'eft pas feulement alimenteux, mais il eft encore médicamenteux. Il convient dans les maladies chroniques, en raifon de fes qualités réunies d'oléagineufes-balfamiques & toniques. Il eft également falutaire aux perfonnes qui font attaquées de fcorbut, ou qui y ont des difpofitions. Sa faculté douce & onctueufe en fait auffi un excellent remede contre les âcretés & les fontes pituiteufes, catarrales, qui irritent la gorge, ainfi que les parties fupérieures de la trachée-artere, & qui excitent des toux violentes. On laiffera, dans ce cas, fondre doucement dans la gorge, & de temps en temps, un peu de tabletes de chocolat. Ce remede eft affurément fupérieur, pour ces maladies, à toutes les tabletes de guimauve, & pour le moins auffi gracieux au goût. C'eft encore un aliment convenable pour toutes les perfonnes attaquées de ce pernicieux deffechement qui conduit à la phthifie & à la confomption. La propriété onctueufe, tempérante & inaltérable du chocolat, pris habituellement & plufieurs fois par jour peut tenir lieu à ces fortes de malades du

meilleur remede qu'on puiffe leur procurer , fur-
tout fi l'on y joint l'ufage des végétaux farineux , des
nitreux aqueux , tels que les laitues , les épinards ,
les chicorées , les borraginées , les concombres &
autres plantes de la même claffe , de même que les
fruits bien choifis. Il n'eft pas douteux qu'il fe trouve beaucoup de maladies qui paffent pour incurables,
& dont on pourroit néanmoins parfaitement fe guérir , telles que font les fievres étiques , confomptives,
fcorbutiques , goutteufes , rhumatifmales & autres
de pareille nature , fi ces malades pouvoient avoir
la conftance de fe foumettre à un pareil régime , &
de fe laiffer diriger en tout par un Médecin pru-
dent & éclairé.

On peut encore tirer de grands avantages du
chocolat contre la phthifie pulmonaire , ou contre
toute autre , qui feroit occafionnée par la préfence
d'un amas purulent dans quelques vifceres. La grande
quantité de fucs oléagineux , muqueux , que le chocolat fournit au fang , ne peut , en effet , manquer
de corriger l'âcreté purulente dont il feroit impré-
gné , au moins autant que cette humeur fceptique
en eft fufceptible. Nous ne connoiffons réellement
aucun remede plus propre que celui-là pour envelopper & émouffer les âcretés quelconques , pour
en réprimer les impreffions mal-faifantes & deftruc-
tives , & empêcher l'action irritante que les fucs
dégénérés du fang ont coutume de faire dans de
pareilles maladies. Les phthifiques trouveront dans
l'ufage d'un bon chocolat , bien préparé , un aliment médicamenteux qu'en vain ils s'efforceroient
de chercher ailleurs. Si de pareils malades s'affujétif-
foient à ne prendre pour nourriture que du chocolat & des crêmes faites avec des fubftances farineufes & adouciffantes , telles que la femoule , le
fagou , le vermicel , le gruau de Bretagne & autres

de cette nature, il est certain qu'il en guériroit beaucoup plus par le secours de ces aliments que par l'usage de quelque lait que ce soit. En un mot, le chocolat bien préparé est tout à la fois un excellent aliment & un très-bon remede stomachique, tant en raison de ses parties extractives ameres, que des sels savoneux, balsamiques, digestifs dont il est rempli. Il est également pectoral, eu égard à la quantité des sucs butyreux, doux & inaltérables qu'il contient. Il a en outre une propriété singuliere & bien précieuse, c'est de donner aux battements de cœur & des arteres un développement qui rend le pouls ample, souple & vigoureux, sans en accélérer les pulsations : il a même cela de commun avec le quinquina. On peut donc aussi très-bien le prescrire, comme fébrifuge, dans les fievres intermittentes, & dans d'autres fievres qui reconnoissent l'épuisement, les langueurs, l'atonie, ou le défaut d'action du solide nerveux : dans ce dernier cas il opere avec énergie par son principe huileux, fin, éthéré, rempli d'esprits recteurs.

Feu M. Navier pere, Médecin de Châlons, nous a fait une observation qui prouve le bon effet du chocolat sur deux personnes équisées, qui étoient de l'un & de l'autre sexes. Ces personnes étoient tombées dans un état de langueur & de maigreur extraordinaire, ayant une fievre lente habituelle, ne pouvant soutenir ni garder aucun aliment. La femme sur-tout avoit été réduite à toute extrêmité par des pertes abondantes. On a mis ces malades à l'usage du bon chocolat préparé à l'eau, pour tout remede & pour toute nourriture : moyen, sans contredit, bien simple, mais qui cependant a eu assez d'efficacité pour les rétablir parfaitement, au grand étonnement de ceux qui les avoient vus dans leur état de dépérissement. La femme avoit même un pouls fi petit qu'il s'effaçoit fous le moindre tact. Elle ne pouvoit prendre exactement quatre cuillerées de bouillon fans en éprouver un travail qui la mettoit en fueur & la faifoit tomber en foiblesse. Après quelques jours de l'ufage du chocolat, qu'on lui donnoit d'heure en heure, par cuillerée, comme on fait une potion cordiale, le pouls a commencé à se développer & à devenir grand. La malade n'éprouvoit ni travail ni foiblesse en prenant de son nouvel aliment : on en augmenta la quantité par degrés. On l'a rendu enfuite plus adouciffant en y mettant un huitieme de lait, & succeffivement après plus nourriffant en y ajoutant un peu de jaune d'œuf. Au bout d'environ fix femaines ou deux mois, cette malade avoit recouvré affez de force & de fanté pour paffer doucement à l'ufage des nourritures ordinaires, pour reprendre ses occupations & pour devenir mere un an après.

Il faut néanmoins obferver que pour que le chocolat puiffe devenir une nourriture ou un remede falutaire, il ne faut pas que les premieres voies fe trouvent imprégnées de mauvais levains ; & en effet, quand elles fe trouvent engorgées ou comme enduites de matieres vifqueufes, rien n'eft plus à propos que de remédier à ces vices avant de paffer à l'ufage du chocolat.

La treizieme plante eft le café ; mais comme la principale préparation qu'on en tire fait partie des boiffons dont on fait ufage en Europe, nous n'en parlerons que dans le chapitre qui traitera des aliments liquides.

Fin du premier Volume.